基 金 来 源

国家科技部973计划课题：中医理论体系框架结构与内涵研究（NO：2005CB523505）

中国中医科学院自主选题：中医气化理论的学术源流与各家学说研究

内 容 提 要

　　本书以《黄帝内经》为研究对象，采用历史文献的系统考察、理论思维的集成创新等方法，深入浅出地梳理了中医气化理论的思想文化渊源、气化理论的基本概念，以及气化理论在中医学理论体系主要范畴理论构建中的指导作用和学术价值，进而揭示出中国文化中气化宇宙观、生命观与《黄帝内经》气化理论的内在联系，比较合理而准确地诠释了"气"、"气化"等范畴的涵义，系统而深入地阐明了《黄帝内经》气化理论的思想内涵，总结了气化思想在《黄帝内经》相关理论范畴中的具体应用规律、原理和法则，从而系统建构并诠释了这一理论范畴。

《黄帝内经》气化理论研究

陈　曦　著

中医古籍出版社

图书在版编目（CIP）数据

《黄帝内经》气化理论研究/陈曦著．－北京：中医古籍出版社，
2012.11

ISBN 978 - 7 - 5152 - 0307 - 2

Ⅰ．①黄　Ⅱ．①陈…　Ⅲ．①《内经》－研究　Ⅳ．①R221

中国版本图书馆 CIP 数据核字（2012）第 281671 号

《黄帝内经》气化理论研究

陈　曦　著

责任编辑　刘从明
封面设计　韩博玥
出版发行　中医古籍出版社
社　　址　北京东直门内南小街 16 号（100700）
印　　刷　三河市华东印刷有限公司
开　　本　710mm×1000mm　1/16
印　　张　16.25
字　　数　200 千字
版　　次　2012 年 11 月第 1 版　2012 年 11 月第 1 次印刷
书　　号　ISBN 978 - 7 - 5152 - 0307 - 2
定　　价　28.00 元

前　言

　　中医理论，是中医药学术的根本指导思想，也是中医药学术的命脉。两千多年来，建构于《黄帝内经》的中医理论体系，指导历代医家的临床实践和理论创新，取得了举世公认的学术成就。有关《黄帝内经》理论的深入研究和理论诠释，依然是当前和未来中医理论建设与研究工作的"重中之重"。任何学科的理论建设与研究，都是具有独特规律的创造性精神劳动。中医理论的建设与研究，同样是辨章学术、提升思想、启迪智慧的重要工作，直接关系到中医药学术的继承与创新，关系到中医药事业能否可持续发展，是重塑"中华医魂"的系统工程。

　　中国中医科学院中医基础理论研究所，是专门从事中医基础理论研究的中央级科研院所。自 1985 年成立以来，始终坚持将中医理论体系研究作为研究所的主攻方向之一。本所中医基础理论学科，于 2001 年进入国家中医药管理局重点学科行列；2007 年申报的国家中医药管理局重点研究室——中医理论体系结构与内涵研究室，日前也已通过验收。2005 年以来，本所先后承担了国家 973 计划课题"中医学理论体系框架结构与内涵研究"（NO. 2005CB532505）、"中医各家学说及其理论创新研究"（NO. 2005CB532504）、"中医原创思维模式研究"（NO. 2011CB505401）等。2012 年本所牵头申报的国家 973 计划项目"中医理论体系框架结构研究"（NO. 2013CB532000）已经立项，将于 2013 年 1 月正式启动。与此同时，还基于自主选题和相关部局级课题，开展了有关中医理论的系列研究。上述研究的进展，表明了我们坚持高举中医理论研究的旗帜，坚持中医理论自觉、理论自信和理论自强，持之以恒地建设中医药学术与事业精神家园的坚定决心。

　　加强中医理论建设与研究，人才是根本。当前和未来，是需要优秀中医理论人才和中医理论大家的关键时期，也是能够产生优秀中医理论人才和中医理论大家的重要时期。伴随上述研究，本所一批中青年研究人员也通过自身的不断努力和刻苦钻研，在学识上不断充实、不断成熟，对中医理论的继承与创新有了日益增多的体会和感悟。《荀子·劝学》谓："积土成山，风雨兴焉；积水成渊，蛟龙生焉；积善成德，而神明自得，圣心备焉。故不积跬步，无以至千里；不积小流，无以成江海。骐骥一跃，不能十步；驽马十驾，功在不舍。"一批中青年学者多年来的学术积累，正在陆续转化为理论研究专著并相继出版。陈曦博士在攻读硕士学位期间（2003－2006年），即开始系统学习和研究气化学说。在本所中医基础理论专业攻读博士学位期间（2006－2009年），对《黄帝内经》的气化理论及其对后世中医学术发展的影响，又进行了深入的考察和系统的研究。近期，在博士学位论文基础上，经过全面的充实与系统完善，完成了这部专著——《＜黄帝内经＞气化理论研究》。

此书以《黄帝内经》为研究对象，采用历史文献的系统考察、理论思维的集成创新等方法，深入浅出地梳理了中医气化理论的思想文化渊源、气化理论的基本概念，以及气化理论在中医学理论体系主要范畴理论构建中的指导作用和学术价值，进而揭示出中国文化中气化宇宙观、生命观与《黄帝内经》气化理论的内在联系，比较合理而准确地诠释了"气"、"气化"等范畴的涵义，系统而深入地阐明了《黄帝内经》气化理论的思想内涵，总结了气化思想在《黄帝内经》相关理论范畴中的具体应用规律、原理和法则，从而系统建构并诠释了这一理论范畴。正如作者在书中所言，中医气化理论是"贯穿于中医学术始终的基本原理"，"与中医学'生生之道'紧密关联，并由此上溯到中国生命关怀的传统文化基因"，"构建了一种不同于解剖的身体结构，造就了一种气化虚拟的生命个体；生命个体呈现的不是组织器官的结构合成，而是生命活力的综合呈现，以及生命个体在芸芸万物中的自我独立性与价值彰显。"此书体现了极具中医特色的原创思维，对于理解和研究中医学的宇宙观、生命观，具有比较重要的理论参考价值。

未来，本所将依托2013年国家973计划项目，培育和壮大中医理论建设与研究的人才队伍，继续深化中医理论体系的框架结构与内涵研究；凝聚和提炼既往中医理论建设与研究的优秀成果，出版系列理论研究专著；将在梳理理论源流、总结理论创新；阐发理论内涵，完善理论结构；诠释理论概念，规范理论表述；研究理论应用，促进理论发展等方面，开辟中医理论建设与研究的新境界。

中国中医科学院中医基础理论研究所　潘桂娟
2012年11月15日

目　　录

绪　论

一

　　发掘与开拓中医理论研究中的任何一个领域，任何一个课题，都必须紧紧抓住中医学的基本原理。那么中医学的基本原理是什么呢？我认为是气化理论。近10年来，在研习《黄帝内经》与道家思想的过程中，我越来越感觉到中医气化理论之关键与重要，可以说贯穿中医理论之终始的根本原理就是气化。气化理论，使得中医学不像现代医学那样侧重探讨有关生命个体形质的究竟，而是更多地关注生命的功能、联系、信息与现象方面，诸如生命的本原、生命的实质、生命的历程、生命的调摄、生命的活力、生命的修炼等等，是中医气化理论研究的主要命题。因此，中医气化理论与中医学"生生之道"紧密关联，并由此上溯到中国生命关怀的传统文化基因。

　　诚然，中医学也像现代医学一样，关注疾病的发生以及治疗的方法，但这些问题在中医医生那里无一不是恢复人体气化功能状态的"副产品"，中医医生更加重视的是人体自我气化状态的稳定和气化功能的重塑。所以，中医理论中有关疾病、诊断、治疗、养生的理论认识，其目的不仅仅指向具体的疾病痊愈和防治手段的革新，而是关注顺生赞化、自然而然的人体气化调整与状态康复的机制与过程。这就表明，中医气化理论构建了一种不同于解剖的身体结构，造就了一种气化虚拟的生命个体；生命个体呈现的不是组织器官的结构合成，而是生命活力的综合呈现，以及生命个体在芸芸万物中的自我独立性与价值彰显。从这个角度上来讲，中医理论研究就有了不同的视野，从其基本原理入手，直接切入到其核心思想，这应该说是一种极有意义的尝试。

　　中医气化理论，在不同的中医学术流派和医家那里，会有不同的感悟和表述，具体落实在不同的理论层次和实践层面，而最集中、最突出的弘

1

扬中医气化理论基本精神的，笔者认为莫过于《黄帝内经》。应该说，在《黄帝内经》成书的同时代或以前，诸子百家都对气化理论进行了不同程度的关注，而最为集中凸显气化生命思想的还是《黄帝内经》。

《黄帝内经》上承道家气化宇宙观与生命观，在其系统理论形成的过程中，全面贯彻了气化思想。《黄帝内经》气化理论，借助阴阳、五行、运气、八风、卦气等理论模型，对中医学的自然观、人体观、疾病观、诊病观、治疗观、养生观等诸多方面，进行了全面的理论构建。《黄帝内经》的气化理论，是中医学"天人相应"、"整体恒动"等特色的集中体现，是中医学理论体系的基础和核心。

二

中医气化理论研究，大体可分两个方面：其一，是以《黄帝内经》为本体，开展气化理论的基础研究，包括学术渊源、基本概念、基本内容、基本思维方式及其贯穿于相关理论范畴的具体体现等。其二，是基于《黄帝内经》的气化理论，具体运用这一理论思维开展中医养生和疾病防治实践的专题研究。

目前，国内关于《黄帝内经》气化理论的研究主要集中于学术渊源研究、气化概念研究、气化理论研究等三个方面。

（1）学术渊源研究

《黄帝内经》气化理论的形成，与中国传统文化、自然科学的大环境难以截然分离。学者们主要是从文化渊源角度，从《老子》、《易传》、《淮南子》以及宋代理学等不同时代的文化思想，结合中医理论进行阐释。这些研究，大都接受"气"一元论的世界观。其分析的重点是，从哲学角度判断气化理论的来源，希望从中得到中医气化思想起源的启示。

①在气化宇宙观方面，研究认为汉代气化宇宙生成论经历了三个发展阶段：西汉前期黄老道家的气化宇宙生成系统；《易纬》宇宙生成论；简明的气化宇宙生成系统。[22]

②周易、老子、淮南子等道家思想，从道、气等角度，启发了气化理论。这其中，老子"道生万物"的思想、庄子"通天下一气"的思想、变易的思想为其主要内容。[6、20、23]

③气化理论贯穿于包括医学在内的自然科学与文化各个层面。[4]

笔者认为,《黄帝内经》气化理论始终以人之生命作为研究的中心问题。将生命问题作为中心,是传统文化,尤其是道家文化的重要特点。以"气"为世界本原的宇宙观,客观决定了《黄帝内经》的气化理论的本质是生命气化论。从生命气化的角度,对《黄帝内经》气化理论的学术渊源进行考察,是目前研究所不足的。

（2）气化概念研究

笔者认为,当前《黄帝内经》气化理论的内涵研究,还仅仅是集中在气化概念的考释方面。对于气化的概念,目前学界内代表性的观点有:

①气化是自然之气的变化,是人与自然联系的表现。[4,5]如方药中、许家松从天人相应的高度,对"气化"加以定义,其认为气化是"自然界中的各种生命现象都是在自然界正常气候变化的基础上产生的。"[1]"所谓'气化',是指自然气候与生命的关系。"[2]

②气化就是气的运动变化。气,主要包括阴阳之气、五行之气、五运六气、营卫之气、水谷之气等等。[9,10-12]如孟庆云先生认为:"气化学说是以气的运动变化来论述人体生命过程的理论。"[3]

③气化是指形气转化,包括狭义气化,是指连续形态的气的运动变化以及它向有形的万物的转化。广义气化,包括了气化形、形生形、形化气等一切物质形态的、一切形式的运动变化。[6-8,32]气化的具体形式是聚、散、离、合。[30,31]

④气化理论是关于人体生命维系的理论,是对人体新陈代谢过程的阐释。生命物质的存在,与其周围环境,包括内部的吐故纳新、能量转化等新陈代谢是分不开的。无论是在肺脏进行的氧、二氧化碳气体交换,还是其他脏腑内部的营养物质吸收和废物排泄,都需要一定的条件。这种条件中医概称为气化。[14-18,37]

⑤气化是机体各种功能活动的总称,表现为气的升降出入的运动,是物质与功能、信息与能量的高度整合,而出入升降是机体与外环境的有机联系。[10,29]

⑥气化是阐述物质结构的变化,气机是说明形态结构的运动。二者都是表明气是构成人体和维持人体生命活动的基本物质,同时又是运动变化

的。[2、17、24－27]

⑦气化指膀胱、三焦、肾、脾胃、肝、肺等的功能。如贮藏在膀胱中的尿液经膀胱的气化开阖作用，才能顺利地排出体外[5、45－47]；脾胃间存在着阴阳相助、燥湿相济、升降相因的气化结构[36]；肝胆气化功能表现为：肝升肺降、治节有权，木敷心和、血运畅达，木疏土达、纳运如常、木和肾充、开合自如，木气疏调、三焦司职[35]；肺主一身之气，且主治节膀胱的贮排功能[34]；气化也可以指整体脏腑功能，五脏六腑之功能均与气化相关。[13、37]

⑧气化作用除了说明水液代谢以外，还用以说明其它一些生理功能，如胃肠对饮食物的消化作用，糟粕的转化传导作用等；又如，形体、气血精津与相应功能之间的相互滋生转化关系。[3、5、10、41－48]临床上，治疗水液代谢障碍性疾病多从调理膀胱、肺、三焦等脏腑的气化入手。[15、19、38、50、54、55、57]

⑨五运六气是《黄帝内经》气化理论的主要内容。[2、3、51]

关于气化概念的界定，当前研究主要从自然气化（外气化、广义气化）和人体气化（内气化、狭义气化）两个方面加以考察。《黄帝内经》气化理论贯穿于全书之中，其研究范围应当涵盖自然、人以及二者的关系。在中国文化中，气是"至大无外，至小无内"的客观实在，气是气化的主体，同时也是气化的动力，所以也就不存在什么"气的运动变化"之说。气化就是气的生化与推动。气化过程也就是气化规律本身。但要落实到语言进行描述，还是需要分别加以解释。"气化"概念研究，应当分别从宏观（自然）、中观（自然与人）与微观（人体内部）三个层面进行定义。气化概念的研究还应包括气化运动的特点、气化运动的内在动力、气化的过程等内容，而这些也是目前研究所欠缺的。

（3）《黄帝内经》气化理论研究

将《黄帝内经》气化理论进行系统研究的论著，并不多见。《黄帝内经》气化理论，尤其是在运气气化理论研究方面，卓有见解的学者当是方药中和许家松。其主要观点是五运六气所反映的气化理论，是中医学理论体系形成的重要基础。如许家松先生认为："其一，自然气候的运动变化呈现一定的周期性节律——五运六气周期。中医学以之测算每年、每季气候变化和人体疾病发生、流行的大致情况，作为防病治病的重要参考。其

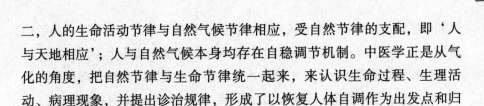

二，人的生命活动节律与自然气候节律相应，受自然节律的支配，即'人与天地相应'；人与自然气候本身均存在自稳调节机制。中医学正是从气化的角度，把自然节律与生命节律统一起来，来认识生命过程、生理活动、病理现象，并提出诊治规律，形成了以恢复人体自调作为出发点和归宿的诊治观与养生观，并成为中医学的理论基础和理论特色。"[2]

关于《黄帝内经》气化理论的研究，学者认为五运六气学说是《黄帝内经》气化理论的重要而系统的部分，体现出气化理论的基本精神，并进行了细致深入地阐明。出于对《黄帝内经》内容的整体思考，笔者认为，《黄帝内经》气化理论的研究，不仅应包含对五运六气的研究，也应包括五运六气学说之外内容的研究；既应注意从气化理论具体内容与应用开展研究，也应对气化理论的思维方式进行深入地解析、提炼和阐明。气化理论实际就是《黄帝内经》的思想主线。

三

《黄帝内经》气化理论，是中医学基本理论的本质和精髓，贯穿于中医学理论体系的各个组成部分。鉴于目前《黄帝内经》气化理论的研究现状，笔者认为，未来对于气化理论的研究，主要有两个方面：其一，是以《黄帝内经》为本体，开展气化理论的相关基础研究，包括学术渊源、基本概念、基本内容、基本思维方式及其贯穿于相关理论范畴的具体体现等。其二，是基于《黄帝内经》气化理论，具体运用气化思维开展中医养生和疾病防治实践的专题研究。基于上述认识，笔者认为，《黄帝内经》气化理论研究，是气化理论临床应用研究的重要基础和前提。目前这方面的研究工作，有待于系统推进和进一步深化。

《黄帝内经》气化理论，是从中国传统的气化宇宙观出发，以宇宙、人及其两者关系为主要对象，通过探求宇宙天体、气候变化、地理环境及其对人体影响的规律，借助《内经》成书时代的术数模型和认知方式，对人体生命过程进行系统研究的一门学问。它是在古人长期生活、医疗实践以及对人体基本构造与功能初步认识的基础上，结合自然实践，通过综合分析、比拟、推演，经过高度概括而逐步形成的理论。这一理论旨在通过模拟宇宙自然生化的思维方式，构建人体气化结构，来研究人体生命活动过程中健康与疾病状态变化的规律，及其调整的原则与方法等。《黄帝内经》气化理论，是中医气化理论的核心和主体部分。历史上不同时期，由于文化和科学的发展，以及中医学术的进步，后世医家在气化理论与实践方面均有所拓展和创新，但都是以《黄帝内经》气化理论为基础的。

鉴于《黄帝内经》气化理论与传统文化的深厚渊源、气化理论的丰富内涵以及气化理论的重要学术价值。笔者通过对《黄帝内经》气化理论的思想文化渊源、《黄帝内经》气化理论的主要内涵、《黄帝内经》相关范畴中的气化思想等三个方面的研究，旨在揭示中国文化中气化宇宙观、生命观与《黄帝内经》气化理论的内在联系，诠释"气"、"气化"等基本概念，系统而深入地阐明《黄帝内经》气化理论的思想内涵，总结气化思想在《黄帝内经》相关理论范畴中的具体应用规律、原理和法则，从而系统建构并诠释这一理论范畴。

"附录"是笔者近年发表的有关中医气化理论的文章，内容不限于本书之范围，对深入剖析与反思《黄帝内经》气化理论具有一定的启发作用，希望给读者的理论研究带来新的启示与借鉴，对中医气化理论的继承、创新、发展有所贡献。

笔者认为，《黄帝内经》气化理论是中医原创思维的集中表现，是中医学认知方式的典型代表，是中医学独特生命观的系统论述，是中医学临床实践的根本指南。对《黄帝内经》气化理论的系统深入研究，有助于现代学者对《黄帝内经》乃至中医学理论思维方式的深入理解，进一步明确并彰显其在《黄帝内经》乃至中医学理论体系构建和发展过程中的重大理论意义和学术价值，从而推动中医临床实践与研究从理论思维上的回归。

上述粗陋浅见，正是本人写作并出版这部拙著的初衷。

作　者

2011 年 10 月于中国中医科学院中医基础理论研究所

第一章 《黄帝内经》气化理论
产生的思想文化基础

　　博大精深的中医理论，深深植根于中国传统文化的肥沃土壤之中。中医学理论研究，首先必须做到的是，对这一理论体系起源、发展的时代文化背景进行系统全面考察。这样，研究起来，才能"设身处地"地理解中医理论的思想基础和思维方式，也就会更加真实地贴近中医理论的原貌了。

　　中医气化理论，是中国文化"气"范畴在中医学中的具体展开与延伸。当思想文化范畴中"气"上升成为"形而上"的范畴之后，中医学关于气化理论的不断思考与实践，不仅为中医学的传承与创新提供了坚实的理论基础和实践依据，同时也为中国文化的繁衍与革新创造了丰富的资源。中医气化理论，在人体生命状态与现象、过程与机制，以及由此形成生命状态的认知方式、调控法则和行为模式等方面，形成了系统的原创性理论。中医气化理论的系统论述，最早集中于《黄帝内经》。

　　任何一种学说的产生，都离不开其所处时代环境的思想文化与科学基础。科学史的研究表明，大陆文化的自然基因，决定了中国早期农耕文明的属性与认知特征。农产品成为农业社会的经济支柱，决定了古人必须对于天文、气象等自然科学现象与规律，进行深入的探索与发现。中医气化理论的产生，首先是来自于古人对于宇宙自然现象的深刻认识。在经验总结向理论思维发展的过程中，逐渐形成了"气（阴阳）－五行－万物"——中国哲学气论物质观的基本轮廓：以阴阳消息为宇宙运动的总规律，以农业社会（"土"）为宇宙的中心，把物质（阴阳、五行）和时间、空间看作不可分的统一体，这是中国哲学特有的自然观，亦即宇宙观。[①]
"气－阴阳－五行"，这种系统关联的认知模式，三个要素之间的流动与连接通路，就是"气化"。这种认知模式，是先哲对于"形而下"的自然万物的普遍认知方式，当然就包括有灵的生命在内。

同时，中国文化内在的特点决定了生命认知的方式，即从宇宙生成演化的基本规律来类比生命的过程与现象。先秦思想，特别是道家思想，并不认为宇宙万物与人在根本上有什么不同。世间万物形态各异的内在决定条件是禀受属性差异的"气"。因此，宇宙与生命的演化，说到底只是关于"气"的生化历程。通过考察先秦文化思想中的宇宙－生命气化论，探索古人对宇宙和生命的深邃理解，进而可以推断早期医学在经验总结和实践检验过程中形成的气化之思。

第一节　春秋之前——"气"概念的产生

气的概念，是气化理论产生的逻辑起点。不能认同"气"，也就无所谓"气化"。同其他哲学范畴一样，气的概念也是从具体的事物原始意义中升华抽象出来的。目前关于"气"的原始涵义，代表性观点主要有：

第一，《气的思想》主张，在殷代甲骨文和西周、春秋时期的金文中，气字不是大气、气息一类名词的意义，而是乞求、迄至、终迄的意义；在《尚书》、和《诗经》中也没有找到名词的气字。[②] 故而认为，这一阶段气的思想并没有成形。这种观点与春秋之后出现的大量气的思想相比，形成了一个大的断层。

第二，《中国哲学精粹范畴丛书（气）》认为，气是象形字，其形象云气之貌。……云气是气的原始意义。这种观点的依据是东汉许慎的《说文解字》，但许慎并未见过晚清及之后相继出土的甲骨文，故其立论依据不

---

① 中国气论探源与发微：页 4
② 气的思想：页 13－15

足。①《中国美学范畴丛书——原创在气》也同此观点②。

第三，《中国气论探源与发微》认为，气字本为象形指物名词，从其构字方式，考察其本义是云气。它之所以有乞求的动词意义，可能与中国古代多用积柴焚烧人牲，以烟气向神求祈的祭祀方式有关。气概念的原始涵义，包括具体的，能够直接感觉到的东西，如烟气与蒸气，云气、雾气、风气和寒暖之气，呼吸之气等气体状态的物质。③

李存山等的理解较为客观，但仍需反思。云和气如何关联？是先有云的概念还是先有气的概念？流动性是云具有的属性，还是气具有的属性等等。笔者认为，除了对气字的文字学考察，以及大量收集相关历史文献作为证据之外，我们似乎应该反过来考虑一下人类的自我感觉。当我们视觉观察到云的时候，很难从思维上直接将其和气联系在一起。我想，关联产生的原因，可能是古人发现了水蒸化气的现象，进而从性状和颜色等方面加以比较，把云和气从"象"上联系在了一起。那么，水蒸化气的"气"又是如何来的呢？古人观察到冬天自身呼气产生的白色东西和水蒸化气的"气"十分相似。呼出的那个东西又是什么呢？从触觉上能够感到它的流动性、力度和温度；从视觉上发现它无色或者白色；从听觉上注意到呼吸急促或者嘘呵时会发出声响……

现在出土的甲骨文、金文之数量和所记载的内容毕竟十分有限，我们还很难利用现有的史料对气的原始涵义做出历史的和逻辑的判定。但是现有资料已经表明含有"二"、"三"等结构的文字，大都和人的呼吸有关。

如"于"（吁），小篆作"丂"，《说文》解为："象气之舒亏"；"欠"，小篆作"", 《说文》解为："张口气悟也，象气从人上出之形"。此外，还有"曰"，小篆写作"", 《说文》谓："从口乚，象口气出也。""乚"也代表气体之一种状态；"兮"，小篆作"", 《说文》谓："从丂，八象气越亏也"；"乎"，小篆作"", 《说文》谓："从兮，象声上

---

① 中国哲学精粹范畴丛书（气）：页19－20
② 中国美学范畴丛书——原创在气：页2－3
③ 中国气论探源与发微：页15－20

越扬之形也。"

可见，对于"气"概念的原始认知，是从人类对自身呼吸的感觉开始的。因而，笔者认为，"气"概念的本义，就是指人的气息。在此之后才可能有烟雾之气、水蒸之气、云雾之气、寒暖之气等。以至于《庄子》比拟于自然，称"风"为"大块噫气"①，意为大地发出来的气，也是从大地拟人化的角度对"风"进行定义。故而，诸如乞求、迄至、终迄等衍生义，是从具体"气"概念生发出来的。

另外，古人还观察到活着的人都有气，死了的却没有。这可能也是"气"的概念的另一个来源。这样，气又和生命现象相关联。宇宙有气（风），"而化而变，风之来也"，是不同季节之气的运转，产生了自然的生长化收藏，生化无穷；人体有气，"气者，身之充也"②，是气的升降出入，产生了人体的生长壮老已，生生不息。

第二节　春秋、战国时期的气化思想

春秋战国时期，是中国思想文化发展蔚为壮观的重要历史阶段。先哲很早就从自然界的地震、陨星、日月交替、风雨交施、阴晴圆缺、四季轮转以及人类的五官相接、饮食男女、生死交际感受到气的存在，逐步认识到气的运动变化及其规律，并做出了较为系统的理论概括。

如《国语·周语》记载有虢文公引太史之言，认为"土气震发……阳气俱蒸"③，借以说明自然阴阳之气对农事播种的重要意义。

又载伯阳父关于地震原理的见解，即"阳伏而不能出，阴迫而不能蒸，于是有地震"④，指明阴阳二气的对抗、郁发、变化与地震等自然灾害现象的关系。

还讲了伯阳父对周幽王的告诫："夫天地之气，不失其序；若失其序，

---

① 庄子·齐物论：页43
② 管子·心术下：页167
③ 国语译注：页19
④ 国语译注：页32

民之乱也。"① 认识到气的运行秩序及其所带来的变化与社会人事之间的关联。

再如《左传·昭公元年》名医医和指出："天有六气……六气曰阴、阳、风、雨、晦、明也。分为四时，序为五节"②，此时已经将四时、五行、六气相配属，暗示着气化思想的时空统一背景，蕴含着气化宇宙观的最初形态。

本节仅从有文献记载的春秋中后期及汉武帝以前的时间断代，仔细考察诸子著作中的气化思想。这是因为尽管气化思想并非始自诸子，春秋早期即有"气化"的零星解释及应用，既包括对自然现象的解读，也包含对人体生命现象的认知。对于这些材料中只言片语的记载，今人难以形成系统、全面、准确的系统论述。尽管诸子思想并非专门针对气化思想展开论述，但已客观成为气化理论的有机构成部分，或用以说明宇宙演化，或用以说明人生修养，或用以说明道德血气，或用以说明生命意义……至少在诸子的著作中，气化思想已经成为其开宗明义和立论著说的必须环节。气化思想在战国末年至西汉的学术争鸣当中，丰富了中国思想文化的深刻内涵，并对后世医学、兵学、术数、文学与美学等领域产生了巨大的、深远的积极影响。

1 道家气化思想——以《老子》、《列子》、《庄子》为例

从上文的考察结论推断，"气"字本身，旨在表达一种生生不息的无处不在与无时不有的客观实在。生生，体现了古人对生命无限生成演化的永恒追求。这一点表现为古代文化，尤其是道家文化对于生命的由衷赞叹。"天地之大德曰生"③，正是赞美气化流行缔造了自然万物。气化，实质上是生命在古人头脑中的等同概念。

道家是与上古生命精神一脉相承的学术流派。道家的创始人老子做过周王朝的守藏之史，一定有机会熟读典册，具有博古通今的文化素养。老

---

① 国语译注：页 32
② 春秋左传：页 257
③ 周易·系辞下：页 201

子上承远古的生命意识及"生命崇拜",其对《周易》、《尚书》等古代典籍的吸收也是侧重于生命关怀方面。同时,他又有着丰富的人体修炼的实践经验及理论,在对自然、社会进行观察思考和对人体自身"返观内照"的基础上,他建立了以"道"为核心的,包括宇宙论、本体论、认识论、辩证法在内的哲学思想体系,并涉及政治、军事、伦理、美学、文学、养生等多方面,这些思想保存在《老子》一书中。① 可以认为,道家从一开始就走上了关怀生命的道路。不仅如此,道家思想在其后的发展中自始至终都贯彻了这种生命关怀。

道家与医家的思想来源,均与母系社会的巫文化有着密切的关系。早期的道家与医家,应属于同一文化的不同而类似的分支,道家文化思维的发展轨迹,应该是可以为早期医学思想研究所借鉴的。道家对于生命精神的解读,是从对宇宙大化的体悟,落实到对生命的理解,再运用于对社会现象和规律的把握,所谓"身国同构"。这种思想的顶点和升华,便是道家思想中极为推崇的"内圣外王"的经典理念。而"内圣外王"思想的终点,又必将回归到气化流行、生生不息、更高一层面的"大"自然生命演化。这一过程不断呈现周期性的螺旋上升,升华成为"天人相应"的和谐乐章。

1.1 《老子》的气化思想

1.1.1 "道"是生命产生的本源

老子认为"道"是一切存在的根源,也是一切存在的始源。"道"是自然界中最初的发动者,它具有无穷的潜力和创造力。万物蓬勃生长,都是"道"的潜力不断创造的一种表现。"道"在时间上的无限超前性和空间上的无限延展性,是其能够成为宇宙万物创生之主的根本原因。"道"既是外在创生万物的本源,又是万物内在的生长化收藏、生长壮老已的基本机制。

因此,老子将生命产生的本原亦归结为"道",认为生命与自然的联系是由生命之本"道"的自然性所决定的。老子认为,"道"不是具有实

---

① 道学通论:页119

体性的、独立于万物之上的主宰者，而是植根于自然的生命力，是在宇宙大化流行中不断呈现为万物的无限生机，它的根本特性就是自然。

1.1.2 自然虚静，神贵于形

自然无为，是老子思想最为重要的一个观念。老子认为，任何事物都应顺随其自身的情况去发展，不必外界的意志参与其中去制约它。事物本身就具有潜在性和可能性，不必由外附加。因而老子提出"自然"观念，来说明不加任何勉强作为的成分而任其自由伸展的状态。而"无为"观念，就是指顺其自然而不加以人为的意思。

老子在生命问题上认为："人法地，地法天，天法道，道法自然。"① 这里不仅说"道"应当法"自然"，实际上，天、地、人所效法的也都是"自然"。老子对于生命问题的认识，并非落实在具体的方法上，而是更为关注人的内心深处和精神领域之修养。通过恬淡的精神内守，可以达到"形与神俱"的理想状态，所以他常强调"致虚极，守静笃"②。如老子在书中多次提到要保持婴儿那样天真自然的内心，以养其真性，比喻具有深厚修身境界的人，能够返回到婴儿阶段的自然柔弱的本初状态（即"归根"），达到"精之至"、"和之至"③ 的形和神均和谐充实的自然状态。

因而，在养生方面，老子认为形神兼养、以神为主是最为重要的，他提出"载营魄抱一"，"专气致柔"④ 等等，都在说明一个人的健全生活，必须是形体与精神合一而不偏离。"抱一"即是抱"道"。能抱"道"，即是使"形"与"神"臻于和谐的状况。"专气致柔"是集气到最柔和的境地。"气柔"是心境极其静定的一种状态。"涤除玄览"[5] 即是洗清杂念，摒除妄见，而返观自照内心。如此，才能体悟万物生长、活动、往复的情形，才能透过纷扰的世间万象，回归本性。

在形和神的关系中，老子更为关注的是"神"。这是因为，在生命的发展进程当中，只有保持虚静的状态，才能避免物极而衰、动极而返的必

---

① 老子·二十五章：页 169

② 老子·十六章：页 134

③ 老子·五十五章：页 274

④ 老子·十章：页 108

然结果。老子提出了返回本根的说法，即是保持虚静的一种状态，即"归根曰静"①。老子看来，"道"是呵护自然的，虚静是"自然"的状态，"道"创生了生命之后，生命的运动发展就会越来越远离"道"，就越不合乎"自然"了。所以只有返回生命的本根，从内心深处保持虚静的状态，才能不迷惑于万物的纷扰，才能使生命过程合于自然。

1.1.3 以气致中和

"气"字在《老子》一书中只出现过 3 次，其意义有三：

第一，用气来描述修炼时将形与精气结聚在一起。保持住人始生时候柔弱的状态，像个婴儿的样子，如"抟气致柔，能婴儿乎？"②

第二，由气来说明宇宙万物的"生成"条件。老子认为："道生一，一生二，二生三，三生万物。万物负阴而抱阳，冲（中）气以为和。"③ 文中的"中"字，表示"虚"。虚即是无，老子说："无，名天地之始。"④ 意即此气像橐龠没有人为鼓动一样，象征着一个虚静无为而又无穷无尽的生化之源。

第三，由气来说明人应当保持中和状态。《老子·五十五章》⑤ 强调了"中和之气"。老子所说的"中和"并非"中庸"，乃是指中虚和谐，体现了道家"自然无为"的主导思想。

老子对"气"并没有展开说明，而是将其作为对"道"阐述的佐助；没有明白说明"气"与宇宙万物的关系，而是将其作为说理的工具。然而我们不能忽略老子比庄子首先论及"气"的事实。可以说，老子"气"观念的核心，乃是中和之气，即是以气致中和。

1.2 《列子》的气化思想

《列子》主要是用"气"来阐述宇宙生成的基本模式，建立了一套气化宇宙生成的理论认识，如环无端的生命阶段转化，从而构建起系统的气

---

① 老子·十六章：页 134
② 老子·十章：页 108
③ 老子·四十二章：页 233
④ 老子·一章：页 73
⑤ 老子·五十五章：页 274

化思想。

1.2.1　气化宇宙生成说

《列子》提出了"生生者"、"形形者"的概念，他认为物不能自生，进而推测，应当还存在一个万物的创生者；同时，形也无法自形，必有使之成形者。根据这种逻辑，声声者、色色者等概念也就顺势而解了。《列子》将上述概念均作为"道体"的指代。

《列子·天瑞》："子列子笑曰："（壶子）言曰：有生不生，有化不化。不生者能生生，不化者能化化。生者不能不生，化者不能不化，故常生常化。常生常化者，无时不生，无时不化。阴阳尔，四时尔，不生者疑独，不化者往复。往复其际不可终，疑独其道不可穷。《黄帝书》曰：'谷神不死，是谓玄牝。玄牝之门，是谓天地之根。绵绵若存，用之不勤。'故生物者不生，化物者不化。自生自化，自形自色，自智自力，自消自息。谓之生化、形色、智力、消息者，非也。"① 旨在说明，只有道体才能不生不化，才能永远生化万物，绵绵无穷。由于道体的无始无终，才能将生存、死亡的现象、过程、规律纳入其中。道体化生万物，皆为任其自然大化的结果，各为自己，全无意志加入其中。

既然道本无形，无形到有形的生成过程又成为下一个要讨论的问题。子列子曰："昔者圣人因阴阳以统天地。夫有形者生于无形，则天地安从生？故曰：有太易，有太初，有太始，有太素。太易者，未见气也：太初者，气之始也；太始者，形之始也；太素者，质之始也。气形质具而未相离，故曰浑沦。浑沦者，言万物相浑沦而未相离也。视之不见，听之不闻，循之不得，故曰易也。易无形埒，易变而为一，一变而为七，七变而为九。九变者，究也，乃复变而为一。一者，形变之始也。清轻者上为天，浊重者下为地，冲和气者为人。故天地含精，万物化生。"② 转化为现代的语言，就是《列子》将天地未形之前的道体氤氲，化分为四个阶段，即太易、太初、太始与太素。其中，"太易"，意为"气"生之前的近乎沉

---

① 列子·天瑞：页17
② 列子·天瑞：页20

寂的状态，似乎可作"道"的另一种指称，如《老子》所说："视之不见"、"听之不闻"、"循之不得"① 的形式。"太初"是气的初始阶段；由于气的聚合，导致形的出现，即"太始"，形的繁盛，遂可言质，是以为"太素"。从阶段上划分，"太易"是气、形、质混沌为一的欲生未生之际。"太易"的演化变为"一"，就是气。气是万物生发之始，《老子》谓："道生一"。此刻虽未有形，而在气的强大生化作用下，已经开始萌动，具备无限的生发活力，只是暂时潜藏待动，形将生而未成。终于，在某一刻，一变为七，七变为九，气化万千，形质各异。根据"复归其根"② 的一般规律，这些形质，终会毁灭，而复归于气。只有气是不生不灭的。这只是一次循环的气化过程。类似的过程在不同的事物层面，时间的不同阶段中，反复发生，不断呈现，循环无端。

此外，《列子》在宇宙生化的过程中，根据生成事物及其属性的不同，将气分为清气和浊气，清气质地轻盈，飘升而为天；浊气质地沉重，坠下而为地。清气和浊气相互摩荡，交合出一种和谐的状态，遂成冲气。人即是冲气生化的唯一产物。

1.2.2　生命的气化四个阶段

人为万物之灵，禀天地冲和之气而化生。而人身内在之气，决定了生命的不同阶段特征。《天瑞》将人的生命过程划分为四个阶段，即"人自生至终，大化有四：婴孩也，少壮也，老耄也，死亡也。其在婴孩，气专志一，和之至也；物不伤焉，德莫加焉。其在少壮，则血气飘溢，欲虑充起，物所攻焉，德故衰焉。其在老耄，则欲虑柔焉，体将休焉，物莫先焉；虽未及婴孩之全，方于少壮，间矣。其在死亡也，则之于息焉，反其极矣。"③ 这段论述，在《老子》提出"婴儿"禀性的基础上，进一步加以深化，认为婴孩气专志一，德全而不危；少壮之人，由于血气方刚，激荡身中，导致思欲纷起，招致外物干扰，进而损及德行；老耄之人，由于形体衰惫，思虑内敛，注重内在德性修养；死亡之人，血气亦息，复归万

---

① 老子·十四章：页 126
② 老子·十六章：页 134
③ 列子·天瑞：页 32

物之初。在这里，伴随着生命阶段的解读，气已经内化为道德的内在决定因素，气的充沛与秩序，以及气化状态的稳定与否，成为决定人的思想、行为和性格的关键。

《天瑞》中，还对生命的形神进行了层面划分，如"精神者，天之分；骨骸者，地之分。属天清而散，属地浊而聚。精神离形，各归其真，故谓之鬼。鬼，归也，归其真宅。黄帝曰：精神入其门，骨骸反其根，我尚我存？"① 天地为人及万物的父母，早已成为古人与自然和谐共存过程的一种预设前提。《列子》指出，人的精神来源于清盈之天气，形骸源自重浊之地气。当生命消逝时，精神复归于天，形骸复归于地，亦即恢复到生命的未生状态。等待着下一个气化过程开始，以另外的生命形式得以续存。一次生命的过程就是一次生死过程，也就是天地形气交合与离散的过程。生死过程的循环与更替，全因气之循环无端，气聚成形，形散成气，形气相嬗，便是生命气化的基本形式与规律。

1.2.3　气化生梦的理论认识

《列子·周穆王》提出气化生梦的理论认识，认为人做梦的内容与人体的气化状态密切相关。列子说："觉有八徵，梦有六候。奚谓八徵？一曰故，二曰为，三曰得，四曰丧，五曰哀，六曰乐，七曰生，八曰死。此者八徵，形所接也。奚谓六候？一曰正梦，二曰愕梦，三曰思梦，四曰寤梦，五曰喜梦，六曰惧梦。此六者，神所交也。不识感变之所起者，事至则惑其所由然，识感变之所起者，事至则知其所由然。知其所由然，则无所怛。一体之盈虚消息，皆通于天地，应于物类。故阴气壮，则梦涉大水而恐惧；阳气壮，则梦涉大火而燔焫；阴阳俱壮，则梦生杀。甚饱则梦与，甚饥则梦取。是以浮虚为疾者，则梦扬；以沈实为疾者，则梦溺。藉带而寝则梦蛇；飞鸟衔发则梦飞。将阴梦火，将疾梦食。饮酒者忧，歌舞者哭。"②

这段文字亦可见于《周礼·春官·周伯》。同时又同《素问·脉要精

---

① 列子·天瑞：页 29 - 30
② 列子·周穆王：页 85 - 86

微论》、《灵枢·淫邪发梦》中的部分文字相近。这说明，《列子》时代，传统医学理论已经存在对觉、梦等生理现象的认识。天之清气与地之形质相感相和，便产生了人类。人气通于天气，同气相求，同类相召，就能够与天地发生感应。万物同样由气聚而生。在本质上，人与万物是同宗同源。故而，人气可与万物相感应。

具体分析一下《灵枢·淫邪发梦》关于梦的形成机制。经文云："岐伯曰：正邪从外袭内，而未有定舍，反淫于脏，不得定处，与营卫俱行，而与魂魄飞扬，使人卧不得安而喜梦。气淫于腑，则有余于外，不足于内；气淫于脏，则有余于内，不足于外。"[①] 意为邪从外侵入人体，有时没有固定的侵犯部位，进而向内侵犯脏腑，而且与营气、卫气一起在体内循环流行。由于营卫之气的状态与人体的睡眠密切相关，外邪侵犯之后，常常能够致使魂魄不得安定，使人睡卧不安而多梦。如果邪气侵犯六腑，反映的是在外的阳气过盛而在里的阴气不足。如果邪气侵犯五脏，反应的是在里的阴气过盛而在外的阳气不足。也就是说，梦的内容能够成为人体之气化状态的判断指征。

《列子》借用医学基本理论，阐明了这样一个道理——梦的产生，内因是人体阴阳二气的气化状态，外因是环境因素。更为重要的是，《列子》希冀通过对于梦的解释，来阐明一个道理，"形接"与"神接"，即身体活动与精神活动并无二致，都是人体之气与外界环境的气化相感。觉与梦虽是不同的生理状态，但都是气化在起作用。

1.3 《庄子》的气化思想

通过对《老子》、《列子》气化思想的分析，笔者认为，道家思想从其理论发源伊始，就始终贯穿着"道法自然"的观念。这也就必然促使其将对生命的理解归置于对宇宙大化认识的范畴之内。因而，"天人一体"的气化思想，成为道家思想中难以剥离的核心内容。离开了"气化"，道家也许就难符其实了。

道家的另一位主要代表人物——庄子，继承与发展了《老子》与《列

---

① 灵枢经·淫邪发梦：页77

子》的理论，同时也综合了当时道家各派思想的核心观念。庄子的思想虽然与老子有着相异之处，但"其要本归于老子之言"①。庄子思想的原创性和内涵的丰富性是对老子思想的进一步深化。庄子"内圣"之学，无论其心学、气学以及天人之学，都对后世道家思想的发展起到了无可比拟的影响，大大地提升了道家对天人一体的认识水平。

1.3.1 "通天下一气"的气化宇宙论

庄子对"气"的探究，是从对"道"产生宇宙过程的思考中有所领悟的。庄子描述了宇宙、生命的形成。他说："太初有无，无有无名；一之所以起，有一而未形。物得以生，谓之德；未形者有分，且然无间，谓之命；留动而生物，物成生理，谓之形；形体保神，各有仪则，谓之性。"②庄子在老子的认识上进一步发挥，认为"道"的空虚状态便是"气"，"气"具有与"道"十分相似的无限空间拓展性和无限时间延伸性。"气"是从某种角度对"道"的描述，在宇宙论的层面上，"气"往往用于描述一种难以用语言表达的意思，所谓"意之所随者，不可以言传也。"③如庄子说："夫昭昭生于冥冥，有伦生于无形，精神生于道，形本生于精，而万物以形相生。"④庄子所说的"无"、"一"、"冥冥"、"精"，作为天地之始，有形之本，大都是指无形之气，故曰"通天下一气耳"⑤。

所谓"道生一"的"一"，即是指"气"。庄子说："万物之所系，而一化之所待。"⑥"一化"即气化。气化作用一旦产生，便能够化生为万物。可以说"气"是万物的直接起源。在它形成万物之后，形气亦可以相互转化。

正是因为万物同是"气"之生化而成，即"假于异物，托于同体"⑦，万物的本质是一样的，生命的生存与死亡也是一样的。所以天地万物是统

① 史记·老子韩非列传：页394

② 庄子·天地：页363

③ 庄子·天道：页413

④ 庄子·知北游：页656

⑤ 庄子·知北游：页656

⑥ 庄子·大宗师：页210、227-228

⑦ 庄子·知北游：646、657

一的。"夫天下也者，万物之所一也。得其所一而同焉，则四肢百体将为尘垢，而死生终始将为昼夜，而莫之能滑。"① 天地万物的本体同为"一"，即"气"。有了这样的思想，就会明白"天人合一"的合理内涵。

1.3.2 "受气于阴阳"的气化动力机制

《庄子·秋水》谓："自以比形于天地而受气于阴阳"②，认为世间万物有形之物皆为天地造化产物，人的形体仅为生命的承载，除此之外，生命还需要气源源不断地注入，才会有活力。有形之物全凭无形之气而生，一旦气由聚而散，必将伴随着生命现象的消失，回复到未有生命的无形本始状态。生死互相更替，犹如昼夜、四时有序而轮转，循环无端，终而复始。这也就是气化宇宙过程在生命个体上的缩影。

气原本就是无形且不断变化者，由气所生成的万物自然也始终处于不断变化的气化过程当中。气在不断地聚合而化生万物，称之为气化；物同样也在不断地消散而转化为气，称之为物化。气化、物化背后的机制就是气的聚散。万物尽管由于人的主观认识，存在外形、样态的差异，但是究其实质而言，无非是一"气"罢了。所以《庄子·知北游》指出："今已为物也，欲复归根，不亦难乎！其易也，其唯大人乎！……故万物一也，是其所美者为神奇，其所恶者为臭腐；臭腐复化为神奇，神奇复化为臭腐。故曰：'通天下一气耳'。圣人故贵一。"③ 因此，圣人所贵之"一"，不是"气"，而是"道"。道必须经过气化才能有所彰显。

就人而言，庄子将生命体形式的循环过程，称之为"物化"，意为每个阶段的生命现象因气散而消亡，但同时又会有另外新的生命萌生，就这样生命实现了轮回更替。类似的记载，最为耳熟能详的例子就是《山海经》中"精卫填海"的典故。死亡不是形体与精神从世间的湮灭，而是转换为另外一种形式得以存续下来。故而，所有的生命没有等级秩序之分，人、动物与植物只是有形的样态不同，而无生命本质上的差异。如《庄子·至乐》云："列子行食于道从，见百岁髑髅，攓蓬而指之曰：'唯予与

---

① 庄子·田子方：页623
② 庄子·秋水：页477－478
③ 庄子·知北游：页646

汝知而未尝死、未尝生也。若果养乎？予果欢乎？'种有几，得水则为继，得水土之际则为蛙蠙之衣，生于陵屯，则为陵舄，陵舄得郁栖则为乌足，乌足之根为蛴螬，其叶为胡蝶。胡蝶胥也化而为虫，生于灶下，其状若脱，其名为鸲掇。鸲掇千日化而为鸟，其名为干余骨。干余骨之沫为斯弥，斯弥为食醯。颐辂生乎食醯，黄軦生乎九猷，瞀芮生乎腐蠸。羊奚比乎不箪（音损），久竹生青宁；青宁生程，程生马，马生人，人又反入于机。万物皆出于机，皆入于机。"①

1.3.3 "气变而形，形变而生，变而之死"的气化生命观

庄子以"气"为万物的本原，即是指万物的最根本和最原先，也是气化的主体。这就必然促使庄子在探讨了世界本原问题之后，将"气"的"妙化"，即描述宇宙万物的形成，作为自己的研究内容。庄子认为，"气"的自然变化形成宇宙万物，"气"的自然而然的变化便称之为气化，"化"是宇宙万物存在和消亡过程的宏观描述。

对于生命的运动，庄子说："察其始而本无生，非徒生也而本无形，非徒无形也而本无气。杂乎芒芴之间，变而有气，气变而有形，形变而有生，今又变而之死，是相与为春秋冬夏四时行也。"② 意思是人起初是没有生命的。不仅没有生命，而且没有形体；不仅没有形体，而且没有气息。在若有若无之间，变而成气，气变而成形，形变而成生命，现在又变为死。这样生死往来的变化就好像夏秋冬四季的运行一样③。在这里庄子描述了"道"运动的某一状态——"气"产生生命并最终融入宇宙大化的基本过程。在庄子看来，人不过是气的聚合，人的死是气的消散过程而已，这一过程就是气化。所以，他说："生也死之徒，死也生之始……人之生，气之聚也；聚则为生，散则为死。"④ 庄子赞叹人生"如白驹过隙……已化而生，又化而死"。⑤ 生与死只是生命现象的阶段性称谓，死并不是生命的

---

① 庄子·至乐：页 533 - 534
② 庄子·至乐：页 524
③ 庄子·至乐·陈鼓应注：页 524
④ 庄子·知北游：页 646
⑤ 庄子·知北游：页 657

终点，生亦不是生命的发端。生命可以以各种形式存续，其根本的动力机制是一气之化。万物皆因气的微妙变化而产生，然后又会以另外的形式融入到此大化洪流中去。真正的生命有变化而无生死，故永无休止。

1.3.4 "游心于淡，合气于漠"的气化心性论

《庄子·天地》"象罔逐珠"的寓言告诉我们，人只有在"无心"状态下才能体会"道"。庄子认为"得道"是个体对"道"的体悟和把握，其实质是个体与大道在精神上的合二而一。由于个体与大道的合二而一，个体就会产生一体感与和谐感，自我就好像融入于道。这时，得道者"凄然似秋，煖（暖）然似春，喜怒通四时，与物有宜而莫知其极"[1]，"其生也天行，其死也物化；静而与阴同德，动而与阳同波"[2]。

庄子认为只有通过一定的修持，才能获得与道合同的精神境界。这样庄子就提出了其心学的核心概念——"心斋"。"心斋"就是为净化心灵而进行的斋戒，它是精神修养的一种功夫。其具体过程是："若一志，无听以耳而听之以心；无听以心而听之以气。……气也者，虚而待物者也。唯道集虚。虚者，心斋也"[3]。"一志"即心静神凝，抟气守一；"无听以耳"，是代指摈弃感官活动；"无听以心"，是进一步摈弃心智的主观思虑作用。一切自觉的意识活动都停止了，剩下来的只有"气"，即精气在体内的活动。精气本身虚而无形，由此，人就可以虚心以待物。

2 稷下黄老学的气化思想

稷下黄老学是战国中期由老庄学说分化出来的一个学派。它与老子学的关系极密切，但又不同于原来的老子学，也不同于庄学。它是以道家思想为主，吸收前期法家、儒家、墨家、阴阳家等思想成分而建立起来的。在先秦典籍中，本无黄老学的名称，黄老连称始见于《汉书·艺文志》所记载的属于道家类的黄帝之书，计有《黄帝四经》、《黄帝铭》、《黄帝君臣》、《杂黄帝》、《力牧》等五种。这说明在先秦道家中还有黄老学这一

---

① 庄子·大宗师：页200

② 庄子·刻意：页459

③ 庄子·人间世：页139

学派。

　　黄帝是传说中的人物，不可能有书传世，这些黄老学的典籍，大概是后来的学者依据文献的主要学术精神命名的。不过，黄、老同属道家，思想相近，后人就把黄老连称了。汉初学者司马谈在《六家要旨》中对道家的解释，其实指的不是纯老子学，而是黄老学。《史记·太史公自序》云："道家使人精神专一，动合无形，赡足万物。其为术也，因阴阳之大顺，采儒墨之善，撮名法之要，与时迁移，应物变化，立俗施身，无所不宜，指约而易操，事少而功多。"① 黄老学曾在战国时齐国盛极一时。当时正是田氏伐齐以后，在齐国都城的学术中心稷下学宫，统治者招徕并鼓励一些学者讲学研讨，促成这一学派的繁荣发展。

　　据当代著名道学家陈鼓应先生考证《管子》"四篇"和《易传》，当为稷下黄老学派的代表著作。上述文献中蕴含着具有时代特征的丰富气化思想内涵。一方面继承了道家的道、气、虚无、生化的核心思想而有所创新，另一方面在兼容儒、墨等其他学术的同时，形成了自身的气化思想特征。

　　2.1　《管子》"四篇"的气化思想

　　在《老子》、《庄子》对气化生命观理解的基础之上，《管子》进一步拓展和深化了老子之"道"论与庄子"心斋"之论，发展形成了"心气之学"。《管子》四篇分别是《心术》（上、下）、《内业》、《白心》。《内业》首章"凡物之精"，先说"气"；第二章"凡心之形"，紧接着说"心"。这两章好像一条主线，经纪全篇，可作为《管子》四篇"心气之学"思路发展的纲领。

　　2.1.1　"精气"生化万物

　　老子的"道"是无形无象的，它是宇宙的本体，是天地万物之本原，潜移默化地作用于自然万物与人类社会。《管子》中的"气"概念等同于《老子》的"道"。《心术上》所理解的"道"是："道在天地之间也，其大无外，其小无内。"《内业》认为，这种"其大无外，其小无内"的存在

---

　　① 　史记·太史公自序：页718

就是"气","灵气在心，一来一逝。其细无内，其大无外。"①

《管子》对于气的表述，主要集中在《心术下》、《内业》、《枢言》、《水地》等篇。《心术下》有"气"、"一气"、"意气"、"精气"、"善气"、"恶气"等概念；《内业》篇有"气"、"云气"、"灵气"、"民气"、"宽气"及"气之精"、"物之精"（"精"即精气）等概念。《管子》中的"气"已经泛化到既与自然万物相关联，也与人的生命现象相关联，被认为是自然万物和人类生命产生的基础。

与老庄道家相比，《管子》更加重视"精气"或"精"的生化作用，而不是笼统地谈"气"的生化作用。书中"物之精"都被视为自然万物和人类生命的化生者，既包括物中之精气，且包含"气"中之精华。《内业》篇说："凡物之精，此则为生。下生五谷，上为列星。流于天地之间，谓之鬼神；藏于胸中，谓之圣人。是故此气，杲乎如登于天，杳乎如入于渊；淖乎如在于海，卒乎如在于己。"② 这里明确将生命现象看作是"物之精"，即"气"化生的结果。认为不仅五谷、列星为"气"所生，而且鬼神、圣人也是因为得到了"气"才形成的。

《枢言》篇说得更彻底，其云："有气则生，无气则死。生者以其气。"③ 这是用"气"的有无来说明人的生死，同《庄子》用"气"的聚散来说明人的生死是一个道理。"精气"有"化"的特性。人的思虑、智慧等都是通过"精气""化"的作用而产生的。人的生命现象和精神现象的变化，也都是"气"在变化。正因为"气"不断地在"化"，不停地改变自己的形态，因而生命现象也就呈现出不同的状况。

2.1.2 "心静气理"的心气之学

《管子》认为，"气"决定了人的生命状态，而且影响人的情志变化，它在与自然气化交流的过程中起到关键作用。对精神现象起作用的气，《管子》也称为"心气"、"气意"。《内业》篇说："心气之形，明于日月，

---

① 管子·内业：页129
② 管子·内业：页90
③ 管子·枢言：页276

察于父母……气意得而天下服，心意定而天下听。抟气如神，万物备存。"① "抟气如神"的结果，是使精气能产生思虑功能，即"能抟乎？能一乎？……思之，思之，又重思之。思之而不通，鬼神将通之。非鬼神之力也，精气之极也。四本既正，血气既静，一意抟心，耳目不淫，虽远若近。"②《内业》篇还将"气"看作是人的精神现象产生的根源，指出："是故圣人与时变而不化，从物而不移。能正能静，然后能定。定心在中，耳目聪明，四枝坚固，可以为精舍。精也者，气之精者也。气道乃生，生乃思，思乃知，知乃止矣。凡心之形，过知失生。"③这里将人体流行之气化看作是思虑活动产生的基础。

气则经由"心"的收集，凝聚而为生命的能量。《内业》说："凡道无所，善心安处，心静气理，道乃可止。"④ 这里讨论了"心"、"气"与"道"三者间之关联。"气"虽为宇宙之本体，可以生成而主导万物，但如果不经过"心"对"气"的收聚，那么它将永远处在飘散的状态中；而"心"虽然为人认识万物的主体，但它如果不能收聚精气，便不能"德成而智出"⑤，也就因此失去了认识宇宙的本然可能性。两者是相互依存的关系——修治"心"才能收聚"气"，而"气"的收聚又能反作用于"心"，使"心"能生出智慧并认识和把握宇宙万物。⑥

《管子》"四篇"的"心气说"的特点是，其将形上之道具象化而为精气。他们视精气为一切生命之源，认为护养精气不仅能使人健康、长寿，更可以积德成智，养育出一种昂然开阔、顶天立地的人格气象。

2.2 《易传》的气化思想

《周易》原本指《易经》。到了汉代，《周易》便有了双重含义，一指《易经》，或指《易经》和《易传》的整体。成书于战国时期的《易传》，

---

① 管子·内业：页 118 – 119
② 管子·内业：页 119 – 120
③ 管子·内业：页 100
④ 管子·内业：页 97
⑤ 管子·内业：页 90
⑥ 管子四篇诠释：页 46

是解释《易经》的论文汇编。《易传》是一部解经之作，一方面是解释《易经》的义理，也同时融入了许多作者自己的思想。在道家思想本体的基础上，《易传》充分融合儒家的伦理观念和阴阳家的天道观等。《易传》之作，使《周易》已经开始融合诸学派特征，由人道上贯天道，进而以天道涵括人道。《易传》通过解释《易经》来表达其自然观和社会观，其核心思想在论述宇宙万物的起源和变化规律，以及人类社会的生存准则。《易传》建构了一个涵盖天地人的哲学框架，含括自然宇宙、人生、社会等多层面的普遍规律，形成了系统的哲学思想。

《易传》以宇宙论为认识的出发点来谈气存在的问题。《象传·咸卦》的"二气感应以相与……天地感而万物化生"①，即是以气化生天地万物理论的初步建构。《咸卦》中"气"的两个重要涵义，一是气生成宇宙万物的本原，二是气为生成宇宙万物的感通媒介。

《易传》承袭先秦诸子思想，以阴阳范畴来揭示《易经》的卦爻象义理，借以推衍天地万物的运动变化，并提出"一阴一阳之谓道"的命题作为其哲学思维的普遍原理。《易传》指出阴阳交感是天地化生万物的原理，并把阴阳的原理运用于人类社会，使之成为治国、修身的法则。《易传》以阴阳贯通宇宙、人生、政治、道德等范畴，成为涵盖天地人的哲学体系。

2.2.1 "生生"的宇宙观

《易传》在中国思想史上是"生生"宇宙观的突出代表。《易传》中提出"生"的概念，以"生"为天地之根本属性。"生生"是宇宙万物存续与运动的根本机制，亦是万物的共同生命本质。《系辞上》云："生生之谓易"②，《系辞下》亦云："天地之大德曰生"③，意谓在阴阳气化的背景下，宇宙万物呈现着生化无穷的循环过程。

基于这一"生"的生化机制，《易传》建立了宇宙生成的系统结构，

---

① 周易·咸卦：页288
② 周易·系辞上：页598
③ 周易·系辞下：也646

即《系辞上》："易有太极，是生两仪，两仪生四象，四象生八卦"①。"易"是宇宙变化之象，万物生灭之过程。宇宙变化生成之本始为太极，由太极而生阴阳之两仪，由两仪生四时四象，由四象生天、地、雷、风、水、火、山、泽八卦。

又《系辞上》云："一阴一阳之谓道，继之者善，成之者性。"② 一阴一阳间的磨荡推移、感应和谐，整体宇宙得以气化流行，生生不息。《易传》讲的"阴阳"，是针对宇宙的生命问题而论，"生生之谓易"③ 集中表现了《易传》核心思想。

就《象传》而言，在对"乾"卦的解释中，具体阐明了宇宙万物的生化机制。如《象》辞云："大哉乾元，万物资始，乃统天。云行雨施，品物流行。大明终始，六位时成，时乘六龙以御天。乾道变化，各正性命，保合太和，乃利贞。"④ 此段文字是对乾德"元亨利贞"的具体解读。

其中，"大哉乾元，万物资始，乃统天"是对"元"的解释。翻译成现代汉语就是，蓬勃且蕴含着无限生机的乾元之气，是万物所赖以创始化生的动力源泉，这种刚健盛大、生生不息的动力，是统贯于自然气化的整个过程之中的。

"云行雨施，品物流行"是对"亨"的解释。意为，由于乾元之气（阳气）的气化推动作用，得到阴气的积极响应和召唤，云化为雨，润降于下，万物受其滋养，苗壮成长为各种具体事物形态，畅达亨通。

"大明终始，六位时成，时乘六龙以御天。""大明"是太阳的指代，象征着天道运行以太阳为中心。"六位"指一卦六爻所标志的六个时位。乾卦六爻，初爻为始，上爻为终，六个时位就是六个意象化的时空层次。

前几句是讲，天道的运行包括的六个不同时空层次，遵循由始到终的发展历程，表现出不同的具体形式。初爻为潜，二爻为见，三爻为惕，四爻为跃，五爻为飞，上爻为亢，象征着驾御六条巨龙在辽阔的宇宙中自由

---

① 周易·系辞上：页627
② 周易·系辞上：页598
③ 周易·系辞上：页598
④ 周易·乾卦：页6

飞腾。

"乾道变化，各正性命，保合太和，乃利贞"是对"利贞"的解释。"乾道"即天道，天道的自然而然的变化，使得万物各得其性命之正。命为天赋，性为物受，万物因此具备各自不同的禀赋，成就各自差异的品性，整个宇宙呈现一幅仪态万方、缤纷万象、气化万千的和谐图景。宇宙间万物协调共济的相互作用，形成并保持了了自然的秩序和层次，以至于形成完美的和谐，谓之"太和"。天道的变化，始终保持"太和"的状态，万物各得其性命之圆满，意为"利贞"。"元亨利贞"为乾之"四德"，是天道的本质，究其核心就是一个"生"字。

"天地之大德曰生。""生"是一个动态的过程，包括四个时间阶段和演化层次，即"元"为万物之始，具备十分生动的萌芽趋势；"亨"为万物之长，具备蓬勃茁壮的状态；"利"为万物之遂，具备繁茂成熟的趋势；"贞"为万物之成，具备丰硕结果的特征。与四时相配，"元"为春生，"亨"为夏长，"利"为秋收，"贞"为冬藏。这个动态的过程发展到"贞"的阶段并未终结，而是"贞"完结之后，续起为"元"，冬去春来，开始又一轮的循环。因而，宇宙万物生生不息，变化日新，永葆蓬勃的生机。

2.2.2 阴阳气化论

《庄子·天下》说："《易》以道阴阳。"① 意思是，《周易》是讲阴阳问题的。实质上，就《易经》而言，还尚未产生哲学意义上的阴阳概念。虽有伯阳父等史官，以阴阳二气的相互关系来解释自然与社会现象，但是在春秋时代，从文献来看，还没有用阴阳解释《周易》的情况。

就"十翼"范围而言，以阴阳解《易》，实始于《象传》，仅见于解释泰、否两卦。原文为"泰，小往大来，吉亨。则是天地交，而万物通也，上下交，而其志同也。内阳而外阴，内健而外顺。"② "否'之匪人'，不利君子贞，大往小来。则是天地不交而万物不通也，上下不交而天下无

---

① 庄子·天下：页983
② 周易·泰卦：页123

邦也。内阴而外阳，内柔而外刚，内小人而外君子。"① 就文字来看，《象传》的阴阳是指乾坤二卦，即以乾卦卦体为阳，以坤卦卦体为阴，泰卦（䷊）乾下坤上，故曰"内阳而外阴"；否卦（䷋）坤下乾上，故曰"内阴而外阳"。故而，可以推断《象传》的作者已经认为阴阳二气交感是万物生成、变化、发展的原因。《易传》表明，阴阳刚柔变化是宇宙万物运动变化的根本规律。

《说卦》指出"立天之道曰阴与阳，立地之道曰柔与刚，立人之道曰仁与义"②。《易经》是根据宇宙万物生化的道理，进而确立天道，分别阴阳，在卦中六爻的位置属第五、六爻，五爻为阳位，六爻为阴位；又确立地道，分为柔刚，柔属於阴，刚属于阳，在六爻的位置是在初、二爻，初爻为阳为刚，二爻为阴为柔。

依据天地之道进而制定人道，分为仁和义，仁属于阴，义属于阳，在六爻的位置，是属于三、四爻，三爻为阳为义，四爻为阴为仁。故而，六爻都兼具天地人三才之道，两两相对相合，六十四卦、三百八十四爻都是体现阴阳刚柔变化的道理。

《象传·咸卦》云："咸，感也。柔上而刚下，二气感应以相与。止而说，男下女，是以亨利贞，取女吉也。天地感而万物化生。圣人感人心而天下和平。观其所感，而天地万物之情可见矣。"③ 咸卦兑上艮下，卦中表示"止"的艮卦和表示"悦"的兑卦相互结合，表示少女的兑卦与表示少男的艮卦相感，体现阴阳二气相互感通，犹如男女的互相感应、相互倾慕一样。天地阴阳之气相互感应而化生万物，圣人与民心相互感应，天下便得以和平。人们通过观察咸卦卦中所象征阴阳二气相互感应的变化状态，从而总结为天地万物运动变化的规律。

《易传》以卦象卦义的形式，说明了正是阴阳二气的交感和谐，"精气"才能化生万物，万物才能发展变化，即《系辞下》云："天地氤氲，

---

① 周易·否卦：页130
② 周易·说卦：页704
③ 周易·咸卦：页288

万物化醇。男女构精，万物化生"①。天地阴阳二气缠绵交感以致和谐，使万物感应而发生变化；男女形体交接，阴阳相感，遂得以生生不息。《易传》并不认为"精气"是固定不变的存在，而是具有阴阳相反相成特性和不断运动变化的万物基质。"精气"的运动变化，表现为阴阳二气的相互感应、相互转化与彼此消长，并在这种感应转化的过程中形成万物。乾为阳，坤为阴，阴阳的德性为阳刚阴柔。阴阳刚柔变化有一定的规律，以体现天地万物一切运动变化的秩序，以通达造化神明自然的德性。《系辞下》云："乾，阳物也；坤，阴物也。阴阳合德而刚柔有体，以体天地之撰，以通神明之德。"② 乾坤阴阳交感合和，刚柔相推各得其宜，天地万物正常生长繁衍，展现了宇宙万物的自然妙化。

总而言之，《易传》气化思想可概括为：万物在太极生生之理的引导下，其运动变化依循周而复始的规律循环不已，因而展现出天地万物的生生不息；生生之理即是一阴一阳的变易之理，由阴阳所开显出来的生生之理，实为自然天地之德。

2.3 《吕氏春秋》的气化思想

《吕氏春秋》是诸子著作中成书较晚的一部，为秦相吕不韦门下食客集体创作。究其气化思想来讲，当是集中诸子学说大成之作。其中的气化思想内容包括：气涵括天地万物，自然界的气化运行具有秩序性；人与万物之气都能够同天地之气相互感应，等等。

2.3.1 阴阳四时气化

《吕氏春秋》的阴阳四时气化思想与先秦阴阳家的理论具有密切的渊源关系。包括阴阳消息、五德终始与機详制度三项内容。阴阳消息的气化运动是其理论延展的根本依据。其"十二月纪"下分春、夏、秋、冬四季，四季周运而成一岁。而季节变换以及由此带来的万象变化实根于阴、阳二气气化之盈虚与消长。

如《吕氏春秋·孟春纪》载："是月也，天气下降，地气上腾，天地

---

① 周易·系辞下：页661
② 周易·系辞下：页670

和同，草木繁动。"① 意为在孟春之时，天气、地气萌发，天气下降，地气上腾，草木在气交之中获得滋养，得以发萌。

《吕氏春秋·季夏纪·音律》载与孟春相应者为"太蔟之月"，其辞曰："太蔟之月，阳气始生，草木繁动，令农发土，无或失时"②。由是可知，《吕氏春秋·孟春纪》中上腾之"地气"即是后者中之"阳气"，同指藏于大地表层之下，促使万物萌发生长之气。

古人认为，地中阳气能否升腾，同万物能否顺利地萌发、生长有极大的关系。尤其在以农业作为主要经济支柱的时代，以地气来解释作物生长的助推力是十分客观的。作物之发陈，正是地中阳气上腾之象，故能使作物生长的地气，应指地中之阳气。

《素问·阴阳离合论》也有类似的思想，经文载："天覆地载，万物方生，未出地者，命曰阴处，名曰阴中之阴；则出地者，命曰阴中之阳。"在《吕氏春秋》的基础上，《素问》又对地之阴处之气划分阴阳，将能够透达升发于地面者，称为阴中之阳，是万物的生长的直接"助推剂"。

经过孟春的阳气初发，物将新生而未尽，至仲春之时的"日夜分"，日夜等分，阴阳二气气化作用均等，其后的《季春纪》曰："是月也，生气方盛，阳气发泄，生者毕出，萌者尽达，不可以内。……是月也，……国人傩，九门磔禳，以毕春气。"③ 意为此时地中的阳气已经发挥全部作用，近乎于盛壮，万物生机畅达，不可以止。国人以傩舞为祭，并在国之九门举行禳灾却凶的仪式，宣告春气将尽，应识节明时。其余季节不一一赘释。

总之，四时轮替更迭的原因，就是天地之间阴、阳二气的消长变化，其气化作用相互更替，如环无端。然后四时成岁，岁尽往复。农、牧、渔、猎等最初的职业与四季之气候息息相关，而国家施政的举措也应符合时间的递嬗变换，如此全社会的人都生活在一个整齐划一的时间框架之中。时间的秩序和节奏，则取决于阴阳四时之气化。

---

① 吕氏春秋·孟春纪：页1
② 吕氏春秋·季夏纪：页37
③ 吕氏春秋·季春纪：页15–16

社会活动、政治法令等，如祭祀、刑罚和征讨等事需与时节相应丝丝相应。若是某一季节的国家政令与阴阳四时气化之趋势不符的话，就会导致天地间阴气与阳气二者的气化状态出现异常，自然界将会出现灾异现象，同时也会引起国家内政的动乱，甚至颠覆政权。

如《仲春纪》载："仲春行秋令，则其国大水，寒气总至，寇戎来征。行冬令，则阳气不胜，麦乃不熟，民多相掠。行夏令，则国乃大旱，暖气早来，虫螟为害。"①《季春纪》载："季春行冬令，则寒气时发，草木皆肃，国有大恐。行夏令，则民多疾疫，时雨不降，山陵不收。行秋令，则天多沈阴，淫雨早降，兵革并起。"②

先前的典籍，如《管子·四时》早已提到"是故春行冬政则雕，行秋政则霜，行夏政则欲。……夏行春政则风，行秋政则水，行冬政则落。……秋行春政则荣，行夏政则水，行冬政则耗。……冬行春政则泄，行夏政则雹，行秋政则旱。……是故春涸、秋荣、冬雷、夏有霜雪，此皆气之贼也。刑德易节失次，则贼气遬至；贼气遬至则国多灾殃。"③《四时》的文字是将灾异与四时刑德相关联。

《吕氏春秋》则在前人基础上指出灾异的发生，与阴阳气化失和有关。以春季为例，其时阳气萌生，生机盎然，若行秋令，则阳气受抑，不得散布，阴气占据主导，则易招致兵戎之祸；若行冬令，则阴气大盛，初生之阳气为阴气所压制，谷物得不到阳气的温煦，则难以抽穗结实，作物的欠收将会引发饥荒，造成动乱。

在医学领域《素问·四气调神大论》中也有顺应四时，调摄人体气化状态的养生原则；在《素问》"运气七篇"中也有类似的灾异思想，只不过更为关注的是阴阳气化秩序对物候、人体生命状态造成的不利影响。

总之，时令当依其气而施为，违则阴阳失调，凡一气过甚或者不及，必然酿灾，故不得违时施政。《吕氏春秋》"十二纪"的气化思想乃是以阴、阳之消长论四季运转为依据，然后在统一的时间框架下，顺应气化的

① 吕氏春秋·仲春纪：页9
② 吕氏春秋·季春纪：页16
③ 管子·四时：页124–125

基本趋势，实施国家行政管理。除《淮南子》大量吸收"十二纪"的内容而成《淮南子·时则训》之外，后世"礼学"又整合此"十二纪"，进入到儒学的经典中，而成为《礼记·月令》。故而，战国末年气化思想传承与弘扬，不但在《吕氏春秋》创作的百家参与中得到了充分融合，并且延续至后世。历代知识分子自觉吸收、继承气化思想的原因于是乎见。

2.3.2　五行气化

《吕氏春秋》继承了《管子·四时》，将五行依"相生之序"，分配至一年十二月当中，五行即木、火、土、金、水五种流行、循环于天地之间的气。《孟春纪》载："孟春之月，日在营室，昏参中，旦尾中，其日甲乙。……是月也，以立春。先立春三日，太史谒之天子曰：某日立春，盛德在木。天子乃斋。立春之日，天子亲率三公九卿诸侯大夫以迎春于东郊。"① 《孟夏纪》载："其日丙丁……。是月也，以立夏。……，盛德在火。……立夏之日，天子亲率三公九卿大夫以迎夏于南郊。"《季夏纪》载："中央土：其日戊己。"② 《孟秋季》载："其日庚辛。……是月也，以立秋。……，盛德在金。……立秋之日，天子亲率三公九卿诸侯大夫以迎秋于西郊。"③ 《孟冬纪》载："其日壬癸。……是月也，以立冬。……，盛德在水。……立冬之日，天子亲率三公九卿大夫以迎冬于北郊。"④

《左传·昭公元年》曾有"分为四时，序为五节"⑤ 之说，但未见其详细的理论阐释，也难以考证"四时"、"五节"中是否含有"五行"，似可确定一年分作五节。据现存文献，《管子·四时》当为最早将五行配属四时的记载。尽管在不同传世文献中，五行的名称的排列顺序各不同，而一旦将五行间相生的次序与四时结合，必然是以木所代表的春季为首。因"正月建寅"的秩序，早在夏代的时代就已经确立了。春季为岁首，下生夏季，自然木行在前，其方位在东。

① 吕氏春秋·孟春纪：页 1
② 吕氏春秋·孟夏纪：页 22
③ 吕氏春秋·孟秋季：页 57
④ 吕氏春秋·孟冬纪：页 78
⑤ 左传：页 257

我们再来看一下每一行气化的顺序，《管子·四时》载："东方曰星，其时曰春，其气曰风，风生木与骨，……是故春三月以甲乙之日发五政……南方曰日，其时曰夏，其气曰阳，阳生火与气，……是故夏三月以丙丁之日发五政……中央曰土，土德实辅四时入出，以风雨节，土益力，土生皮肌肤，其德和平用均，中正无私，……此谓岁德。……西方曰辰，其时曰秋，其气曰阴，阴生金与甲，……是故秋三月以庚辛之日发五政……北方曰月，其时曰冬，其气曰寒，寒生水与血，……是故冬三月以壬癸之日发五政。"①

可见，《管子·四时》先立五方，而后将四方命之以四季之名，四时各异气，气下生出五行与五种象征物。而《吕氏春秋》则先立四季，然后在四季之下确立每季太阳在天体上的位置，以及当季日出与日落之时南方中天所出现的星宿，其后天子分别在立春、立夏、立秋、立冬之日，亲率臣僚往东、南、西、北四郊迎四季之气，其五方之配五行与《四时》相同。

2.3.3 生命气化时序观

《吕氏春秋》同前面论述的其他道家著作一样，将万物产生的根源归结为"道"，将万物生成的机制归结为"气"的运动变化。书中将"道"也称为"太一"，《大乐》篇说："万物所出，造于太一，化于阴阳"②；从"太一"到阴阳再到万物的生成过程，即"太一出两仪，两仪出阴阳，阴阳变化，一上一下，合而成章。"③ 此"两仪"指天地，"阴阳"即阴阳二气。作者认为万物产生的直接机制是"阴阳变化"、"化于阴阳"。《吕氏春秋》将"气"的生化、时序的演变以及自然万物的生命过程联系起来，其中"气"的变化是万物变化的根本原因，时序的演变和生命演化是气化的结果。《吕氏春秋》形成了一个以气化为本、时变为标、生命演化为特征的气化宇宙生命图景。这一图景主要表现在《十二纪》中。《十二纪》以一年中四季为序，描述了每个季节中（又分为孟、仲、季三个月）阴阳二

---

① 管子·四时：页 124－126
② 吕氏春秋·仲夏纪·大乐：页 30
③ 吕氏春秋·仲夏纪·大乐：页 30

气的渐次变化而引起的草木作物的相应变化，指出人事应根据时令的变化而安排不同的活动内容；天与人之间相互联系、协调与影响的共同基础就是气及气化。《吕氏春秋》既论述了"气"对于自然万物生成、发育的决定作用，也论述了"气"对于人类生命的影响，有时是两者综而论之，有时则是分而论之。《吕氏春秋》重点探求了气化对生命属性与本质特征的重要影响。

《吕氏春秋》还论述了人体气化与生命状态的相关性。如：《恃君览·达郁》篇说："血脉欲其通也，筋骨欲其固也，心志欲其和也，精气欲其行也。"① 只有血脉通，筋骨固，心志和，精气行，生命才能保持健康状态。《吕氏春秋》特别强调了精气正常演化的重要性，认为精气郁阻，百病由生。《季春纪·尽数》说："流水不腐，户枢不蝼，动也。形气亦然。形不动则精不流，精不流则气郁。郁处头则为肿为风，处耳则为挶为聋，处目则为曚为盲，处鼻则为鼽为窒，处腹则为张为疛，处足则为痿为蹙"。② 《吕氏春秋》与《管子》一样，也注意到了阴阳气化状态的协调能够保证生命状态的正常。《吕氏春秋》还将"精气"，看做人体内的生命力，认为只要精气不竭，就能长生。《仲春纪·情欲》篇说："古人得道者，生以寿长……奚故？论早定也。论早定则知早啬，知早啬则精不竭。"③

第三节　秦汉时期的气化思想

经历了春秋战国时期的洗礼，中国思想文化形成了空前繁荣的景象。但是秦代虐政，导致了诸子思想的暂时禁锢。伴随着汉王朝的建立，初期统治者认识到秦亡教训，抛弃"以法为教，以吏为师"的专政，崇尚"黄老之学"。黄老之学主张清静无为，有利于缓和社会层级矛盾，恢复经济，这一思想在汉初盛极一时。后来由于社会政治经济形势的转变，汉武帝采

---

① 吕氏春秋·恃君览·达郁：页190
② 吕氏春秋·季春纪·尽数：页16
③ 吕氏春秋·仲春纪·情欲：页11

纳了董仲舒的建议，"罢黜百家，独尊儒术"。儒学逐渐成为统治思想。汉代的气化思想主要是围绕天人关系、宇宙形成、形神关系等问题展开。研究这一时代的气化思想在于，其与中医学奠基之作——《黄帝内经》的成书年代颇为相近，有利于对中医气化思想的形成做"近亲"式的研究。

《淮南子》是由西汉淮南王刘安及其门客"共讲论道德，总统仁义，而着此书"，高诱序言其"其旨近《老子》，淡泊无为，蹈虚守静……归之于道。"其书之内容，以道家思想为主，并兼综儒、墨、名、法、阴阳、兵家等思想，博采众长，而融为一家。《淮南子》远承晚周稷下学风，近袭黄老治术，意在统合百学，以成一家之言，响应大一统的时代需求，"述而不作，以通为作"是该书的特色。

《淮南子》的道家思想以稷下黄老学为主体，将黄老思想的发展推向了顶峰。在宇宙论方面，是书主要传承《老子》的道论，并以"气"、"精气"去诠释"道"，形成了精气论、气化宇宙论与天人感应诸说。《淮南子》对于黄老学的几个重要论题，诸如道、精气、虚静、刑名……等，通过阐释、综合与转化，建构了空前庞博、详备的理论体系。

《淮南子》中存在着丰富的中古宇宙演化和万物生成说。其中，《天文》、《精神》、《俶真》等篇中共同揭示了宇宙演化过程，即从混沌未分的道，分化出天地阴阳，然后产生万物这三个最主要的发展环节。在此基础上，《淮南子》用阴阳气化理论，进一步阐述了天象、四时、生命等自然万物与现象的生成，认为世上的一切物类形象，无一不是阴阳气化的产物。"气"的概念，几乎和"道"一样，纵贯全书。

在本节主要讨论《淮南子》中的气化思想。

1 道统宇宙之生化的思想

虽然是继承了老庄的"道"为万物本源的思想，但《淮南子》有关"道"的论述实现了很多创新。在老庄那里，"道"是超越、抽象、玄妙和难以捉摸的，而《淮南子》的"道"与气、阴阳相结合，成为宇宙万物的基质，进一步凸显了气化在宇宙生成过程中发挥的作用，从而落实到形而下的具体事物当中。同时，《淮南子》汲取并深化了《太一生水》等战国甚至更早的历史文献，将"太一"的概念进行深化，将道与万物统摄为一的整体意象性思维更加向前推进一步，并且将道之本体展现、宇宙万物的生化过程，以及人体结构与宇宙星辰的相应关系，在时间框架下进行协同，在气化规律中进行整合，充分阐明了道与宇宙万物相应、感通、融汇与合一。

秦代至汉中期，以邹衍为代表的阴阳家思想在社会上广为流传，从《吕氏春秋》、《管子》以及《黄帝四经》，就可一睹其盛况，《淮南子》的道论之所以同老庄的导论不同，缘由其混杂了诸子的思想，其中又以阴阳家的学说承袭最为明显。特别是在《淮南子》、董仲舒之后，中国哲学思想更是以阴阳五行学说之框架为主轴。

《天文训》、《坠形训》、《时则训》、《览冥训》等数篇集中体现了《淮南子》对阴阳家思想的充分继承。《淮南子》采撷了阴阳家的学术思想，并以此为依据，阐释道的本体义、道生万物的气化机制与过程，以及万物生化，从而有别于老庄道家。《淮南子》有关"道"的论述，其目的在于融合各家思想而形成统一理念，同时兼采其时广为盛行的阴阳五行学说，进而彰显气化之机制，并着重表现出其"道"论与形而下的具体事物之衍生关联。因此，《淮南子》之道论，就不如老庄思想之精纯了。

除了具有阴阳家的思想色彩外，因历史社会的学术风气，《淮南子》的主要思想，着重在具体事物事理层面。故《淮南子》、《春秋繁露》及《论衡》等汉代的作品，皆着重在形而下万物之理的论述，甚而以形而下之论述为例，来产生形而上之道。这种特色在《淮南子》的道论中也有体现。

如《原道训》云："夫道者，覆天载地，廓四方，柝八极；高不可际，深不可测；包裹天地，禀授无形；源流泉浡，冲而徐盈；混混滑滑，浊而徐清。故植之而塞于天地，横之而弥于四海，施之无穷而无所朝夕；舒之幎于六合，卷之不盈于一握。约而能张，幽而能明；弱而能强，柔而能刚；横四维而含阴阳，纮宇宙而章三光"[1] 在古人的思维中，覆盖万物的

[1] 淮南子·原道训：页1

天为上，承载着万物的地为下，万物都在天覆地载之中。故而《淮南子》为了突显"道"的绝对本体性，譬喻其比天还高、比地还低，充斥四方，贯彻八极，突出"道"是"包裹天地"，表明其高深玄妙而难测。"禀授无形；源流泉浡，冲而徐盈；混混滑滑，浊而徐清"，是说演化生成天地万物的基质（指气）如泉涌般流出来，逐渐充满整个宇宙空间。开始是混浊的，慢慢由浊而清；接着化生各种不同特性的万物。在道的作用下，气化既能拓展于六合，也能缩卷于手中，推进万物之生命过程，表现出约张、幽明、强弱、刚柔等不同样态。

"一"或"太一"是《淮南子》中"道"在另一种层面称谓，在《淮南子》看来"道"等同于"一"或"太一"。而"太一"一词，最早见于《礼记·礼运》："必本于太一，分而为天地，转而为阴阳，变而为四时。"其注："太，音泰。"疏："太一者，谓天地未分混沌之元气也。"①

《淮南子·诠言》云："洞同天地，浑沌为朴，未造而成物，谓之太一。"②《淮南子·天文训》云："太微者，太一之庭。紫宫者，太一之居也。"③《淮南子·本经训》云："是故体太一者，明于天地之情，通于道德之伦，聪明耀于日月，精神通于万物，动静调于阴阳，喜怒和于四时，德泽施于方外，名声传于后世。"④

《天文训》、《本经训》所指的"太一"，是居于紫微星宿之天神，"执斗而左旋"意为"太一"节制宇宙之运行，为世间万物生化之主宰。这从无到有的生成阶段，是太一之神"未造"之功。"未造"指"太一神"制化万物，系自然无为的行为。万物为"太一"所造，又是"同出于一"。进而可知"太一"即"一"，同具万物本根之性，也表明气化万物的生化作用。

再如《淮南子·俶真训》云："夫道有经纪条贯，得一之道……夫天之所覆，地之所载，六合所包，阴阳所响，雨露所濡，道德所扶，此皆生

---

① 礼记·礼运：页304
② 淮南子·诠言训：页169
③ 淮南子·天文训：页27
④ 淮南子·本经训：页81

一父母而阅一和也。"①《淮南子》中的"道"具有超越与绝对的特征，为自然万物之本原，万物生灭变化的终极原因。同时，"道"贯穿于宇宙生化的全部过程，而为万物生化的共同机制，此时，"道"就已经变为"气"，"道"的生化作用，实质上已经成为气化了。

从思想文化与自然科学等不同角度，"一"与"太一"除具与"道"相同之本根性外，还具有宇宙发生根源与演化原理的意思。"一"强调"道"为万物生灭变化的本根性；"太一"则以当时天文知识与宗教思维，结合"道"之本根性，表述"太一"涵括道（气）生化万物及宇宙演变历程等丰富内涵。"太一"即"一"，亦即是"道"或"气"。就其实质而言，上述诸概念的指向为"同一"。

比较而言，老庄的道，在涵义上具有普遍、无限、不变之性格。《淮南子·齐俗训》则认为"往古来今谓之宙，四方上下谓之宇，道在其间而莫知其所"。② 即言道在时空之内，这与老庄说道是至大无应、无限普及有所不同。

《淮南子》的"太一"思想融合了《易》之"太极"与老子之"一"之思想。虽然老庄说道是自本自根、自古以固存，无始无终。然而，自"存有"的观点，宇宙万物却必有所始，此所始者即是起于一。此所始者为最高之极，故称之为太一。万物虽为殊多，然而其尚未有分化之时不能分辨、是为浑沌。万物虽繁多，其出则共一源，是为同一本根。《淮南子》的基调是着重在"有"，因此说"物莫不生于有也"，肯定道为存有，而道为万物生成之一切原因。此显然又与老子的"无名万物之始"，着重"无"的观点有别。

老子以"道生一，一生二，二生三，三生万物"为宇宙万物演化之秩序，其描述玄虚抽象；《淮南子》以具体事象描述道生万物的历程，提出气论而使道落实在形而下的世界，以阴阳说而使道展现其活力生机，并使道普遍显现于万物之中。《淮南子》以气化的宇宙观替代老庄道之宇宙观，这种气化的宇宙观将道落实于万物，由形而上落下至形而下。换言之，

① 淮南子·俶真训：页 15
② 淮南子·齐俗训：页 125

《淮南子》因采取阴阳家之思维，大大提高气与阴阳理论分量，遂使老庄极为抽象之道变成具体实在之道。

综上所述，《淮南子》的道论以老庄思想为学术本体，在所处时代，又充分融合了阴阳家的代表性思想，将老庄道论所偏重在形而上特征，落实到形而下的万物事理层面，而形成以气、阴阳为主要思维方式的气化宇宙论。将老庄超越万物、抽象玄妙的道，以气化为依据，具体化于万物事理之中，这正是《淮南子》对气化思想的继承与创新之处。

2 宇宙生成机制

由于《淮南子》作者的社会地位显赫，使得其具有足够的号召力，组成优秀的写作班底，汇集学者之学术思想的集成性和代表性，充分保证了《淮南子》对于宇宙形成与演化论述的系统性和全面性，这是同时代他人所无法相提并论的。关于宇宙本根的问题，已做前述，以下即针对宇宙演化问题，亦即气化背景下的宇宙生成的机制予以解析。

2.1 阴阳气化创生万物

《淮南子》中"道"的生化过程，主要偏重在宇宙化生，以"生"作为"道"的最主要功能。道生万物，为天地之大德。在宇宙演化问题上，《淮南子》主张"气"由宇宙本根之"道"所产生，"气"是沟通"道"与"万物"的媒介，是构成自然万物的基质。一气先分化为阴阳，阴阳是一体之气的两种状态属性，阴阳对偶，互根互用，和合以生成变化万物。阴阳是"气"的内在属性，阴阳间的消长制约是生化作用的根本动力。

《淮南子·天文训》云："天地未形，冯冯翼翼，洞洞灟灟，故曰太昭。道始于虚廓，虚廓生宇宙，宇宙生气，气有涯垠，清阳者薄靡而为天，重浊者凝滞而为地，清妙之合抟易，重浊之凝竭难，故天先成而后地定。天地之袭精为阴阳，阴阳之抟精为四时，四时之散精为万物。"[①] 天地尚未形成之前，是一个无形无象、混沌未分的世界，这种状态称为"太昭"。只存有"道"，一切的生化皆自"道"始，其后逐渐开阔清晰明朗，

---

① 淮南子·天文训：页24

谓之"虚廓"（虚无飘渺之状）。在"虚廓"之中生出"宇宙"，再由"宇宙"中产生"气"。"气"在宇宙中为"道"所生化。但气与道有所分别，道是无限广大的，而气是有限、有边际的，似乎处于形而中的层面。由气作为媒介，化生出天地，气的轻盈部分升腾敷布为天，重浊部分沉降而凝聚为地。天地袭"精"产生阴阳二气，阴阳二气运动变化而产生四时季节秩序。因时序的循环往复，万物遂得生成发展。

故而《淮南子》将宇宙演化的历程描述为：太始—虚廓—宇宙—气—天地—阴阳—四时—万物。其宇宙气化发生模式，基本上继承了先秦道家"道—气—物"三阶段的思想，但在道与气之间加进了"虚霩"和"宇宙"两个变化时相，使在时空关系上更为详细明晰。这是对道家思想的继承与创新。

《淮南子·俶真训》则更为细致地描述了自然万物生化的历程。最先是"有未始有夫未始有有始者：天含合而未降，地怀而未扬，虚无寂寞，萧条霄霏，无有仿佛，气遂而大通冥冥者也。"[①] 意为天地初开，天蕴含的阳气还没有下降，地怀藏的阴气还没有上升，天地间虚无寂寞，冷清幽深，连模糊的形象也没有，气形成以后流通在幽深昏暗的宇宙空间。继而"有未有始有有始者：天气始下，地气始上，阴阳错合，相与优游竞畅与宇宙之间，被德含和，缤纷茏苁，欲与物接而未成兆朕。"[②] 意为天地开辟之后，天空的阳气开始下降，地面的阴气开始上升，阳气和阴气错杂交合，一起自由地追逐流动于宇宙之间，它们承受着道的德泽和滋润，蕴含着中和之气，相互杂糅、相互混合，想要生成万物却还没有明显的迹象。终于"有始者：繁愤未发，萌兆牙蘖（音聂），未有形埒，无无蠕蠕，将欲全兴，而未成物类。"[③] 意为，孕育中的万物积聚闭闷着，还没有散发开来，好像幼芽刚刚萌发而没有清晰的形象，它们茫然蠕动着，将要产生而为成为物类。上述文字就对气化生成万物的准备阶段进行了详细的论述，这在早先的文献中，是难以见到的。

---

① 淮南子·俶真训：页13
② 淮南子·俶真训：页13
③ 淮南子·俶真训：页13

2.2　多元宇宙生化框架

《淮南子》的宇宙系统论具有多元之面貌。究其原因，是其常将天地万物纳入某一种模式，使之成为一个系统，由于宇宙系统框架的来源的不同，而呈现多元性。

例如《天文训》就有九野、五星两个系统。《淮南子·天文训》云："何谓野？中央曰钧天，其星角、亢、氐；东方曰苍天，其星房，心、尾；东北曰变天，其星箕、斗、牵牛；北方曰玄天，其星须女、虚、危、营室；西北方曰幽天，其星东壁、奎、娄；西方曰颢天，其星胃、昴、毕。西方曰朱天，其星觜嶲（音归）、参、东井；南方曰炎天，其星舆鬼、柳、七星；东南方曰阳天，其星张、翼、轸。"[①] 又云："孔窍肢体，皆通于天。天有九重，人亦有九窍。天有四时，以制十二月，人亦有四肢，以使十二节。天有十二月，以制三百六十日，人亦有十二肢，以使三百六十节。"[②] 九天分布于八方和中央，形成天地一体化的系统，人的肢体与和天的时令同构相应，这里就是九野系统的论述。《淮南子》这段表述与前文提到的《吕氏春秋》的"十二纪"体系极为近似。

五星系统，如《淮南子·天文训》云："何谓五星？东方木也。其帝太帝太皞，其佐句芒，执规而治春，其神为岁星，其兽苍龙，其音角，其日甲乙。南方火也。其帝炎帝，其佐朱明，执衡而治夏。其神为荧惑，其兽朱鸟，其音徵，其日丙丁。中央土也。其帝黄帝，其佐后土，执绳而制四方。其神为镇星，其兽黄龙，其音宫，其日戊己……"[③] 这个五星系统与《吕氏春秋》的"十二纪"体系亦很相似。

《淮南子》与《吕氏春秋》二者最大的差别是表述的框架不同。《吕氏春秋》以四时、十二纪即十二月的时间为表述框架，未将也无法将中央"土"独立出来，而只能附于季夏纪的后面，只作为四季实践过程的中央。在《淮南子·天文训》则是以五方为模式，中央土作为一个独立的单位，

---

① 淮南子·天文训：页25
② 淮南子·天文训：页37
③ 淮南子·天文训：页25

与其他各方处于平等的位置。这可能是与其继承阴阳家的思想有关。

此外，《淮南子》书中还有其他宇宙框架的论述，如《时则训》的四时模式及《地形训》的五方、九州岛、八极、九山、九塞、九薮，也都与《吕氏春秋》有相似之处。

2.3 人与万物气化感通

《淮南子》在总论道创化万物与人之过程中指出："古未有天地之时。惟像无形。窈窈冥冥，芒芠漠闵；澒（音轰，去声）蒙鸿洞，莫知其门。有二神混生，经天营地；孔乎莫知其所终极，滔乎莫知其所止息；于是乃别为阴阳，离为八极，刚柔相成，万物乃形；烦气为虫，精气为人。……是故，圣人法天顺情……以天为父，以地为母，阴阳为纲，四时为纪。"①此表明，人与万物皆为道之化生，道化生天地、阴阳后，再由阴阳气化相激荡而化生万物与人。

《淮南子》对于天地万物与人的关系提出了一个假说，认为"夫天地运而相通，万物总而为一"、②"天地宇宙一人之身也"，③ 人与天地万物宇宙，合而为一体者也。这个"一"是指为一致、一贯与相类的意思。同时，《淮南子》认为，人之精神、形体也与天地相互对应。如《淮南子·精神训》云："故胆为云，肺为气，肝为风，肾为雨，脾为雷，以与天地相参也，而心为之主。是故耳目者，日月也。血气者，风雨也。"④ 人的精神来自天，人的形骸来自于地；人为小宇宙，天为大宇宙。天与人在形式、性质皆相合为一。由此，在气化思想看来，人与天地、万物皆是相需、相关，亦互动、互通，因此亦相感应。

《淮南子·本经训》载："天地之合和，阴阳之陶化万物，皆乘一气者也。"⑤ 即言天地万物皆以"气"为肇始，万物因有同样的基质而相通。《淮南子》以"皆乘一气者"观点，阐述天地万物彼此感通、交互作用于

---

① 淮南子·精神训：页68
② 淮南子·精神训：页70
③ 淮南子·本经训：页78
④ 淮南子·精神训：页68－69
⑤ 淮南子·本经训：页78

气化的自然整体之中。《淮南子·天文训》云："毛羽者，飞行之类也，故属于阳；介麟者，蛰伏之类也，故属于阴。日者，阳之主也。是故，春及则群兽除，秋冬则麋鹿解。月者，阴之宗也，是以月虚而鱼脑减，月死而螺蚌膲。"① 天地之间的日月、四时、生物皆因同质而彼此对应、感通，万物的生命活动也在气化流行中关联互动，人与天地万物之间亦存在感应与相通。

由此，《淮南子》强调人与万物皆出一气所化，相互间是密切关联的，其根本道理在于"气"是流通感应的。《淮南子·精神训》谓："精神者，所受于天也，而形体者，所禀于地也"，② 意谓人的精神和形体皆由天地而来，因而人之存在与天地相应。"物类相动，本标相应"③ 是《淮南子》对于宇宙构成论述的核心命题，自然的拟人化与人的自然化，是其对天人关系的具体表述。人如同是一小宇宙，故"通于天"，故必须与宇宙同流，人的作为也必须合乎天理；人与宇宙是共同形成自然生命整体，宇宙的存在也是人所决定的。二者不是各自不相关的独立的、断然割裂的存在，故而人的行为应与天地相谐和而不能相违。《淮南子》在气化思想下，所欲表明的宇宙系统框架。人与自然在气化宇宙观的理论下，是同构相副、同气相求、同象相应，人在天地气交之中，不但可与上下之天地发生感应，而且也可与禀一气而生之万物共感共应，浮沉与生长之门。

2.4 气化思想的社会意义

《淮南子》书中在表述宇宙构成模式时，提出"类"的概念，《淮南子·泰族训》谓："以阴阳之气相动也，故寒暑燥湿，以类相从。声响疾徐，以音相应也。"④ 所谓类，划分的依据就是"气"。"以类相从"的"类"是指同类。因此，人与天无论从同根、同质、同体、同构上而言，皆可归为同类，亦可"同类相召"、"有以相通"而相感应。是以圣人之言行举止，亦与天相感应，尤其在君王的政治措施上，则更是如此。

① 淮南子·天文训：页24
② 淮南子·精神训：页68
③ 淮南子·天文训：页24
④ 淮南子·泰族训：页259

《淮南子》以"精气"、"阴阳之气"与"天地之气"解释气范畴，认为气是构成天地人的基质，并强调气具有趋"和"态势运动变化，因而自然、社会和人体均应以中和为根本原则。如《淮南子·本经训》谓："阴阳者，承天地之和，形万殊之体，含气化物，以成垺类。"① 阴阳二气的永恒运动、变化莫测，但始终依循"和"的目标指向。正是因为气化以"和"的作为导引，于是四时阴阳消长转化秩序井然，万物才得以生长不息。

《淮南子》认为，以人为主体的社会体系，同自然万物和人的个体生命一样，其运作也依循"和"的原理。天地、阴阳之气合和，才能生化万物，社会的"人气"与之相应，才能和平安定。如果君臣上下离心离德，社会的"人气"逆乱，便会使五谷不熟、百姓不安。《淮南子》根据阴阳二气合和的原理来论述治国之道，要求执政者"执中含和"，使社会得以稳定和谐。

《淮南子》将"和"纳入道家"道—气—物"的宇宙生成模式之中，以道为宇宙万物的本体，气则是道的产物。在社会和人方面，《淮南子》将道家的自然无为为思想与儒家的中和思想、法家的刑罚思想结合起来，综合百家以寻求国家统一、长治久安之道的意图明显。

3　阴阳气化生命观

《淮南子》以气、阴阳之思维方式使道具体化于万物之间。如《天文训》云："天地之袭精为阴阳，阴阳之抟精为四时，四时之散精为万物。积阳之热气生火，火气之精者为日；积阴之寒气为水，水气之精者为月。日月之淫为精者为星辰。天受日月星辰，地受水潦尘埃。"② 又云："天地以设，分而为阴阳，阳生于阴，阴生于阳。阴阳相错，四维乃通，或死或生，万物乃成。蚑行喙息，莫贵于人，孔窍肢体皆通于天。"③《淮南子》认为宇宙万物为"道之所一体"，宇宙间万物的化生是由道的运动而开始，

---

① 淮南子·本经训：页81
② 淮南子·天文训：页24
③ 淮南子·天文训：页37

在道的生化过程中，时空得以延展，由时空而后有气，气分清浊，由清浊而成天地，由天地袭精而生阴阳二气，由阴阳成四时及万物。"精"是"气之精者"其作用为赋予万物之生命力，这种用法很显然是承袭于稷下道家的精气思想。"精"的加入，使阴阳二气得以交泰运化，作为万物原质的"气"也得以化生万物。所谓"精"就是精气，亦即是阴阳二气，天地万物皆受阴阳之精气而成。"精气"根据不同的地域、不同的气候，产生出不同的性质，进而生成世间万物。

因此，《淮南子》认为，气象万千的物质世界，无不是阴阳二气的不断运动、相互作用、相薄相感而生成。同时，自然万物形成之后，仍然受阴阳之气规律制约，依照四时的变换而生死变化。事实上，阴阳变化实质就是气化运动，从自然万物到人类的生长壮老已，都是"阴阳之气相动"的具体表现。

关于生命的起源，《淮南子》认为人与万物同是来源于阴阳"相成"的"气"，"乃别为阴阳，离为八极，刚柔相成，万物乃形，烦气为虫，精气为人"。① 人与万物一样，都是大自然的造化之功。动物所禀受者是"烦气"，人所禀受者是"精气"。由于禀气不同，故而人与动物的精神意识与形体皆相异。

就人类而言，由于所受"精气"之差异，也表现出寿夭强弱、圣凡愚智之差别。即《淮南子·地形训》载："土地各以其类生，是故山气多男，泽气多女；障气多喑，风气多聋；林气多癃，木气多伛；岸下气多肿，石气多力；险阻气多瘿，暑气多夭，寒气多寿；谷气多痹，丘气多狂；衍气多仁，陵气多贪；轻土多利，重土多迟；清水音小，浊水音大；湍水人轻，迟水人重。中土多圣人，皆象其气，皆应其类。"②

同时也认为四方风土差异，产生不同气质类型的人。如"东方，川谷之所注，日月之所出。其人兑形小头，隆鼻大口，鸢肩企行；窍通于目，筋气属焉，苍色主肝，长大早知而不寿。其地宜麦，多虎豹。南方，阳气之所积，暑湿居之。其人修形兑上，大口决眦；窍通于耳，血脉属焉，赤

① 淮南子·精神训：页68
② 淮南子·地形训：页42

色主心；早壮而夭。其地宜稻，多兕象。西方高土，川谷出焉，日月入焉。其人面末偻，修颈卬行；窍通于鼻，皮革属焉，白色主肺；勇敢不仁。其地宜黍，多旄犀。北方幽晦不明，天之所闭也，寒水之所积也，蛰虫之所服也；其人禽形短颈，大肩下尻，窍通于阴，骨干属焉，黑色主肾；其人蠢愚而寿。其地宜菽，多犬马。中央四达，风气之所通，雨露之所会也。其人大面短颐，美须恶肥；窍通于口，肤肉属焉，黄色主胃，慧圣而好治。其地宜禾，多牛羊及六畜。"①

关于生命的孕育，《淮南子》认为："夫精神者，所受于天也；而形体者，所禀于地也。故曰：一生二，二生三，三生万物。万物背阴而抱阳，冲气以为和。故曰：一月而膏，二月而胅，三月而胎，四月而肌，五月而筋，六月而骨，七月而成，八月而动，九月而躁，十月而生。形体以成，五脏乃形。"② 这一说法较《管子·水地》的认识，细致、清晰而且连贯。这种胎孕气化学说，在《黄帝内经》中未见，实开中医胚胎发育理论之肇端，对后世中医基础理论的完善，具有重要影响。

关于生命的构成，战国以来的学者一向认为形体与精神为两大因素。《淮南子》在此基础上，提出"形"、"气"、"神"是生命构成的三大要素。《原道训》："形、神、气志，各居其宜，以随天地之所为。夫形者，生之舍也；气者，生之充也；神者，生之制也。"③ 其中，"形"与"气"是物质与功能信息层面的因素，"神"是精神因素。三要素之间相互依赖、密不可分又相互独立，而"神"处于支配地位。

关于生命价值和养生之道，《淮南子》把人的生命看作是气的变化过程中具有暂时性的物质形态，生死是气的自然转化，其继承《列子》的思想，认为："是故精神，天之有也；而骨骸者，地之有也。精神入其门，而骨骸反其根，我尚何存？"④ 因此，作者主张对待生死应当顺随自然，不必刻意求得长生，更不用畏惧死亡。在生命过程中，应当时刻固护内在之

---

① 淮南子·地形训：页44

② 淮南子·精神训：页68

③ 淮南子·原道训：页11

④ 淮南子·精神训：页48

"神"，养生之道贵在"守神"、"存神"。《淮南子》借用"膏烛之类"，"火逾燃而消逾亟"①的生动比喻，说明耗损精神必然伤害生命。作者主张养生的原则重在合于"道"性——保持恬静虚无的天性。为此必须从根本上摒除贪欲，养形方面只要能保证生命的延续就足矣。

此外，汉代的还有很多著作，对气化思想进行了系统的探讨，如董仲舒的《春秋繁露》从天人感应的基本理念出发，综合殷周以来的天命思想、阴阳五行思想、孔孟儒家思想以及秦汉时期盛行的谶纬之学，形成以阴阳中和之气为基本思想的气化理论。杨雄的《太玄经》、《扬子法言》论气，以玄为本，以阴阳之气为内涵，以阴阳之气的运动变化规律规定天地人三道。张衡《玄图》、《灵宪》等文献包含着丰富的气化宇宙论思想，以玄论气，提出玄生气，气生天地万物的思想。王充的《论衡》规定了元气的自然而然存在，阴阳之气交感运动的根本要求是和，只要这样才能产生天地万物以及道德精神，决定人的心性命运，是宇宙万物的本原。

上述著作，都反映出秦汉时期对气化思想研究之深入，以元气为天地之唯一本原，元气作为最高范畴，构建了元气气化的自然哲学体系。这一时期，气化思想的发展了先秦道家"道—气—物"的模式，提出"太易—太初—太始—太素—万物化生"的宇宙生化模式，以气作为化生万物的中间介质，人与万物均为气所化生，形成了系统的宇宙气化生成的思想，为后世气化理论的深化与拓展，奠定了坚实的基础。

① 淮南子·原道训：页12

第二章 《黄帝内经》气化理论的基本内涵

　　基于对《黄帝内经》气化理论起源的思想文化基础考察，可以发现在《黄帝内经》成书之前，气化思想早已在先秦两汉的诸子学说中到了较充分的发展，渗透在自然科学、社会人文、健康疾病等不同范畴。《黄帝内经》的形成，使得以人的生命活力、现象、状态、规律作为中心命题的气化思想，得到了系统性地集成、丰富与完善。

　　《黄帝内经》书名最早见载于《汉书·艺文志》之"方技略·医经类"，原书十八卷。其写作主旨是"原人血脉、经落、骨髓、阴阳、表里，以起百病之本，死生之分，而用并箴石汤火所施，调百药齐和之所宜，至齐之得，犹慈石取铁，以物相使"。① 同时，《汉书·艺文志》亦将医学的属性进行定位，主张"方技者，生生之具也"②。通过前文的论述，我们基本可以确认，生生之道，以气为本，气化生成，万物感通，是《黄帝内经》理论体系的基本预设。另一个历史事实是，古今医家在饱浸《黄帝内经》丰富思想的滋润之后，中医学才形成了道统千载、名家辈出、流派纷呈的辉煌局面。《黄帝内经》气化理论之历史地位与学术价值毋庸多说。

　　《黄帝内经》气化理论是中医学基本理论的重要基础。对《黄帝内经》气化理论的深入阐发，有助于现代学者对《黄帝内经》乃至中医原创性思维的理解和认识，从而明确气化理论在《黄帝内经》乃至中医学理论体系构建和发展过程中的重要理论意义和学术价值。《黄帝内经》气化理论对中医学主要理论范畴之构建，以及临床诊疗理念与模式的形成，产生了重大影响。正如许家松先生所说："这一理论（笔者按：指气化理论）形成了中医学的理论基础、特色和优势。它是中医理论的根和魂。应该说，它

---

① 汉书·艺文志：页 350
② 汉书·艺文志：页 351

是在更高层次上的生命科学理论，在一定程度上体现着医学发展的方向。"①

以下笔者主要从《黄帝内经》中"气"的概念与作用，"气化"的概念、特点、动力与过程，气化理论的推演模式、思维方式及其特点等方面，发掘和阐明《黄帝内经》气化理论的基本内涵。

第一节　《黄帝内经》中"气"的概念与作用

同秦汉以前的大多数文献一样，《黄帝内经》认为，人是宇宙的一部分，宇宙的变化决定了人的生命现象与状态，而人体的状态也相应反映出宇宙的变化。故而《黄帝内经》从此关系出发考察气，赋予了气范畴多方面的涵义。

1　《黄帝内经》"气"的概念与分类

气，是《黄帝内经》中运用得最为普遍的概念之一。医学中的"气"与思想文化中的"气"，几乎是在同一时间段产生的，甚至据笔者推测，前者之"气"比后者要早许多（理由见前文）。从现在的通行本《黄帝内经》的原文来看，气的概念广泛应用于宇宙自然生成、社会文化现象、人体心理生理病理变化、饮食药物性能以及养生保健防病等诸多方面。以下通过对"气"的涵义之考察，诠释《黄帝内经》"气"的概念，并明确其分类。

1.1　从"气"的类别进行划分

从《黄帝内经》"气"的类别来看，大致可以将"气"的种类分为：自然之气、人体之气与药食之气等3类。

1.1.1　自然之气
包括天地之气、季节之气、五行之气和五运六气等。

---

① 许家松．中医学理论体系的内涵与框架构建．中国中医药报，2004 - 11 - 1

（1）天地之气

天地之气指构成天地万物的精微。"天气，清净光明者也。"① "故清阳为天，浊阴为地。地气上为云，天气下为雨，雨出地气，云出天气。"② "天气"是自然界的清阳之气，"地气"是自然界的浊阴之气。因此，天地之气实际上就是阴阳之气。它升腾下降，彼此交感和合而形成天地间的万物。"本乎天者，天之气也，本乎地者，地之气也。天地合气，六节分而万物化生矣。"③ 天地之气的交感和合，不仅产生了自然界万物，而且也产生了人类。"人以天地之气生"，"人生于地，悬命于天，天地合气，命之曰人"。④ 天地之气是一种至精至微的存在，是构成自然万物的原始材料，也是生成人体生命的基质。

天地之气还有一种别称，特指五运六气学说中的司天、在泉二气。这在后文中会讲到。

（2）季节之气

天地变化，日月运行，周而复始。一年有春夏秋冬四时循环往复，这是天地之气阴阳盈虚盛衰的结果。因此，天地阴阳之气亦即四时之气。人的身体健康、治病养生，与四时之气的变化规律相适应。春有春气，春气通肝，应春之气，顺之而养，则肝脉病除，万物不失，生气不竭。夏有夏气，夏气通心，应夏之气，顺之而养，则皮肤肌肉病除，机体强壮，精神旺盛。秋有秋气，秋气通肺，应秋之气，顺之而养，则脉气清，诸病除，血脉畅通，四肢强健。冬有冬气，冬气通肾，应冬之气，顺之而养，肾脏无疾，诸病得除，肠胃健全，饮食排泄正常。"夫四时阴阳者，万物之根本也，所以圣人春夏养阳，秋冬养阴，以从其根，故与万物沉浮于生长之门。逆其根，则伐其本，坏其真矣。"⑤ 其实，四时之气是天地阴阳之气的表现，因而其运动变化也遵循天地阴阳变化的规律。

① 黄帝内经素问·四气调神大论：页9
② 黄帝内经素问·阴阳应象大论：页15－16
③ 黄帝内经素问·至真要大论：页178
④ 黄帝内经素问·宝命全形论：页57
⑤ 黄帝内经素问·四气调神大论：页10

（3）五行之气

五行之气是指气表现为木、火、土、金、水五种不同的属性和功能。虽《国语》、《管子》已论及五行之气，但仅限于解释自然物的属性和现象。《黄帝内经》的五行之气，不仅表现于自然界，亦表现为人体。它以此解释人的生命机理和疾病机理。它认为，东方生风，风生木，木生酸，酸生肝，肝生筋，筋生心，肝主目。南方生热，热生火，火生苦，苦生心，心生血，血生脾，心主舌。中央生湿，湿生土，土生甘，甘生脾，脾生肉，肉生脉，脾主口。西方生燥，燥生金，金生辛，辛生肺，肺生皮毛，皮毛生肾，肺主鼻。北方生寒，寒生水，水生咸，咸生肾，肾生骨髓，髓生肝，肾主耳。"脾、胃、大肠、小肠、三焦、膀胱者，仓廪之本，营之居也，名曰器，能化糟粕，转味而入出者也，其华在唇四白，其充在肌，其味甘，其色黄，此至阴之类，通于土气。"[①] 人体各个系统、器官与自然界的五行之气相联系，其功能与五行之气的特性相类似。自然界五行相生相克，万物也处在"生克制化"的整体联系中，与此相应，人体内五脏的生理活动也相养相抑，成为相互联系的有机整体，从而维持生命的正常活动。如果人体内的五行之气平衡协调，生命便能正常发展，身体就表现出健康状态；相反，如果五行之气亢过偏胜，则会导致各种病变，必须有针对性地施针用药，调治使之平衡，才能恢复正常。

（4）五运六气

五运六气学说是中国古代研究气候变化及其与人体健康和疾病关系的学说，在中医学中占有比较重要的地位。其主要内容，是在中医整体观念的指导下，以阴阳五行学说为基础，运用天干地支等符号作为演绎工具，来推论气候变化规律及其对人体健康和疾病的影响的。五运六气的分类比较复杂，主要包括：五运类有中运之气、主客运之气、太过运之气、不及运之气、平气、郁发之气等；六气类有主客气、六气、司天之气、在泉之气、左右间气等；其他类有胜气、复气、标本中气等；也包括之化之变的运气。

① 黄帝内经素问·六节藏象论：页27

1.1.2 人体之气

人是自然界的产物，禀天地之气而生，依四时之法而成。人体内包含有天地阴阳之气和五行之气，构成平人之气。平人之气是人体生命功能得以发挥的重要基础，其运动变化也是人体生命的规律。平人之气与天地阴阳五行之气相通相感，天地阴阳五行之气的变化能引起体内之气的变化，从而出现机体器官功能的失调，发生病变。平人之气的能动作用使之能够适应自然天地阴阳五行之气与人体内之气的共相互关系，从而自觉地养气养身，保持平人之气的正常平衡，使身体保持健康。而当平人之气的平衡遭受破坏，机体器官功能紊乱，发生各种疾病时，又能根据阴阳五行之气的运动变化规律来诊治。

人体之气包括平人之气与病人之气。

(1) 平人之气

主要有五脏六腑之气（心气、肝气、脾气、肺气、肾气、小肠之气、胆气、胃气、大肠之气、膀胱之气等）、气血之气（精气、神气、真气、正气、大气、宗气、血气、中气、营气、卫气血脉之气、人气、阳气、阴气等）、水谷生化之气（清气、浊气、谷气等）、人体部位之气（肌肉之气、骨气、筋膜之气、头角之气、耳目之气、口齿之气、胸气、腹气、胫气、经气、络气、俞气等）等。

(2) 病人之气

主要有七情伤气、伏气、肥气、痞气、厥气、逆气、乱气、疟气、痹气、毒气、恶气、淫气、暴气等。

1.1.3 药食气味

药物和饮食，同样来源于天地自然的气化生成。药物与饮食由于禀受自然之气的性质、特性不同，而表现出不同的功能与信息。性质，主要是指四季气候变化，形成寒、热、温、凉之"四气"；特性，主要是指药食由于四季气候变化，及水土差异而形成的具有发散、收敛、缓急、润燥、软坚等特性的"五味"，如《素问·脏气法时论》："此五者，有辛酸甘苦咸，各有所利，或散或收、或缓或急、或软或坚，此四时五脏病随五味所

53

急也。"① 药食由于自身的气、味不同，具备的效能也就有所差异。在五行的统一框架下，气味、脏腑、经络形成了对应关系，组建起药食作用机理的基本环节，对后世药性学说影响深远。

1.2　从"气"的涵义进行划分

1.2.1　自然气态物质

气态物质，是指大气、云气、湿气、风气等。气态物质尽管微小，但其聚集之形态往往肉眼可辨。"大气"如《素问·阴阳应象大论》云："天气通于肺。"② "云气"如《素问·阴阳应象大论》载："天气下为雨……云出天气。"③ "风气"如《素问·六微旨大论》载："故气有往复，用有迟速，四者之有，而化而变，风之来也。"④ "湿气"如《素问·阴阳应象大论》载："地之湿气，感则害皮肉经脉。"⑤ "气"的物质涵义概念，并非是古人所着重强调的。实际上，在理解气态物质形体的认识基础上，《黄帝内经》更为关注的是"气"的生化推动作用，希冀通过这一作用揭示世间万物"成住坏空"的机制与根源。天地间气态物质的运动与变化，带来的是万物的生成与消亡，是宇宙生化，特别是人类生长壮老已的必要前提。《素问·宝命全形论》载："天覆地载，万物悉备，莫贵于人。人以天地之气生，四时之法成。"⑥ "人身有形，不离阴阳，天地合气，别为九野，分为四时，月有大小，日有短长，万物并至，不可胜量。"⑦ 《素问·六节藏象论》："夫自古通天者，生之本，本于阴阳。天地之间，六合之内，其气九州。九窍、五脏、十二节，皆通乎天气。"⑧ 《黄帝内经》认为，人的生命之所以能够得以存在，是因为其生于天地之气，并在整个生命过

---

① 黄帝内经素问·脏气法时论：页54
② 黄帝内经素问·阴阳应象大论：页19
③ 黄帝内经素问·阴阳应象大论：页15
④ 黄帝内经素问·六微旨大论：页141
⑤ 黄帝内经素问·阴阳应象大论：页19
⑥ 黄帝内经素问·宝命全形论：页57
⑦ 黄帝内经素问·宝命全形论：页57
⑧ 黄帝内经素问·六节藏象论：页25

程中，无时无刻不与天地之气保持交流，天地之气供给生命以信息与能量，保证了生命的繁衍与生化。

1.2.2　生化元始之气

《黄帝内经》承袭了黄老学的思想，认为"气"是世界生化的本原，将"气"视为衍生天地万物的基质。《素问·天元纪大论》载："太虚寥廓，肇基化元，万物资始，五运终天，布气真灵，总统坤元。九星悬朗，七曜周旋，曰阴曰阳，曰柔曰刚，幽显既位，寒暑弛张，生生化化，品物咸章。"[①] 意为宇宙初始为无形、无限之辽阔虚空状态，当气充塞流布其间，则产生了气化作用，万物由此而具备了萌生的趋势，气化为五类气候类型，统摄大地。由于九星、七曜的天体运动，在天之阴阳与在地之刚柔相互配合，产生了日夜、四季，最终生化出世间万物。此段论述的是《黄帝内经》气化宇宙生成的总纲，旨在说明气化是世间万物的生成根源，并参与、伴随着万物生长化收藏的全部过程。在有形万物的生灭过程中，具有无穷生化作用的元始之气是主导性因素。在《黄帝内经》看来，万物生灭，人之有生，心之感应，全赖此气。

1.2.3　功能信息指代

刘长林先生认为："在很多情况下，气标示某种功能作用或信息传递。而一切功能作用和信息传递都意味着一定相互关系，唯在一定的关系中才能实现。所以，气常常代表某种功能信息关系，扮演功能信息关系介质和承担者的角色。"[②] 气的无形，常常带给人们不可捉摸的感觉。因为在现代科学看来，功能、信息的介质和载体，往往是有形之物承担的，而信息、功能、现象等，必须依附于客观存在之载体。但是，《黄帝内经》中的记载，值得今人重新审视这个论断。比如脏象学说中，脏气的生理功能与所传达的信息，有些是能够通过有形物质实现并加以验证，有些是无形之气在起作用。二者在《黄帝内经》中均未加区分，统称为"气"。如《素

---

① 黄帝内经素问·天元纪大论：页131
② 中国象科学观（下册）：页660

问·天元纪大论》载："人有五脏化五气，以生喜怒思忧恐。"① 中医学将疾病发生的原因也归结于气。《素问·举痛论》谓："百病生于气也。"② 古人并非不明白有形之物的直接致病情况。而将这些致病的因素归结、统称为"气"，旨在表明病因与人体反映出的功能信息变化的关联关系。至于病因的实体物质结构与致病具体过程与机制，不是其关注的重点。邪气，是中医学中最具有代表性的病因，常常指代某种致病的功能信息，其功能在于避免了考察难于直观察觉的实际发病过程，仅研究人体状态与邪气作用对应的人体外现之象的变化关系。刘长林先生认为："这样的'气'，实际是在现象层面，为认识事物之间的功能信息关系而建立的符号关系模型。"③

2 《黄帝内经》中"气"的作用

2.1 "气"是"气化"的主体

从《黄帝内经》的内容来看，"气化"的过程，主要是指无形之气的生化演变，具有真正的本原意义和认识价值。

第一，从气化宇宙观来看，无形之气是生成自然万物的主体。《黄帝内经》将这种无形的、无限的、可分的、可入的精微，称作"气"。以"阳化气，阴成形"为集中体现的，无形、有形之间的转化就是"气化"的表现。气是推动万物生化的根本动力。《素问·五常政大论》云："气始而生化，气散而有形，气布而蕃育，气终而象变。"④

第二，从"气"具有表达信息和功能的作用来看，"气"能够将自然万物连接成一个有机整体，而"气"本身就是促成其整合的推动力。如《素问·金匮真言论》中，与五脏相应的四时之气就主要是作为信息发挥关联作用的。这一过程，实质上是外界环境的变化信息，以"气"为载体，而通于五脏、经脉，促进五脏气化运行和经脉气血之流通，然后引起

---

① 黄帝内经素问·天元纪大论：页130
② 黄帝内经素问·举痛论：页80
③ 中国象科学观（下册）：页660
④ 黄帝内经素问·五常政大论：页157

了一系列的人体内在的气化过程。

第三，因为"气"是无形的，只有无形之"气"才能永远地发生生化作用，生成品相各异的具体事物。这种作用的本质，为自然之气对人体之气发生的关系。所以，"气"本身具有无限活性，这种活性既可表示为永恒的生化作用，如《素问·天元纪大论》："生生化化，品物咸章"①；也可表示为无限联系作用，如《素问·六微旨大论》："出入废则神机化灭，升降息则气立孤危。"②

2.2　"气"为天人相应的中介

古人以气为宇宙本原，认为天地万物是相互联系、相互感应的、主客相融的统一体。自然气候的变化必然会影响到人体，而其作用之媒介就是"气"。天地之间，气交之中，人之居也。人作为"器"的一类，必然也是气化升降出入运动过程的受体和参与者。

从气化宇宙观来看，人体是"气"所构成的。《素问·生气通天论》云："九窍、五脏、十二节，皆通乎天气。"③《素问·宝命全形论》云："人身有形，不离阴阳。"④《素问·针解》云："人心意应八风，人气应天……"⑤《灵枢·本藏》云："五脏者，所以参天地，附阴阳，而连四时，化五节者也。"⑥ 这些认识，从本质上决定了人体与万物之间的内在整体性与相关性。

生命过程中的生、长、壮、老、已等阶段都是"气"生化演变的结果，也是"气"生化演变阶段的标志。人体在不同的生命阶段，之所以出现不同的生理、病理特性与现象，其根本是受到来自人体外部和内部之"气"的双重影响结果。而外部之"气"往往是作用的主导，其带动了人体内部之气化。物壮则老，老是一种自然趋势，就是人体有形之结构向无

① 黄帝内经素问·天元纪大论：页131
② 黄帝内经素问·六微旨大论：页142
③ 黄帝内经素问·生气通天论：页10
④ 黄帝内经素问·宝命全形论：页57
⑤ 黄帝内经素问·针解：页103
⑥ 灵枢经·本藏：页81

形之虚体过渡的趋势，并最后融入自然之气化洪流。

2.3 "气"是生命活力的象征

《黄帝内经》至始至终贯穿着"天人"、"始终"、"气物"等整体观的重要理念，这本身类似道家"身国同构"的特征性思想。在这样一种由天、地、人构成的多层次的宇宙结构中，任何要素间都是可以互相联系与影响的。由于"气"沟通了时间与空间，故其必然会与生命发生千丝万缕的联系。

《黄帝内经》借助"气"去描述人体生命过程中的现象、过程、功能、状态与信息等内容。如：正气，《黄帝内经》将人体自身的抗病能力或维持健康状态的能力，称为正气。《素问遗篇·刺法论》说："正气存内，邪不可干。"[①] 进而，古人从功能角度将正气划分为若干种类，如《灵枢·决气》云："人有精、气、津液、血、脉，余意以为一气耳，今乃辨为六名。"[②] 这就说明，《黄帝内经》着眼于抗病能力与人体的功能关系，而不是关心这种抗病能力的实体成分和具体作用机制。所谓某某"气"，常常笼统代表维持健康状态的功能或某种抗病能力。《黄帝内经》是在气化虚拟的人体结构上论述这些的。

《黄帝内经》用"气"来表示人体功能状态，其功用在于避免考察难以实物证明的"物化"过程，只是研究"气"与生命之间的相应变化关系，寻找其功能信息的相关性规律，并由此认定人体生命结构等方面的特点、性质。在此基础上，《黄帝内经》借助"气"构成了独具特色的、对人体生命的说明。

3 《黄帝内经》中的"气化"

3.1 气化的概念

3.1.1 "气化"的用法

通过"关键词"检索方式，笔者查找《素问》与《灵枢》中与"气

---

① 黄帝内经素问校注：页1203
② 灵枢经·决气：页65

化"相关的原文大致有如下几处：

（1）《素问·生气通天论》："留连肉腠，俞气化薄，传为善畏，及为惊骇。"①

笔者按：俞，通腧。为经脉之气输注出入之处，内通五脏。化，有两种解释，一是解释为气化。如张介宾注："寒气自脉渐深，流于经腧，气化内薄，则侵及脏腑，故传为恐畏，为惊骇，以阳气受伤于内也。"② 二是解释为变化。如吴崑注："言寒中背腧，变化而入藏者，则善为恐畏，及为惊骇。盖藏主藏神，今为邪所薄，故神不安如此。此阳气被伤，不能养神之验。"③ 二说均较中肯。

（2）《素问·灵兰秘典论篇》："膀胱者，州都之官，津液藏焉，气化则能出矣。"④

笔者按：张介宾注："津液之入者为水，水之化者由气，有化而入，而后有出，是谓气化则能出矣。"⑤ 吴崑说："然津液藏于膀胱，不能自出，必气机传化，则津液出而为溺也。"⑥ 高士宗注："得阳之气，而津液达于皮肤，故气化则能出矣。"⑦ 膀胱为藏蓄小便之所，小便为气化过程中的产物，与汗同为津液所化。唐容川则根据水蒸气的变化过程，认为："凡人吸入之天阳，合心火下至胞中，则蒸动膀胱之水，化而为气，与西法火煎水取气无异。……火不足以蒸水，则津液不升，气不得化；水不足以济火，则津液干枯，小水不下。"⑧ 可见，张氏等人的注解，已经将"气化"沦为"化气"了。

（3）《素问·气交变大论篇》："帝曰：夫子之言岁候，不及其太过，而上应五星。今夫德化政令，灾眚变易，非常而有也，卒然而动，其亦为

---

① 黄帝内经素问·生气通天论：页11

② 类经·十三卷·疾病类·生气邪气皆本于阴阳：页270

③ 黄帝内经素问吴注：页13

④ 黄帝内经素问·灵兰秘典论：页13

⑤ 类经·三卷·藏象类·十二官：页45

⑥ 黄帝内经素问吴注：页44

⑦ 黄帝内经素问直解：页63

⑧ 中西汇通医经精义：页23

之变乎？岐伯曰：承天而行之，故无妄动，无不应也。卒然而动者，气之交变也，其不应焉。故曰：应常不应卒。此之谓也。帝曰：其应奈何？岐伯曰：各从其气化也。"①

笔者按：王冰注："岁星之化，以风应之；荧惑之化，以热应之；镇星之化，以湿应之；太白之化，以燥应之；辰星之化，以寒应之。气变则应，故各从其气化也。"② 此处"气化"旨在说明由于五星的变动，带来地面气候的变化。

（4）《素问·六元正纪大论》："凡此太阳司天之政，气化运行先天……凡此少阳司天之政，气化运行先天……凡此太阴司天之政，气化运行后天……凡此少阴司天之政，气化运行先天……凡此厥阴司天之政，气化运行后天，诸同正岁，气化运行同天……帝曰：胜复之气，其常在也，灾眚时至，候也奈何？岐伯曰：非气化者，是谓灾也。"③

笔者按：张介宾注："当其位则为正化，非其位则为邪化，邪则为灾矣。"④ 前文说到"六气者，行有次，止有位"，故此处的"气化"应为广义，是指时气化生。无论正化还是邪化，都是气化的表现。

（5）《素问·六元正纪大论》："乙丑乙未岁上太阴土，中少商金运，下太阳水。热化寒化胜复同，所谓邪气化日也。"⑤

笔者按：《素问注释荟萃》说："指胜复之气，均非本身之正化。"⑥ 张介宾说："凡阴年不及，故有胜复邪化，而阳年不言胜气。"⑦ 以乙年为例，乙为少商，金运不及，故有火气来胜成热化，有热化，则有金子寒水来复之寒化。皆非金年之燥化，所以说是邪气之化。

（6）《素问·至真要大论篇》："少阴司天为热化，在泉为苦化，不司

① 黄帝内经素问·气交变大论：页 147 – 148
② 黄帝内经素问·气交变大论·王冰注：页 148
③ 黄帝内经素问·六元正纪大论：页 160 – 167
④ 类经·卷二十六·运气类·至有先后行有位次：页 609
⑤ 黄帝内经素问·六元正纪大论：页 168 – 172
⑥ 素问注释荟萃：页 353
⑦ 类经·卷二十六·运气类·六十年运气病治之纪：页 592

气化，居气为灼化。"①

笔者按：张介宾注："君不司运也。夫五运六气之异者，运出天干，故运惟五；气出地支，故气有六。五者，五行各一也；六者，五分君相也。故在六气则有君火相火所主之不同，而五运则火居其一耳。于六者而缺其一，则惟君火不司五运之气化。"② 因少阴为君火，而无处不化，故少阴位"间气"不说"间气"而说"居气"。气化是泛指六气之化。

（7）《灵枢·痈疽》："寒气化为热，热胜则腐肉，肉腐则为脓，脓不泻则烂筋，筋烂则伤骨，骨伤则髓消，不当骨空，不得泄泻，血枯空虚，则筋骨肌肉不相荣，经脉败漏，薰于五藏，藏伤故死矣。"③

笔者按：指寒气郁久，反兼火化而为热。

通过上述分析，可以看出"气化"作为名词，主要的意思有：①寒热阴阳之气的转化；②五运和六气的生化。实则，五运六气的变化亦是阴阳二气变化的体现。

3.1.2　"化"的用法

据笔者统计《素问》中的"化"字出现 524 次（仅"运气七篇"中出现了 493 次），涉及 15 卷中的 18 篇经文。它们分别是：卷一（生气通天论篇第三）、卷三（灵兰秘典论篇第八、五藏别论篇第十一）、卷四（移精变气论篇第十三）、卷五（脉要精微论篇第十七）、卷六（玉机真藏论篇第十九）、卷七（藏气法时论篇第二十二）、卷十二（风论篇第四十二）、卷十三（病能论篇第四十六）、卷十七（调经论篇第六十二）、卷十八（四时刺逆从论篇第六十四）、卷十九（天元纪大论篇第六十六、五运行大论篇第六十七、六微旨大论篇第六十八）、卷二十（气交变大论篇第六十九、五常政大论篇第七十）、卷二十一（六元正纪大论篇第七十一）、卷二十二（至真要大论篇第七十四）和卷二十三（示从容论篇第七十六）。

《灵枢经》中的"化"字出现了 34 次，涉及 11 卷中的 22 篇经文。它

---

① 黄帝内经素问·至真要大论：页178
② 类经·卷二十七·运气类·六气之化分司天地主岁纪岁间气纪步少阴不司气化：页624
③ 灵枢经·痈疽：页135

们分别是：卷一（邪气藏府病形第四）、卷二（根结第五、本神第八）、卷四（营卫生会第十八）、卷五（杂病第二十六）、卷六（胀论第三十五、五癃津液别第三十六）、卷七（病传第四十二）、卷八（本藏第四十七、禁服第四十八、论勇第五十、卫气第五十二、天年第五十四、五味第五十六）、卷九（卫气失常第五十九、玉版第六十）、卷十（百病始生第六十六、上膈第六十八、邪客第七十一、通天第七十二）、卷十一（刺节真邪第七十五）和卷十二（痈疽第八十一）。

"化"字，甲骨文作""，从二人，象二人相倒背之形，一正一反，以示生死消息的过程。进而引申为变化、化生、感化、演化等。

《黄帝内经》中"化"字表达的涵义主要有：①阴阳二气的变化与转化；②疾病过程的变化与转化；③阳化气、阴成形的化生与消亡；④脾胃肠等生化、运化精微的功能；⑤五运六气的生化作用及物候表现；⑥专指土运或湿土之气的化生作用。

3.1.3 "气化"的涵义

囿于学力所限，笔者认为，在《黄帝内经素问》中，可能不包含"气化"概念的篇章有："血气形志篇第二十四"、"刺齐论篇第五十一"、"长刺节论篇第五十五"、"气穴论篇第五十八"、"气府论篇第五十九"、"骨空论篇第六十"、"缪刺论篇第六十三"、"著至教论篇第七十五"等8篇。

在《灵枢经》中，可能不包含"气化"相关内容的篇章有："骨度第十四"、"五邪第二十"、"寒热病第二十一"、"癫狂第二十二"、"厥病第二十四"、"杂病第二十六"、"肠胃第三十一"、"海论第三十三"、"顺逆肥瘦第三十八"、"血络论第三十九"、"背腧第五十一"、"论痛第五十三"、"水胀第五十七"、"卫气失常第五十九"、"上膈第六十八"、"忧恚无言第六十九"、"寒热第七十"、"论疾诊尺第七十四"等18篇。

除了上述例举的篇章之外，《黄帝内经》中几乎处处可见"气化"。

"气"本身就是无形的存在，涵括宇宙间的一切。故气化不仅仅限定于有形实体，尚且包括无形而存在的一切。气化漫无边际，但都体现着共同的运动法则——道，气就是"生生"的最佳指代。笔者根据《黄帝内经》中"气"的基本涵义，认为《黄帝内经》"气化"的概念，有以下三个层面的涵义：

第一，宏观意义上，气化是指永不停歇、无处不在的、无形的生化与演变作用；是古人在对气候、物候等自然现象进行观察和规律总结基础上的宏观概括，能够通过意象思维进行分析和判断。

第二，中观意义上，气化是泛指自然之气与人的生命个体融为一体，而发生的生化作用及其基本原理。主要体现在自然气化所表现出的时间节律，与人体生命现象及结构之间的关系方面。

第三，微观意义上，气化是在自然之气的参与下，饮食化生气、血、津、液等基本生命资源与汗、溲、便等代谢产物的作用与机制，以及对人体生命过程演化和调整原理等的具体概括。

（1）气化与"道"

《素问·阴阳应象大论》说："阴阳者，天地之道也。"① 阴阳，是中国传统文化着眼于时间流程，关注宇宙万物的生成演化，对宇宙间一切存在的生成演化必定取决于一定的相互作用关系的宏观描述。而古人用"阴阳"这一对概念想要表述的内容，正是气化。道家学术的重要代表人物老子，以"道"作为宇宙的本源、生化的动力以及构成的本体。"道"的最大特征就是运动永恒，在运动过程中生养万物，并推动万物发生万端变化。"道化"实际上就是"道"演生万物的过程。如五代·谭峭说："道之委也，虚化神，神化气，气化形，形生而万物所以塞也。"② 气与道的关系，《易传》、《管子》及后世的很多道家著作皆认为是"用"与"体"的关系："道"是始作俑，而"气"是具体执行者。"道生一"，"一"即为"气"；道唯一，气亦唯一；"道"体现先天地而生，"气"展示先天地而成。二者是一而二，二而一的关系。"气"的特性几乎完全脱胎于"道"。可以说"气化"是"道化"最基本的体现。因此，《黄帝内经》崇法上古之天真，提出忘形养气，忘气养神，忘神养虚，忘虚合道的最终生命追求。这本身就是合同于"道"的体现。

---

① 黄帝内经素问·阴阳应象大论：页15
② 化书·道化：页1

（2）气化与"神"

《黄帝内经》认为"气"为世界本原，自然万物的生生灭灭始终根源于气化。《素问·五常政大论》说："气始而生化，气散而有形，气布而蕃育，气终而象变。"①把气化过程中的"始"、"散"、"布"、"终"，看作自然万物生长壮老已和生长化收藏的动因。其他如"阳化气，阴成形"、"阳和布化，阴气乃随"、"阴气内化，阳气外荣"等，均体现了阴阳二气妙化万物的涵义，即"阴阳不测之谓神"。神为气化作用的意象表述，其义在妙。妙化万物，即气化可以概括为阴阳二气神妙的变化和生成万物。所以《素问·五常政大论》云："根于中者，命曰神机，神去则机息；根于外者，命曰气立，气止则化绝"②，生动地表明了气化与神的关系。

（3）气化与"易"

气化的基本形式是"阳化气，阴成形"。相互转化，古人称为"易"。"易"的本意，是指蜥蜴。蜥蜴的保护色能够随着环境不时地变化，从而假借为变易之"易"。此外，"易"字上部为"日"，下部为"月"，亦可象征日月交替；日月交替即是阴阳变换。进而，"气化"可以代指一切基于"气"本原的变化过程与现象。

3.2 气化的特点

气化是一种过程与现象，其基本特点表现为生化不息的永恒性，弥纶天地的普遍性，直觉可感的表象性，时间指向的方向性，流行演化的变动性，时位相合的秩序性。

3.2.1 永恒性

气是无时不有、无处不在、无形的客观实在，这就决定了气化在时间上的永恒性。第一，《黄帝内经》认为，气化始终是处于一种运动状态，所谓"成败倚伏生乎动，动而不已，则变作矣"。而这种运动状态一旦停止，就会出现"神机化灭"和"气立孤危"。第二，《黄帝内经》认为，包括人体在内的一切形器都是融汇在无始无终的自然气化流行过程中，天

---

① 黄帝内经素问·五常政大论：页157
② 黄帝内经素问·五常政大论：页157

地本身就是一种永恒的生化之宇。第三，《黄帝内经》认为，在人体生命周期中，气化是贯穿于生、长、壮、老、已的全部过程。"器散则分之"，在人的形体失去"生化之宇"的作用后，又会转化成为精气，同于宇宙大化。

3.2.2 普遍性

气化是道化的具体表现。因为道无处不在，气化亦无处不在。正如庄子说："（道）无处不在。……（道）在蝼蚁……（道）在稊稗……（道）在瓦甓……（道）在屎溺。"① 笔者认为，气化能够存在于不同物质与非物质层面，无不显示出其普遍性。宇宙由气化而演生，天地由气化而交泰，生命由气化而延续。《黄帝内经》感叹道："出入废则神机化灭，升降息则气立孤危。故非出入，则无以生长壮老已；非升降，则无以生长化收藏。是以升降出入，无器不有。"② 根据气的本根性，可以认为天人一体皆从气化。例如《素问·阴阳应象大论》所论的"形归气，气归精，精归化"，③既是食物、药物在人体气化的规律，也是人的高级生命活动生长发育的规律，乃至自然界的规律。④

3.2.3 表象性

气化，是气自然而然的推动万物生化之作用。气，是与生命活力、现象与过程紧密相关的概念。因此，气化是自然万物和生命之象的本质，具有表象性。就构成方面来讲，物与象都来源于气。"有气方有象，虽未形，不害象在其中矣。"⑤ "凡可状，皆有也；凡有，皆象也；凡象皆气也。"⑥生命气化规律本身就是神明的过程，也就是象，而不是固定的物。"象，能变化者也。形器不能变化者也。形器以成既济言，象以变通言。"⑦ 气化

---

① 庄子·知北游：页 662

② 黄帝内经素问·六微旨大论：页 142

③ 黄帝内经素问·阴阳应象大论：页 16

④ 孟庆云. 论气化学说. 中国中医基础医学杂志，2007，48（5）：389.

⑤ 张载集：页 231

⑥ 张载集：页 63

⑦ 易通释：页 308

所反映的不是人体的实体结构构成及其物理化学成分，而是人体之所以能够产生生化现象的根源，及其自行演化、自行组织和自行分化的规律。气化是为了说明生命个体在时间流变中的演化之象。

古人去理解"气化"，并非想别具一格地创造一种说理工具。《黄帝内经》中有明确的实体解剖内容。如《灵枢·经水》："若夫八尺之士，皮肉在此，外可度量切循而得之，其死可解剖而视之，其藏之坚脆，府之大小，谷之多少，脉之长短，血之清浊，气之多少，皆有大数。"① 这不仅说明当时医家非常重视用解剖的方法来了解人体的形态结构，而且还可以看出当时的解剖也已相当细致。此外，《灵枢·脉度》和《灵枢·骨度》等篇，还专篇讨论了经络的走向与人体骨骼之长短，《灵枢·肠胃》篇还记载了人体肠胃之大小长短及其容量。说明这些数据是通过对人体解剖、测量而取得。然而，古人实践中逐渐认识到的这些解剖知识，只是死后的脏腑组织形态。若要了解生命活动的奥秘，还必须从生命的现象中去探索。古人已经认识到通过实体空间的思维方式，很难将活生生的人体生命现象进行切割式的分析与综合，而必须从一种更高的层面上来理解生命。

气化不是来自解剖的分析，而是依"象"的直觉认知方式推揣而来。② 正是因为气化的表象性，及古人的认知视角，《黄帝内经》在探索和发现人的生命实践方面，更全面、更接近于生命的本质，能够更深入、准确地把握生命的规律。

3.2.4　方向性

气总是依顺着生命的自然属性而发挥作用，其作用的方向就是永不停息、义无反顾地一往无前。因此，气化完全顺随自然万物的演化趋势和过程。气化过程的时间单向性是"气化"的基本特点之一，并且其不随人的意志所转移。时间的方向，也即道生万物的方向。《论语·子罕》："子在川上曰：逝者如斯夫，不舍昼夜"，③ 就是出于对自然生化过程单向流行永

---

① 灵枢经·经水：页39
② 孟庆云. 论气化学说. 中国中医基础医学杂志，2007，48（5）：389
③ 论语·子罕：页105

不停歇的赞叹！《素问·天元纪大论》："物生谓之化，物极谓之变。"① 化为变之渐，变为化之极。但总体来说，变与化难以截然分开。有形之物，包括人体，既有生，且有死，生死过程即为变化。这一过程呈现时间单向性，无论采取何种措施都无法根本逆转。因此，《素问·玉版论要》指出气化的过程，就是"神转不回，回则不转"② 的过程。"神转不回"就是指表现为"神"的"阴阳不测"，具有时间单向性特征——气化流行，时时不息；一旦气化过程出现暂停或者逆转，万物的生机就会停滞不前。

3.2.5　变动性

从意象思维出发，《黄帝内经》构建了天、地、人一体的"整体医学模式"。《黄帝内经》认为这一整体绝非静止一体，而是处在不断的运动变化之中。《素问·六微旨大论》说："成败倚伏生乎动，动而不已则变作矣。"③ 经文中"成败"和"倚伏"象征着生命和万物的生死、存灭的演化过程。这一过程归根到底是由于"气"的运动。这种运动无休无止，于是产生了各种各样的生化。《素问·天元纪大论》又说："动静相召，上下相临，阴阳相错，而变由生也。"④ 没有"气"的运动就没有变化，也就不会有生命。因此，气化是连续不断的，永无休止的。所以，《素问·六微旨大论》说："升降出入，无器不有。"⑤ 因此，古人观察气化始终贯穿着动态观念，以此"气化流行，生生不息"。这也与《易传·系辞》"以动尚其变"和《易纬》"元气变异"的思想相一致。⑥

3.2.6　秩序性

无论是自然界的气化还是人体气化，都是遵循一定的时间秩序的。而时间的秩序，就是生命所展现的自我本性，意即生命就是如此自然而然的生化的。一天之中，"平旦至日中，天之阳，阳中之阳也；日中至黄昏，

① 黄帝内经素问·天元纪大论：页130
② 黄帝内经素问·玉版论要：页34
③ 黄帝内经素问·六微旨大论：页142
④ 黄帝内经素问·天元纪大论：页132
⑤ 黄帝内经素问·六微旨大论：页142
⑥ 孟庆云．论气化学说．中国中医基础医学杂志，2007，48（5）：389.

天之阳，阳中之阴也；合夜至鸡鸣，天之阴，阴中之阴也；鸡鸣至平旦，天之阴，阴中之阳也。"① 再如一年之中，运气的主气，指厥阴风木、少阴君火、少阳相火、太阴湿土、阳明燥金、太阳寒水等六气，分主二十四个节气。按厥阴风木初气→少阴君火二气→少阳相火三气→太阴湿土四气→阳明燥金五气→太阳寒水终气的次序更替，从而表现出一年季节的不同变化。自然界四时之气的变化规律，如《灵枢·顺气一日分为四时》说："春生、夏长、秋收、冬藏，是气之常也。"② 四季季风的方向顺序，"春气西行，夏气北行，秋气东行，冬气南行"③。《素问·六元正纪大论》认为，天地之气亦是"升已而降"、"降已而升。"

自然气化的秩序性，也决定了人体气化的秩序。《素问·阴阳应象大论》说："清阳出上窍，浊阴出下窍；清阳发腠理，浊阴走五脏；清阳实四支，浊阴归六府。"④ 清阳与浊阴归属于不同脏腑器官，是机体阴阳有序运动的具体表现，一旦这种有序性失常，则机体的自组织功能降低，就有可能发生疾病，如"清气在下，则生飧泄；浊气在上，则生䐜胀"。⑤ 人体中气的运行亦行有次，止有位。例如营卫之气"营在脉中，卫在脉外，营周不休，五十而复大会"，⑥ 其各自的循行次序，在《灵枢经》的"营气"和"卫气行"篇中有详尽的记载。再如，经络之气在十二经脉中的流注次序，始于手太阴肺经，依次传至足厥阴肝经，再传至手太阴肺经，如环无端的循环贯注。这些又是气化在"位"上秩序性的体现。

3.3 气化的动力

作为气化的主体，"气"通过升降出入的运动，源源不断地产生生化作用，而气化的动力也来源于此。

气的运动方式主要有升、降、出、入，体现春夏秋冬四时气化流程的

① 黄帝内经素问·金匮真言论：页13
② 灵枢经·顺气一日分为四时：页78
③ 黄帝内经素问·六元正纪大论：页174
④ 黄帝内经素问·阴阳应象大论：页16
⑤ 黄帝内经素问·阴阳应象大论：页15
⑥ 灵枢经·营卫生会：页49

连续性。如《素问·六元正纪大论》：“春气始于下，秋气始于上，夏气始于中，冬气始于标。春气始于左，秋气始于右，冬气始于后，夏气始于前，此四时正化之常。”① 这句话的意思是：从空间六合角度来看，春气始于冬气的结束，张介宾注：“春气发生自下而升，故始于下”，② 即“升”；秋气始于夏气的终末，张介宾注：“秋气收敛自上而下，故始于上”，③ 即“降”；夏气“蕃秀”冬时藏于内而出天地间的精气，即“出”；冬气“闭藏”夏时万物吐露于外茂盛之气，即“入”。从圣人南面而立来看，春气始于左手，自东而西；秋气始于右手，自西而东；夏气始于面前，自南而北；冬气始于背后，自北而南。

正是由于万物均禀受四时之气化，故都有升降出入之气机。所以，《素问·六微旨大论》说：“出入废则神机化灭，升降息则气立孤危。故非出入，则无以生长壮老已；非升降，则无以生长化收藏。是以升降出入，无器不有。……故无不出入，无不升降。”④

通过经文的描述可以推断，具有一定结构和秩序的形器，由“气”合成后，形与气的转化仍然在“形”、“器”之内有序地进行。所谓“升降”、“出入”，就包含着形器之局部的形气转化活动。至少有部分的升降出入是形器内的形气转化所致。它们既是形器整体存在和正常生化的条件，同时，也是促进形器散结毁坏的根源。

笔者认为，《内经》所谓“器者生化之宇”，旨在说明一旦完成了“阴成形”的气形转化阶段，形器的总体变化趋势是在向气转化，当然在这一过程中也不断地有气继续转化为形器，但这并非主要趋势。气形与形气的这种转化，也是自然万物与外界交流的一种信息和能量出入途径。

3.4 气化的过程

《黄帝内经》“气化”的概念具有三个层面的意义，即自然层面上，是指无形之气的生化作用；自然与人关系层面，是指自然之气对人的影响及

---

① 黄帝内经素问·六元正纪大论：页174
② 类经·二十六卷·运气类·至有先后行有位次：页609
③ 类经·二十六卷·运气类·至有先后行有位次：页610
④ 黄帝内经素问·六微旨大论：页142

其基本原理；人体内部层面，主要是指饮食化生气血津液等基本生命物质。基于"气化"的概念，气化的具体过程应分为三类：①自然气化过程；②自然与人的气化联系过程；③人体内部的气化过程。

3.4.1　自然气化的三种过程

自然气化过程，主要是指无形的本原之气化生宇宙万物的过程。《黄帝内经》认为，"气"是产生宇宙万物的本原与动力。其主要过程是，太虚生元气→清阳为天，浊阴为地→"夫变化之为用也，在天为玄，在人为道，在地为化。化生五味，道生智，玄生神。神在天为风，在地为木；在天为热，在地为火；在天为湿，在地为土；在天为燥，在地为金；在天为寒，在地为水。故在天为气，在地成形，形气相感而化生万物"。[1]《黄帝内经》所论的自然气化过程分为三个层面：①在天为玄；②在地为化；③在人为道。

（1）在天为玄

《素问·天元纪大论》说："在天为玄……玄生神。"[2] 意即太虚之中发生的无限变化，神妙莫测，故曰"玄生神"。如六气及其"之化之变"，古人的认识是无形之气在不同条件和关系中的表现。

（2）在地为化

《素问·天元纪大论》说："在地为化……化生五味。"[3] 意即在地则化生有形之器物，如木火土金水等。凡有形之器物皆有味。故曰"化生五味"。

（3）在人为道

《素问·天元纪大论》说："在人为道……道生智。"[4] 意即自然气化，产生了人类智能。这种智能表现为人能动地认识世界和适应世界，并且能够融入天地一体，与大道同化。如《素问·六微旨大论》说："帝曰：善。

---

① 黄帝内经素问·天元纪大论：页130
② 黄帝内经素问·天元纪大论：页130
③ 黄帝内经素问·天元纪大论：页130
④ 黄帝内经素问·天元纪大论：页130

有不生不化乎？岐伯曰：悉乎哉问也！与道合同，惟真人也。"①

3.4.2 自然与人的气化联系过程

《黄帝内经》认为气为生化之本，如《素问·五常政大论》："气始而生化，气散而有形，气布而蕃育，气终而象变。"② 人生于天地之合气，故人与天地气化相通。因此，人体也具有和宇宙大体一致的结构。这也就决定了自然与人之间存在气化联系的过程，也即功能信息层面的关联机制。

通过前面总结的自然气化三个过程，可以认为《黄帝内经》对于宇宙结构的认识大致分为形（在地为化）—气（在天为玄）—神（在人为道）三个层面。因此，自然与人的气化协同，也必然发生在这三个层面。

（1）形的层面

《黄帝内经》认为人的形体通于自然气化。《素问·宝命全形论》说："人生有形，不离阴阳。"③ 脏腑、经络、肢体、官窍等都能够与自然之气的功能与信息相通，并相应发生变化。如《素问·生气通天论》："夫自古通天者，生之本，本于阴阳。天地之间，六合之内，其气九州；九窍、五藏、十二节，皆通乎天气。"④

（2）气的层面

《黄帝内经》认为人体内在之气协同、随应自然之气的变化而变化。如《素问·四时刺逆从论》："春者天气始开，地气始泄，冻解冰释，水行经通，故人气在脉。"⑤《黄帝内经》将自然之气与人体之气相关联的作用在于，二者一经形成关系，就会发生生化作用。

（3）神的层面

心神主一身之气，同时也能够与外在自然之气产生感应。《黄帝内经》认为，在人体之中，自然之气形成的有形之物质，能够与无形之气相互转化。而无形之气的正常运行，则是产生"神"的前提条件。如《素问·六

---

① 黄帝内经素问·六微旨大论：页142
② 黄帝内经素问·五常政大论：页157
③ 黄帝内经素问·宝命全形论：页57
④ 黄帝内经素问·生气通天论：页10
⑤ 黄帝内经素问·四时刺逆从论：页127

节藏象论》说:"天食人以五气,地食人以五味。五气入鼻,藏于心肺,上使五色修明,音声能彰。五味入口,藏于肠胃,味有所藏,以养五气,气和而生,津液相成,神乃自生。"①

3.4.3 人体内部的三种气化过程

人体的内部气化过程,主要是有以下三类:水谷之气化生精微、呼吸之气化为精以及精、气、神互化。

(1) 水谷之气化生精微

水谷之气化生精微,是人体与外界环境的物质交换过程,包括饮食消化吸收与糟粕的排泄等。如《素问·经脉别论》载:"食气入胃,散精于肝,淫气于筋。食气入胃,浊气归心,淫精于脉。脉气流经,经气归于肺,肺朝百脉,输精于皮毛。毛脉合精,行气于腑,腑精神明,留于四藏。气归于权衡,权衡以平,气口成寸,以决死生。"与"饮入于胃,游溢精气,上输于脾,脾气散精,上归于肺,通调水道,下输膀胱,水精四布,五经并行。合于四时,五脏阴阳,揆度以为常也。"②《黄帝内经》认为,饮食水谷也是由不同性质的自然之气所化生,可以将自然之气的能量和信息,带入人体进行交换,成为营气、卫气、宗气、津液等人体之气的重要物质基础。《灵枢·邪客》:"五谷入于胃也,其糟粕津液宗气,分为三隧。故宗气积于胸中,出于喉咙,以贯心脉,而行呼吸焉。营气者,泌其津液,注之于脉,化以为血,以荣四末,内注五脏六腑,以应刻数焉。节气者,出其悍气之慓疾,而先行于四末分肉皮肤之间,而不休者也。昼日行于阳,夜行于阴,常从足少阴之分间,行五脏六腑,今厥气客于五脏六腑,则卫气独卫其外,行于阳,不得入于阴。"③正如清代名医张璐所说:"血之与气,异名同类。虽有阴阳清浊之分,然总由水谷精微所化。其始也,浑然一区,未分清浊。得脾气之鼓运,上蒸于肺而为气;下归于肾,而为精;精不泄,复归于肝而为血;血不泄,统归于心,得离火之化

---

① 黄帝内经素问·六节藏象论:页26
② 黄帝内经素问·经脉别论:页51
③ 灵枢经·邪客:页112

而为真血，以奉生身。"①

（2）呼吸之气化为精气

气的出入主要以肺吸清呼浊，吐故纳新为主，还要靠肾纳气、肝疏泄，并依赖三焦流行于经脉，方能内充脏腑，外达肌肤，以发挥真气的作用。《灵枢·刺节真邪》云："真气者，所受于天，与谷气并而充身者也。"② 如，人体吸入自然界之清气，与饮食所化生的水谷之气相合，积于胸中便是宗气。

（3）精气神互化

精、气、神三者之间的转化，是人类生命活动的最高形式。"形"是看得见摸得着能感知的存在实体，是由作为物质基础的"精"和"气"变化而来；"气"与"精"之间也有转化关系；"气"的正常变化即是"神"。《灵枢·本神》篇说："故生之来谓之精。"③ 指出"精"是禀于先天的物质。又说"两精相搏谓之神"，意即阴阳二气的不断变化是神明的表现。同时，人体层面的精、气、神互化过程，与宇宙自然之形、气、神三个层面相对应，并发生交流与相感。

《黄帝内经》精气神互化的理论对于后世医家颇有启迪。如清代医家余国佩在《医理》中将精气神互化，发挥为其对养生的认识，他说："常人皆由精化气，气化神，神化虚，此为顺。去而日损之人多不自觉耳。但能除去妄念，时时虚其心，'致虚极，守静笃，吾以观复'，此老子心法也。盖虚极自能生神，神生气，气生精，精又生形，此由先天虚心以复后天，即返还之道也。"④ 近贤丁甘仁有一则运用膏方治疗虚损性疾病的案例，其原理正在于精气神的互相转化。他说："精气神者，人身之三宝也。论先天生化，则精生气，气生神；论后天之运用，则神役气，气役精。"⑤ 可见，精气神三者互根互用，相辅相成。

---

① 张氏医通·诸血门：页153
② 灵枢经·刺节真邪：页123
③ 灵枢经·本神：页24
④ 医理：页20
⑤ 孟河丁甘仁医案：页231

4 《黄帝内经》气化理论的推演模型

《黄帝内经》在阴阳五行学说的基础上，结合当时的医学实践、文化发展与科学认识，构建了模拟自然气化与人体状态演变的三种关联模型：即中医学特有的五运六气学说模型、术数学的九宫八风说模型、汉代历法方面的卦气说模型。这其中，五运六气学说模型为《黄帝内经》气化理论的重要推演模式。九宫八风说与卦气说，由于在医学方面使用的局限性，随着后世医学实践的发展，逐渐被边缘化。

4.1 五运六气学说

五运六气学说（简称运气学说）是古代医家为防治由于时令气候引发的周期性流行病和传染病而总结创立的一门学说；通过对自然气化过程的规律性总结与归纳，以研究人体健康与疾病状态为中心问题，系统考察了自然天体、气候变化与人体状态变化的协同性。运气学说的主要内容分为两个层面，即五运六气格局和运气气化对人体的影响及疾病防治原则。

五运六气学说的格局是较为复杂的，但古人希望借助这种象数的手段，模拟甚至预测自然气候变化及其带来的人体气化状态改变，并以此为依据进行疾病的针对性防治。

五运六气，主要是由"五运"和"六气"两种学说综合叠加损益而成的。五运，就是木、火、土、金、水五行五方之气的运动。它既是用以说明形成气候变化的地面因素，同时也是古代用以解释宇宙运动变化规律的一个哲学概念。六气，即存在于空间的风、寒、暑、湿、燥、火六种气候变化要素，正如《素问·五运行大论》说："燥以干之，暑以蒸之，风以动之，湿以润之，寒以坚之，火以温之。故风寒在下，燥热在上，湿气在中，火游行其间，寒暑六入，故令虚而生化也。故燥胜则地干，暑胜则地热，风胜则地动，湿胜则地泥，寒胜则地裂，火胜则地固矣。"[①]

我们且可以做这样的认识，即古人创立运气学说，是为了借助理论思维和模型，模拟、推演自然气候之变化。五运和六气两种格局各有一套

---

① 黄帝内经素问·五运行大论：页134

"气候因子参数"，这些参数描述的共同对象都是自然气化变化，且其研究的视角都是时间上的秩序和维度，因此，在两种格局加合时，只能选取其中较为能够贴近实际气候变化的"气候因子参数"组成新的综合格局，进行运气合化的理论建构。这些参数加入到格局之后，依据阴阳消息、五行制化的规则，各参数之间相互作用，最终呈现出整体性的功能和信息描述。古人认为，这样的推算结果就是运气气化格局所要模拟的、从理论上来讲的自然气化状态。在此基础上，将这一结果和实际气化条件状态比较分析，就可以研判物候与人体状态的变化的机制和未来趋势了。

五运六气学说的基本理论，从《素问》的篇幅上来看，是以介绍五运六气的推演格局为主要内容。根据《黄帝内经》"运气七篇大论"及《素问遗篇》的内容，五运六气的格局，又可以分为四大部分：第一，五运格局；第二，六气格局；第三，五六相合格局；第四，五运六气的异常格局。

而实质上五运六气学说真正的理论价值，在于透过这种格局背后，所反映出气化理论的基本原理和学术内涵。五运六气学说，运用五运和六气的气化规律及其相互化合，阐明了天体运动对气候变化，以及天体运动、气候变化对生物及人类的影响。所以《素问·天元纪大论》说："夫五运阴阳者，天地之道也，万物之纲纪，变化之父母，生杀之本始，神明之府也，可不通乎。"[1]

自然界有五运六气的变化，人体也有五脏之气和三阴三阳六经之气的运动。正如马莳说："按《运气类注》云：五运属阴，守于地内，六气属阳，周于天外。其化生于人也，五运化生五藏，属内；六气化生六府、十二经，属外。其病变于人也，五运内变，病于五藏，甚则兼外；六气外变，病于六府、十二经，甚则入内，内外变极，然后死也。"[2]

自然气候的变化，关系到五运六气的气化状态，影响人体五脏六腑和三阴三阳六经之气的协调，从而导致生理活动和病理变化。因此，《黄帝内经》认为，人体的生命活动与自然变化是同一模式，自然界五运六气的

---

① 黄帝内经素问·天元纪大论：页130
② 黄帝内经素问注证发微：页484－485

气化，与人体五脏六经的气化是相通应的。因而自然界的五运六气，可以影响人体的五脏六经之气，这就是"天人相应"和"人与天地相参"的理论的根本依据。

在这一认识前提下，《黄帝内经》把自然界的天象、物候变化，和人体的生命活动结合起来，统一于气化宇宙观之中，建立了一整套系统的、以运气气化格局为框架的世界图景，形成人与自然界相通应的气化理论。无论从理论的系统性、全面性，还是气化具体过程与阶段的精细化、层次化和秩序化来讲，都对《黄帝内经》气化理论的丰富与完善，起到了至关重要的作用。

4.1.1　五运气化格局及其对人体的影响

五运，是地面形成的气候变化。正如《素问·天元纪大论》说："天有五行御五位，以生寒暑燥湿风。"① 御，是统摄的意思。五位，体现了实践和空间的融合，一方面具有春、夏、长夏、秋、冬五时的含义，同时也是指来自东、南、中、西、北五个方位的五种气流运动。五时生五行，五行生五方，五方生五气。五时，是由于地轴并不垂直于地球绕日的轨道平面而造成的。所以五行临御五方，合应五时，就产生了寒、暑、燥、湿、风五时的主气，反映出一年中气候寒、热、温、凉的变化，这就是运气学说对正常气候变化规律的认识。五行御五位，化生在天的风、热、湿、燥、寒五气，在天的五气，又化生在地的木、火、土、金、水五行，《黄帝内经》称之为"在天为气，在地成形"。

五气和五行，分之则二，合之则一，化气为风、热、湿、燥、寒五种，成形为木、火、土、金、水五类。形气相感，形化气，气成形，形为阴，气为阳，阴阳的相反相成的气化运动，就推动着自然万物的不断生化。《黄帝内经》将看得见的物体称谓"形"，看不见的实在叫做"气"。气充盈于天地上下四方之间，一切事物、现象的形成、发展和消亡，都是气化推动下的运动和规律的具体表现。所以《素问·天元纪大论》说："神，在天为风，在地为木；在天为热，在地为火；在天为湿，在地为土；

---

① 黄帝内经素问·天元纪大论：页130

在天为燥，在地为金；在天为寒，在地为水。故在天为气，在地成形，形气相感而化生万物矣。"① 神，这里指阴阳微妙的变化。天为阳，地为阴，气为阳，形为阴，阳化气，阴成形。天地间一切事物的发生与发展，都是"形"和"气"的交感与融合化合，这就是"形气相感，而万物化生"，气和形也就是指代天和地，意味着天地的交泰是万物生化的条件。

（1）天干与纪运

推算五方五行的运动，就是在五行上配以天干，根据纪年的天干及其阴阳属性作为推演的工具，推算出值年的岁运、主运和客运，以及五运之气的太过不及。这种在五行上配以天干，就叫"十干统运"，也叫"十干纪运"。

甲、乙、丙、丁、戊、己、庚、辛、壬、癸，称为"十干"。十干是古代物候的符号，其内涵本身就是自然气化所反映之象。如《吕氏春秋·孟春纪》："孟春之月……其日甲乙……东风解冻，蛰虫始振，鱼上冰。"② 甲、乙均是生机萌动的标志符号。再如，《白虎通德论·卷三·五行》载："甲者，万物孚甲也；乙者，物蕃屈有节，欲出也。春之为言偆。偆，动也。……丙，其物炳明；丁者，强也。时之为夏，夏之为言大也。……戊者，茂也，己者抑屈起，……宫者中也"；"庚者，物更也；辛者，阴始成。时为秋，秋之为言愁也。……壬者，阴始任；癸者，揆度也。时为冬，动之为言终也。……言万物始孳。"③ 可见，十天干的产生，与物候密切相关，所谓"候之所始，道之所生"。

天干，用来作为计算天日次第的符号，大约始于殷代之前，至迟是在殷代。殷代帝王，多以天干命名，以示天子顺天性。之所以名天干，颜师古注《汉书·食货志》说："干，犹个也"。十干，就是十个的意思。又因为以它计算天日次第，所以称谓"天干"。

（2）岁运

岁运，指统主一岁的五运之气，标示一年的气候特点。如《素问·五

---

① 黄帝内经素问·天元纪大论：页 130
② 吕氏春秋·孟春纪：页 1
③ 白虎通德论·卷三·五行：11－13

运行大论》说："首甲定运，余因论之，鬼臾区曰：土主甲己，金主乙庚，水主丙辛，木主丁壬，火主戊癸。"① 凡是土运主治甲己年，金运主治乙庚年，水运主治丙辛年，木运主治丁壬年，火运主治戊癸年。五运之所以这样为十干所统，历代有不同的解释，《内经》则提出五气经天之说。如《素问·五运行大论》说："臣览《太始天元册》文，丹天之气经于牛女戊分，黅天之气经于心尾己分，苍天之气经于危室柳鬼，素天之气经于亢氐昴毕，玄天之气经于张翼娄胃，所谓戊己分者，奎壁角轸，则天地之门户也。夫候之所始，道之所生，不可不通也。"② 《太始天元册》是古代的天文书籍。丹、黅、苍、素、玄，即红、黄、青、白、黑五色之气。牛、女、心、尾等即二十八星宿。

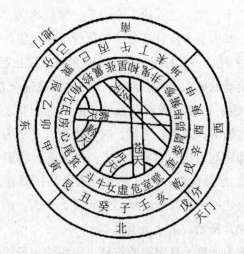

图 1　五气经天化五运图

牛、女二宿在北方偏东之癸位，奎、壁二宿当西北方戊位，"丹天之气经于牛女戊分"，所以戊癸主火运；心、尾二宿当东方偏北之甲位，角、轸二宿当东南方己位，"黅天之气经于心尾己分"，所以甲己主土运；危、室二宿当北方偏西方壬位，柳、鬼二宿当南方偏西之丁位，"苍天之气经

---

① 黄帝内经素问·五运行大论：页133
② 黄帝内经素问·五运行大论：页133

于危室柳鬼"，所以丁壬主木运；亢、氐二宿当东方偏南之乙位，昴、毕二宿当西方偏南之庚位，"素天之气经于亢氐昴毕"，所以乙庚主金运；张、翼二宿位于南方偏东之丙位，娄、胃二宿位于西方偏北之辛位，"玄天之气经于张翼娄胃"，所以丙辛主水运。正如《素问·天元纪大论》说："甲己之岁，土运统之；乙庚之岁，金运统之；丙辛之岁，水运统之；丁壬之岁，木运统之；戊癸之岁，火运统之。"[①]

（3）主运

主运是指，每年中的五个季节气候变的一般规律，年年如此，固定不变。主运是针对客运而言的。五季气候的顺序是春、夏、长夏、秋、冬。即循着五行相生的顺序，始于木运，终于水运。

各运的气候特点与五行的属性基本一致，即这一年中的某段时间是属于某运主事，这段时间的气候变化与人体脏腑生理功能也会出现相应的对应关系。春季属于木运主事，在人体中就会与肝的气化发生感应，在气候上就会表现出风的特征。夏季属于火运主事，在人体中就会和心的气化发生感应，在气候特点上就会出现火的特征。如此类推。

每运各主七十三日零五刻，每年从大寒开始运行初运木，春分后十三日改行二运火，芒种后十日改行三运土，处暑后七日改行四运金，立冬后四日改行终运水。年年如是，但从每运的交司时刻来讲，各年稍有不同。

①五音建运

五音，即角、徵、宫、商、羽。角为木音，徵为火音，宫为土音，商为金音，羽为水音。五音建运，就是以五音为符号，建于五运之上，根据五音的太、少，来推求主时五运的太过和不及。古人认为，音律代表自然界的气化状态和时节，能够根据音律的在特定时节的表现，来判断岁运气化的特征。

②太少相生

太，即太过、有余；少，即不及、不足。五音建五运，五运的十干分阴阳，凡阳干的都属太，阴干的都属少。例如：甲己土运，甲为阳土为太

---

① 黄帝内经素问·天元纪大论：页132

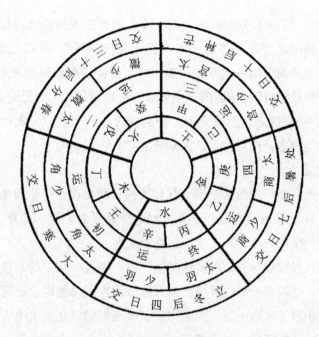

图2 五运主运图

宫，己为阴土为少宫；乙庚金运，乙为阴金为少商，庚为阳金为太商；丙辛水运，丙为阳水为太羽，辛为阴水为少羽；丁壬木运，丁为阴木为少角，壬为阳木为太角；戊癸火运，戊为阳火为太徵，癸为阴火为少徵。十干分阴阳，五音分太少，依循十干的顺序，也就是太少相生的顺序。正如张介宾说："盖太者属阳，少者属阴，阴以生阳，阳以生阴，一动一静，乃成易道。故甲以阳土，生乙之少商；乙以阴金，生丙之太羽；丙以阳水，生丁之少角；丁以阴木，生戊之太徵；戊以阳火；生己之少宫；己以阴土，生庚之太商；庚以阳金，生辛之少羽；辛以阴水，生壬之太角；壬以阳水，生癸之少徵；癸以阴火，复生甲之太宫。"[①]

③五步推运

主运虽然始于木角音，循五行相生之序，终于水羽音，年年不变。但初运是太角还是少角，是太生少还是少生太，也就是主运各自是太过还

————————————

① 类经图翼：页42

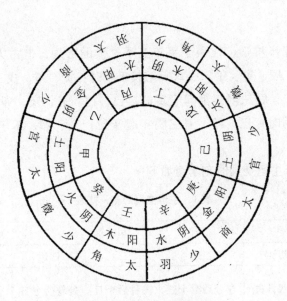

图3　五音建运太少相生图

不及？这就需用五步推运之法。其法是以当年年干的属太（阳干）属少（阴干），逐步上推至角（依循五音建运太少相生图），便可得出初运是太角还是少角，然后循太少相生而定二三四终运的太少。例如：

甲年为阳土，岁运属太宫用事。即从太宫本身上推，生太宫的是少徵，生少徵的是太角，则甲年主运的初运为太角。太少相生，二运为少徵，三运为太宫，四运为少商，终运为太羽。

己年为阴土，岁运属少宫用事。即从少宫本身上推，生少宫的是太徵，生太徵的是少角，则己年主运的初运为少角，太少相生，而终于少羽。

乙年为阴金，岁运属少商用事。即从少商本身上推，生少商的是太宫，生太宫的是少徵，生少徵的是太角，则乙年主运初运是太角，太少相生终于太羽。

庚年为阳金，岁运属太商用事。即从太商上推，生太商的是少宫，生少宫的是太徵，生太徵的是少角，则庚年主运的初运为少角，太少相生而终于少羽。

余依此类推。惟丁、壬两年，便从本身上起运，不必上推。

④交司时刻

主运的五步推运，代表了每年五季气候的常规，但古人计算时，发现，申、子、辰、寅、午、戌六阳年起于阳时：寅、午、戌三阳年，起于申时；申、子、辰三阳年都起于寅时。巳、酉、丑、亥、卯、未六阴年，初运均起于阴时：巳、酉、丑三阴年起于巳；亥、卯、未三阴年都起于亥。

下将各年主运交司时刻示意如下：

表1 主运交司时刻一览表

年支	交司时刻				
	初运	二运	三运	四运	终运
申、子、辰	大寒日寅初初刻起	春分后第十三日寅正一刻起	芒种后十日卯初二刻起	处暑后七日卯正三刻起	立冬后四日辰初四刻起
巳、丑、酉	大寒日巳初初刻起	春分后第十三日巳正一刻起	芒种后十日午初二刻起	处暑后七日午正三刻起	立冬后四日未初四刻起
寅、午、戌	大寒日申初初刻起	春分后第十三日申正一刻起	芒种后十日酉初二刻起	处暑后七日酉正三刻起	立冬后四日戌初四刻起
卯、未、亥	大寒日亥初初刻起	春分后第十三日亥正一刻起	芒种后十日子初二刻起	处暑后七日子正三刻起	立冬后四日丑初四刻起

（4）客运

客运与主运相对而言，因其十年内年年不同，如客之来去，故名客运。客运与主运相同点有二：一是五运分主一年五时，每运主七十三日零五刻；二是循五行相生之序，太少相生，五步推运。它们的不同在于客运随着岁运而变，不同于主运的初木、二火、三土、四金、五水，年年不变。客运的推算方法，以当年的岁运为初运，依循五行太少相生的顺序，分作五步，行于主运之上，逐年变迁，十年一周期。

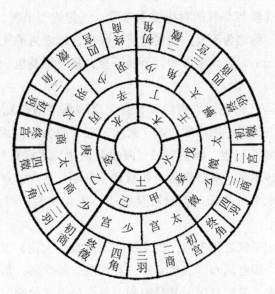

图 4 五运客运图

（5）五运气化格局对人体的影响

不过，在实际分析气候变化，乃至于运气相合（下文还会讲到）时，《素问》"运气七篇"在行文中已经将主运、客运、交司时刻等内容，置于边缘化，甚至采取抛弃的态度，置而不谈。王玉川经过系统的考证后认为："五运学说在《素问》七篇大论的运气学说体系中，实际上仅仅保留着主岁的大运的作用。"① 故而，下文仅介绍岁运气化对人体的影响。

岁运气化之常或变，对生物就有德化之常和灾害之变的不同。人体的气化状态，时时刻刻受到自然气化作用的密切影响。从这个角度来讲，人体的气化规律也就相当于自然的气化规律。岁运反映的是一年之中气化的总体情况，具体表现为对气候、生物、人体的相应影响。主岁之五运，有太过、不及与平气的差异，故对其德化政令灾变的影响也大相径庭。

①平气

平气，是相对于太过和不及而言的一种岁运气化状态。区分的标准有如下两种情况：

———————————

① 运气探秘：页 139

第一，从气候与节气的对应关系来看，气候先于节气，称之为太过；气候迟于节气，称之为不及；气候与节气同步，称之为平气。如《素问·六微旨大论》云："至而至者和，至而不至，来气不及也。未至而至，来气有余也。"①

　　第二，岁运气化是否平衡协调，有无克乘侮等情况发生，是区分太过、不及和平气的另一项标准。如《素问·五常政大论》说："愿闻平气何如而名？何如而纪也？岐伯对曰：昭乎哉问也！木曰敷和，火曰升明，土曰备化，金曰审平，水曰静顺。"② 敷和、升明、备化、审平、静顺，是五运木火土金水平气之象，在这种情况下，生化正常，因而也就很少发病。

　　这里以木运平气之年为例，如《素问·五常政大论》又说："敷和之纪，木德周行，阳舒阴布，五化宣平，其气端，其性随，其用曲直，其化生荣，其类草木，其政发散，其候温和，其令风，其藏肝，肝其畏清，其主目，其谷麻，其果李，其实核，其应春，其虫毛，其畜犬，其色苍，其养筋，其病里急支满，其味酸，其音角，其物中坚，其数八。"③ 敷和，是木运正常，木气敷布温和。周行，是指木气周布宣行于四方上下。宣平，是施行和平的意思。在木运平气的年分，木气生发的德性宣布于四方上下，阳气舒畅，阴气布散，五行的气化，施行和平，其气端正，其性柔和顺从万物，其用疏泄条达，其生化使万物生长繁荣，其属类是草木，其施政是发散，其气候是温和，其主令之气是风气，应于人体是肝脏，肝畏清冷的金气，肝所主之窍是目，其在谷类是麻，果类是李，其果实是核，所应的时令是春，所应的动物，在虫类是毛虫，在畜类是犬，其在五色是苍，其所充养的是筋，如发病则为里急而胀满，其在五味是酸，在声音是角，在物体是中坚，其在成数是八。

　　其他如"升明之纪……五化均衡"，"备化之纪……五化齐修"，"审平之纪……五化宣明"，"静顺之纪……五化咸整"。"故生而勿杀，长而勿

---

① 黄帝内经素问·六微旨大论：页138
② 黄帝内经素问·五常政大论：页149
③ 黄帝内经素问·五常政大论：页149

罚，收而勿害，藏而勿抑，是谓平气。"① 如果五运气化失去平衡，发生乘侮胜复，那么就不是平气，要么太过，要么不及。

②太过

太过，即岁运之气太过而有余。凡阳干之年，均属运气太过之年。例如甲己土运，甲为阳土，所以凡逢甲年，为土运太过之年。因此，六十年中，凡甲子、甲戌、甲申、甲午、甲辰、甲寅六甲之年，都是岁运土气太过之年。余六丙、六戊、六庚、六壬之年，均仿此。

岁运太过，也各有不同的名称，《素问·五常政大论》云："木曰发生，火曰赫曦，土曰敦阜，金曰坚成，水曰流衍。"② 五运太过的气化规律是木运之气盛，木气之化流行，其德化政令变化，以木运太过之年为例，如《素问·五常政大论》说："发生之纪，是谓启陈，土疏泄，苍气达，阳和布化，阴气乃随，生气淳化，万物以荣，其化生，其气美，其政散，其令条舒，其动掉眩巅疾，其德鸣靡启坼，其变振拉摧拔，其谷麻稻，其畜鸡犬，其果李桃，其色青黄白，其味酸甘辛，其象春，其经足厥阴少阳，其藏肝脾，其虫毛介，其物中坚外坚，其病怒。太角与上商同，上徵则其气逆，其病吐利。"③

发生，是未至其时就生长的意思。启陈，万物发生，启开陈布之象。淳化，指生发之气雄厚，能化生万物。鸣靡启坼，鸣，风木声；靡，散也，奢美也；启坼，即发陈之义。在木运太过的发生年分，称谓启陈，土气被抑制而疏松泻泄，木气通达，阳气温和而布化，阴气随之而动，生气淳厚，万物茂荣，其变化为生发，其气秀丽，其施政为布散，其政令为舒畅条达，其病变为眩晕和巅顶部疾患，其发生的德性是风和日暖，万物奢靡华丽，启开陈布，若变动为狂风振怒，树木摧折拔倒，其在谷类为麻稻，在畜类是鸡犬，在果类是李桃，在颜色为青黄白杂见，在五味为酸甘辛，其象征是春天，其在人之经络是足厥阴、足少阳，在内脏为肝脾，在虫类为毛虫介虫，在物体属内外坚硬，若发病则为怒。这是木运太过，是

① 黄帝内经素问·五常政大论：页149－150
② 黄帝内经素问·五常政大论：页149
③ 黄帝内经素问·五常政大论：页152

为太角，木太过则相当于金气司天，故太角与上商同。若逢上徵，正当火气司天，木运太过亦能生火，火性上逆，木旺克土，故病发气逆吐泻。

岁运太过之年，不仅表现在德化政令方面，而且影响疾病的发生。这里举岁木太过为例，如《素问·气交变大论》说："岁木太过，风气流行，脾土受邪。民病飧泄食减，体重烦冤，肠鸣腹支满，上应岁星。甚则忽忽善怒，眩冒巅疾。化气不政，生气独治，云物飞动，草木不宁，甚而摇落，反胁痛而吐甚，冲阳绝者，死不治。上应太白星。"[1] 木运太过影响人体发病的规律是肝木本身及制其所胜脾土的病变。木胜克土，故见飧泄食减，肠鸣腹满等症；肝木本气太过，则见善怒、眩冒巅疾、胁痛等症。从上举二例来看，岁运太过致病的基本规律，除本脏外，主要是在其克胜之脏。

③不及

不及，是指岁运之气不足。凡阴干之年，均为运气不及之年。例如甲己土运，己为阴土，所以凡逢己年为土运不及之年。因此，六十年中，凡己巳、己卯、己丑、己亥、己酉、己未六己之年，都是岁运土气不及之年。余六丁、六乙、六辛、六癸之年，均仿此。

五运不及，同样各有其名。《素问·五常政大论》云："木曰委和，火曰伏明，土曰卑监，金曰从革，水曰涸流。"[2] 五运不及之年，其气化规律是本运之气衰，胜运之气（胜气）大行。其对德化政令的影响，以木运不及为例，如《素问·五常政大论》说："委和之纪，是谓胜生，生气不政，化气乃扬，长气自平，收令乃早，凉雨时降，风云并兴，草木晚荣，苍干凋落，物秀而实，肤肉内充，其气敛，其用聚，其动緛戾拘缓，其发惊骇，其藏肝，其果枣李，其实核壳，其谷稷稻，其味酸辛，其色白苍，其畜犬鸡，其虫毛介，其主雾露凄沧，其声角商，其病摇动注恐，从金化也"。[3]

委，是委靡，和，是温和。温和之气不能敷布，就叫"委和"。胜，

---

① 黄帝内经素问·气交变大论：页143
② 黄帝内经素问·五常政大论：页149
③ 黄帝内经素问·五常政大论：页150

是克制；生，指木气。胜生，就是木气不足，土令之气反侮。缧戾，是拘挛收缩；拘缓，是弛缓无力。在木运不及的委和年分，称谓胜生，生气不能收成，化气于是发扬（土不畏木），长气自然平静（木不能生火），收令于是提早（金胜木），而凉雨不时下降，风云经常兴盛，草木繁荣时间延后，并且易于干枯凋落，万物早秀早熟，皮肉充实。其气收敛，其用拘束，不得曲直伸展，在人体的变动是筋络拘挛无力，或者易于发生惊骇。其应于内脏为肝，在果类是枣李，所充实的是核和壳，在谷类是稷稻，在五味是酸辛，在颜色是白而苍，在畜类是犬和鸡，在虫类是毛虫介虫，所主的气候是雾露寒冷，在声音为角商。若发生病变则动摇和恐惧，这是由于木运不及而从金化的关系。

岁运不及，对人体的影响，亦举岁木不及为例。《素问·气交变大论》云："岁木不及，燥乃大行，生气失应，草木晚荣，肃杀而甚，则刚木辟著，悉萎苍干，上应太白星，民病中清，胠胁痛，少腹痛，肠鸣溏泄，凉雨时至，上应太白星。其谷苍。"[①]

岁运不及，则胜运之气流行，其发病的规律，除胜运之脏发病外，还可见到"己所不胜侮而乘之"，和"己所胜轻而侮之"的病变。己所不胜侮而乘之，肝本脏发病，故见胠胁痛，少腹痛等；己所胜轻而侮之，脾脏发病，故见中清（内寒），肠鸣溏泄等症。

④胜复

在岁运不及的情况下，还会出现胜复之气。胜，即胜气，也就是胜运之气。如上述岁木不及，燥乃大行；岁火不及，寒乃大行等，"燥乃大行"的燥气，即是胜木运的胜气；"寒乃大行"的寒气，即是胜火运的胜气。复，即复气，就是报复之气。当运不及，胜气司令一个时期气后，不及之运则产生相生之气来抑制其胜气。这种所产生的相生之气，就是复气。

例如木运不及，胜运的胜气燥金之气大行，不及的木运就会产生相生的火气来报复燥金之气。这里举《素问·五常政大论》所说的木运不及为例来说明："委和之纪……少角与判商同，上角与正角同，上商与正商同，

———————————

① 黄帝内经素问·气交变大论：页145

其病支废，痈肿疮疡，其甘虫，邪伤肝也，上宫与正宫同。萧飋肃杀则炎赫沸腾，眚于三，所谓复也，其主飞蠹蛆雉，乃为雷霆。"① 眚，灾害的意思。委和之纪所见之萧飋肃杀，为燥金之胜气；炎赫沸腾，乃为雷霆，则为火气来复。

复气产生以后，因为它能制胜胜气，所以复气对生物的生化，对人体的病变，都能产生一定的影响，正如《素问·气交变大论》说："岁木不及，燥乃大行……复则炎暑流火，湿性燥，柔脆草木焦槁，下体再生，华实齐化，病寒热疮疡、痱胗痈痤，上应荧惑、太白，其谷白坚"。②

一般来说，复气是由于岁运不及，产生了胜气以后，才能有复气的产生。但太过之运也能产生复气。这种复气，往往是由于太过之运，失去了正常的性能（亢盛所致），至其胜己之时令，产生复气。如《素问·五常政大论》说："发生之纪……不务其德则收气复，秋气劲切，甚则肃杀，清气大至，草木雕零，邪乃伤肝。赫曦之际……暴烈其政，藏气乃复，时见凝惨，甚则雨水霜雹切寒，邪伤心也。敦阜之际……大风迅至，邪伤脾也。坚成之际……政暴变则名木不荣，柔脆焦首，长气斯救，大火流，炎烁且至，蔓将槁，邪伤肺也。流衍之纪……政过则化气大举，而埃昏气交，大雨时降，邪伤肾也。故曰：不恒其德，则所胜来复，政恒其理，则所胜同化，此之谓也。"③ 所胜来复，就指在岁运太过的情况下，由于它暴政太过，因而至胜运之时，则胜气就要报复，形成复气。

⑤郁发

岁运之气，被胜制后，抑制到一定程度，就会有复气发作，称为郁发之气。如木胜制土，土气抑郁过极，则郁极而发，故《素问·六元正纪大论》说："土郁之发，岩谷震惊，雷殷气交，埃昏黄黑，化为白气，飘骤高深，击石飞空，洪水乃从，川流漫衍，田牧土驹。化气乃敷，善为时雨，始生始长，始化始成。故民病心腹胀，肠鸣而为数后，甚则心痛胁䐜呕吐霍乱，饮发注下，胕肿身重。云奔雨府，霞拥朝阳，山泽埃昏，其乃

① 黄帝内经素问·五常政大论：页 150－151
② 黄帝内经素问·气交变大论：页 145
③ 黄帝内经素问·五常政大论：页 153－154

发也。"① 土被郁而发，山岩深谷都会震动，雷声鸣于天地气交，埃尘昏暗而黄黑，湿土之气蒸发，化为白气，疾风暴雨飘动于高山深谷之间，大雨击石向空飞溅，洪水从之而暴发，河流水漫涨，水退之后，田野的土石，好象放牧的马。土的报复之气发作之后，化气始得以敷布而云雨及时，万物才能生长化成。所以人民多病心腹胀满，肠鸣而频频下利，甚至心痛胁胀，呕吐霍乱，痰饮泄泻，胕肿身重。湿云奔聚，云霞环绕朝阳，山泽之间有昏蒙之气，是其将发未发的现象。

由于岁运之气有太过不及的不同，所以各运之气郁极而发的复气，发作时也就有轻微和严重之异，轻微的但见其本气之变，严重的就要兼见其下承之气的变化。因此，根据它所承之气，观所至之变，就可以判断它是哪种复气了。正如《素问·六元正纪大论》又说："水发而雹雪，土发而飘骤，木发而毁折，金发而清明，火发而曛昧，何气使然？岐伯曰：气有多少，发有微甚，微者当其气，甚者兼其下，征其下气而见可知也。"②

4.1.2 六气气化格局及其对人体的影响

六气就是风、寒、暑、湿、燥、火的简称，也是气候变化类型的称谓，三阴三阳是六气的标象。标本相合，就是风化厥阴，热化少阴，湿化太阴，火化少阳，燥化阳明，寒化太阳。六气气化格局的基本依据是阴阳学说。六气同五运一样，都是从时间维度对自然气化规律的认识。

（1）地支与纪气

《素问·天元纪大论》说："厥阴之上，风气主之；少阴之上，热气主之；太阴之上，湿气主之；少阳之上，相火主之；阳明之上，燥气主之；太阳之上，寒气主之。所谓本也，是谓六元。"③

每年的六气，包括主气与客气以及客主加临三种格局。在观察主气的常态上，结合客气来分析气候变化对生物的影响。并由此来判定自然气化的状态，及其可能引发的人体疾病，进而推求相应的防治办法。六气气化格局是以当年纪年的地支来作为推演的工具，这就叫"地支纪气"。

---

① 黄帝内经素问·六元正纪大论：页172
② 黄帝内经素问·六元正纪大论：页173
③ 黄帝内经素问·天元纪大论：页132－133

子、丑、寅、卯、辰、巳、午、未、申、酉、戌、亥，称"十二支"。十二支也是物候的符号，地支的意义，就是地之生物在自然气化作用下的演变之象。地支计象，是与一年中十二个月份物候发展、变化乃至于消亡的形象相吻合的。

表2 十二支涵义表

十二支	《史记·律书》①	《汉书·律历志》②
寅（正月建寅）	万物始生蝡然	外达于寅
卯	言万物茂也	胃茆于卯
辰	万物之蜄也	振美于辰
巳	阳气之已尽（盛）	已盛于巳
午	阴阳交于午	咢布有午
未	万物皆成有滋味	昧薆于未
申	阴用事申贼万物	申坚于申
酉	万物之老也	留熟于酉
戌	万物尽灭	毕入于戌
亥	该也。阳气藏于下	该阂于亥
子	万物滋于下	孳萌于子
丑	纽也，阳气在上未降，万物厄纽未敢初	纽芽于丑

把十二支分建于十二月，标志生物发展的形态，称谓"月建"。

表3 月建表

春			夏			秋			冬		
正月	二月	三月	四月	五月	六月	七月	八月	九月	十月	十一月	十二月
寅	卯	辰	巳	午	未	申	酉	戌	亥	子	丑

正如《素问·五运行大论》说："子午之上，少阴主之；丑未之上，太阴主之；寅申之上，少阳主之；卯酉之上，阳明主之；辰戌之上，太阴

---

① 史记·律书：页 136－137
② 汉书·律历志：页 112

主之；巳亥之上，厥阴主之。"① 上，指上位，即司天之位。子午年，为少阴君火司天；丑未年，为太阴湿土司天之年。

表4　十二支配六气表

十二支	子午	丑未	寅申	卯酉	辰戌	巳亥
三阴三阳	少阴	太阴	少阳	阳明	太阳	厥阴
六气	君火	湿土	相火	燥金	寒水	风木

　　十二支之所以这样配六气，历代也有不同的说法，例如《玄珠密语》中提出正、对化之说，并为后世刘温舒、李梴、张介宾等人所从。

　　《玄珠密语·天元定化纪篇》说："厥阴所以司于巳亥者何也？谓厥阴木也，木生于亥，故正司于亥也，对化于巳也。少阴所以司于子午者何也？谓少阴君火，君火尊位所以正得南方离位也，即正化于午对化于子也。太阴所以司于丑未何也？谓太阴为土也，土主中宫，寄卦于坤，坤位西南居未分也，即正化于未对化于丑也。少阳所以司于寅申者何也？谓少阳为相火之位，卑于君火也，虽有午位君火以居之，即火生于寅也，故正司于寅对化于申也。阳明所以司于卯酉者何也？谓阳明为金，酉为西方金也，即正司于酉对化于卯也。太阳所以司于辰戌者何也？谓太阳为水，水虽有于子位，谓君火对化也，水乃复于土中，即六戊在天门，即戌是也；六己在地户，即辰是也。故水归土用，正司于戌对化于辰也。"②

　　（2）主气

　　主气，是主司一年的正常气候变化，也就是类似季节性的气候变化，所以又叫主时之气。主气类似于上文提到的年中五运，实际是对一年气候从六个阶段进行划分，以准确掌握自然气化的时间规律。

　　①主气六步

　　主气一年分六步，一步主四个节气，也就是六十天八十七刻半，始于厥阴风木，终于太阳寒水，年年不变。

①　黄帝内经素问·五运行大论：页133
②　素问六气玄珠密语：页476

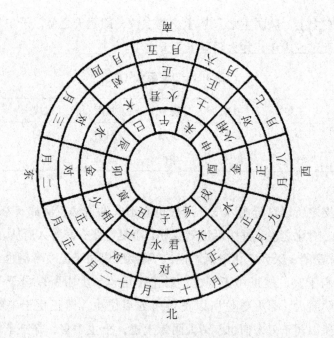

图5　十二支正对化三阴三阳六气图

第一步厥阴风木为初之气，斗建从丑中到卯中，即大寒节到春分节，相当于十二月中到二月中。节气有大寒、立春、雨水和惊蛰。

木生火，第二步少阴君火为二之气，斗建从卯中到巳中，即春分节到小满节，相当于二月中到四月中。节气有春分、清明、谷雨和立夏。

君相同气相随，第三步少阳相火为三之气，斗建从巳中到未中，即小满节到大暑节，相当于四月中到六月中。节气有：小满、芒种、夏至和小暑。

火生土，第四步太阴湿土为四之气，斗建从未中到酉中，即大暑节到秋分节，相当于六月中到八月中。节气有大暑、立秋、处暑和白露。

土生金，第五步阳明燥金为五之气，斗建从酉中到亥中，即秋分节到小雪节，相当于八月中到十月中。节气有秋分、寒露、霜降和立冬。

金生水，第六步太阳寒水为终之气，斗建从亥中到丑中，即小雪节到大寒节，相当于十月中到十二月中。节气有小雪、大雪、冬至和小寒。

《素问·六微旨大论》说："显明之右，君火之位也；君火之右，退行

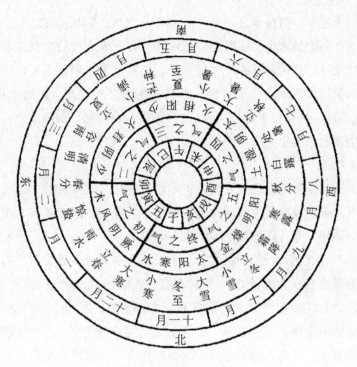

图6　六气主时节气图

一步，相火治之；复行一步，土气治之；复行一步，金气治之；复行一步，水气治之；复行一步，木气治之；复行一步，君火治之。"① 王冰说："日出谓之显明"，显明在正东偏北卯位。自东而南延，即为右行。主气由常而无变，为一年四季二十四气之常令，反映一年之内的气化之一般规律。实际上，各年四季二十四节气的状况并不完全一样，这是由于客主加临的结果。这些，后文还会介绍。

②亢害承制

六气所司的季节性正常气化，还必须得下承之气的支持和抑制。如春季厥阴风木主令，必得下承燥金之气的抑制，才能保持气候温和而不致太亢。所以《素问·六微旨大论》说："相火之下，水气承之；水位之下，土气承之；土位之下，风气承之；风位之下，金气承之；金位之下，火气

────────────

① 黄帝内经素问·六微旨大论：页138－139

承之；君火之下，阴精承之。"① 下，指下承之气，即相抑制之气。承，抑制，防止，随之的意思。正因为主时六气，有下承之气的抑制，才不致使主时之气太过，从而保持各时气候正常，相互承袭，顺序不乱，生化不受贼害。如果没有下承之气的抑制，就会使主时之气过亢，亢则生化大病。所以，《素问·六微旨大论》又说："亢则害，承乃制，制则生化，外列盛衰，害则败乱，生化大病。"②

（4）客气

客气，就是理论上自然气候的实际盛衰变化的规律反映，也就是三阴三阳之气。客气虽然和主气同样也是每年分六步走，但二者在六步的次第上则完全不同，并且还随着纪年的地支而变化。

《素问·六微旨大论》说："上下有位，左右有纪，故少阳之右，阳明治之；阳明之右，太阳治之；太阳之右，厥阴治之；厥阴之右，少阴治之；少阴之右，太阴治之；太阴之右，少阳治之。"③ 指出客气六步的次第，是以阴阳为序，三阴在前，三阳在后，它的顺序是：一阴厥阴风木，二阴少阴君火，三阴太阴湿土，一阳少阳相火，二阳阳明燥金，三阳太阳寒水。

客气的盛衰变化有其周期性，不同于主气的年年不变，而是随各年纪年地支而演变。在实际条件下，一年内的六气可能是非时间规则性运动。客气的三阴三阳互为司天，互为在泉，互为间气，构成了六年一个周期的变化。当出现非常规性气候的时候，就是表明司天、在泉没有按照一般的规则随节气转移，出现了不迁正、不退位等异常变化。这些后文还有所交代。

①司天

司天，就是轮值主司天气之令的意思。司天之位，即正南方主气的三之气上。它的轮值是以纪年的地支为推演工具。正如《素问·天元纪大论》说："帝曰：其于三阴三阳合之奈何？鬼臾区曰：子午之岁，上见少

---

① 黄帝内经素问·六微旨大论：页139
② 黄帝内经素问·六微旨大论：页139
③ 黄帝内经素问·六微旨大论：页138

阴；丑未之岁，上见太阴；寅申之岁，上见少阳；卯酉之岁，上见阳明；辰戌之岁，上见太阳；巳亥之岁，上见厥阴；少阴所谓标也，厥阴所谓终也。"① 凡逢子午年，则为少阴君火司天，丑未年则为太阴湿土司天，寅申年则为少阳相火司天，卯酉年则为阳明燥金司天，辰戌年则为太阳寒水司天，巳亥年则为厥阴风木司天。因为司天位置在正南，即主气的三之气上，运气学说常用"上"字来代表。例如子午之上，丑未之上的"上"字，就是这个意思。

②在泉

与司天相对之气，叫"在泉"。在泉的位置在正北，即主气的终之气上。所以子午少阴君火与卯酉阳明燥金相对，二者互为司天在泉；丑未太阴湿土与辰戌太阳寒水相对，二者互为司天在泉；寅申少阳相火与巳亥厥阴风木相对，二者互为司天在泉。由于客气是以阴阳为序，所以轮值的司天在泉，总是一阴一阳，二阴二阳，三阴三阳相对，反之阳气司天也是一样。

司天和在泉，是值年客气在这一年主事的统称，司天主管全年，着重在上半年的时段，下半年则由在泉重点负责。正如《素问·六元正纪大论》说："岁半之前，天气主之；岁半之后，地气主之；上下交互，气交主之，岁纪毕矣。"② 这里的"天气"，即指司天；"地气"，即指在泉。

③间气

客气除司天和在泉外，其余四气统称为"间气"。《素问·至真要大论》说："帝曰：间气何谓？岐伯曰：司左右间，是谓间气也。帝曰：何以异之？岐伯曰：主岁者纪岁，间气者纪步也。"③ 指出司天在泉的左右，都叫间气，它主要是纪客气六步的。由于司天、在泉的南北方位不同，因而有司天的左间右间和在泉的左间右间不同。司天的左间，在主气的四之气上，右间，在主气的二之气上；在泉的左间，在主气的初之气上，右间，在主气的五之气上。

① 黄帝内经素问·天元纪大论：页132
② 黄帝内经素问·六元正纪大论：页167
③ 黄帝内经素问·至真要大论：页177

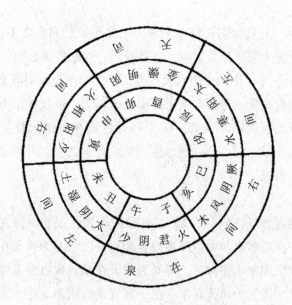

图7　司天在泉左右间气位置图

　　此外，在《素问遗篇·刺法论》中，还提出"不迁正"、"不退位"的说法。所谓不迁正，就是应值司天之气不足，不能按时主值。不退位，就是旧的司天之气太过，应让位而仍然在原位上的意思。例如巳亥年厥阴风木司天，如果风木之气太过，留而不去，至次年在气候变化及其他方面仍然出现厥阴风木的特点，这就是厥阴风木不退位。在这种情况下，左右间气自然也应升不升，应降不降，使整个客气的规律失常。

　　（5）客主加临

　　客主加临，就是每年轮值的客气六步，分别加在年年不变的主气六步之上。临，就是会合的意思。加临的方法，将司天之气加于主气的三之气上，在泉加于主气的终之气上，其余四个间气依次相加。

　　图示为卯酉年阳明燥金司天的客主加临情况，因为客气的六步是随着纪年的地支而变，所以只要把图中客气圈逐年向左移动一格，就是各该年的客主加临图。

　　客主加临，主要是用以推测该年四时气候变化的正常与否。正如《运气易览》说："天之六气主之，每岁转居其上，以行天之令也。是故当其时而行，变之常也，非其时而行，变之兴也，如春行夏秋冬之令，此客加主之变也。故有德化政令之常，有暴风疾雨，风雷飘电之变，冬有烁石之热，夏有凄风之清，此无他，天地之气胜复郁发之致也。"①

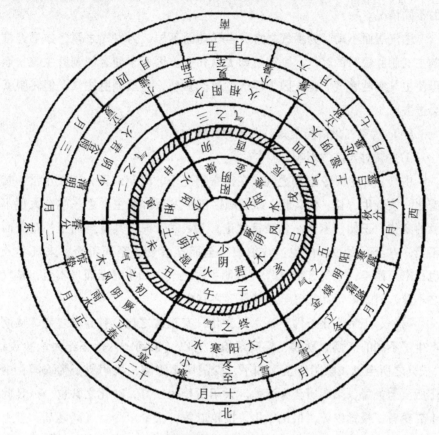

注：▨▨▨▨　线框内是可以转动的。

图8　六气客主加临图

客主加临对气候正常与否的影响，是根据客主之间相得不相得，顺和逆的关系来表明的。如《素问·五运行大论》说："气相得则和，不相得则病。"② 凡客主之气，五行相生，或客主同气，便是相得。相得，则气候

---

① 运气易览：页254
② 黄帝内经素问·五运行大论：页133－134

和平，人不病。如果是五行相克，便是不相得。不相得，就是气候反常而人体致病。由于相克之中，又有主胜客和客胜主的不同，因而又有逆和从的不同情况。

主气居而不动，为岁气之常，客气动而不居，为岁气之暂，如果经常的主气制胜短暂的客气，则客气即无从司令。因而宁使客气制胜主气，而毋使主气制胜客气。也正因为客气的时间短暂，它虽制胜主气，但转眼就会过去。

（6）六气气化格局及其对人体的影响

①主气对人体的影响

主气，即主时令正常之气。在正常情况下，时至而至，气候正常，其施化，按着生、长、化、收、藏的顺序正常发展。但主岁之气亦有太过不及的变化，正如《素问·六微旨大论》说："帝曰：其有至而至，有至而不至，有至而太过，何也？岐伯曰：至而至者和，至而不至，来气不及也；未至而至，来气有余也。"① 说明主岁之气，如果时至而气不至，是气之不及，时令未至而气已至，则是气之有余。

第一，正常气化条件下，六气变化，有正常之化，有异常之变，从而产生了不同的气候、物候、疾病现象。所以《素问·六元正纪大论》说："夫气之所至也，厥阴所至为和平，少阴所至为暄，太阴所至为埃溽，少阳所至为炎暑，阳明所至为清劲，太阳所至为寒雾，时化之常也……凡此十二变者，报德以德，报化以化，报政以致，报令以令。气高则高，气下则下，气后则后，气前则前，气中则中，气外则外，位之常也。"② "十二变"就是指时化一类、司化一类、气化一类、德化两类、布政一类、气变一类、令行一类、疾病四类的气化规律。介绍了六气气化的正常情况，包括时化、司化、气化、德化、布政令行，以及六气气化的异常情况，包括气变、疾病等。

---

① 黄帝内经素问·六微旨大论：页138
② 黄帝内经素问·六元正纪大论：页174－175

表 5 主气"十二变"分类一览表①

主气	时化	司化	气化	德化1	德化2	布政	气变	令行	疾病1	疾病2	疾病3	疾病4
厥阴	和平	风府，璺起	生，风摇	风生，终为肃	毛化	生化	飘怒，大凉	挠动，迎随	里急	支痛	緛戾	胁痛呕泻
少阴	暄	火府，舒荣	荣，形见	热生，中为寒	翩化	荣化	大暄，寒	高明，焰，曛	疡胕身热	惊惑，恶寒战栗，谵妄	悲妄，衄蔑	语笑
太阴	埃溽	雨府，员盈	化，云雨	湿生，终为注雨	保化	濡化	雷霆骤注，烈风	沉阴，白埃	积饮否隔	稸满	中满，霍乱吐下	重，胕肿
少阳	炎暑	热府，行出	长，蕃鲜	火生，终为蒸溽	羽化	茂化	飘风燔燎，霜凝	光显，彤云，曛	嚏呕，疮疡	惊躁，瞀昧暴病	喉痹，耳鸣，呕涌	暴注，瞤瘛，暴死
阳明	清劲	司杀府，庚苍	收，雾露	燥生，终为凉	介化	坚化	散落，温	烟埃，霜，劲切，凄鸣	浮虚	尻，阴股膝髀腨胻足病	皴揭	鼽嚏
太阳	寒雰	寒府，归藏	藏，周密	寒生，中为温	鳞化	藏化	寒雪冰雹，白埃	刚固，坚芒，立	屈伸不利	腰痛	寝汗，惊	流泄，禁止

第二，主气气化，未至而至，是主时之气的太过。主时之气太过，使其所胜之气发生变化，其病也在所胜之脏。候其所胜之气的方法，如《素问·至真要大论》说："清气大来，燥之胜也，风木受邪，肝病生焉；热气大来，火之胜也，金燥受邪，肺病生焉；寒气大来，水之胜也，火热受邪，心病生焉；湿气大来，土之胜也，寒水受邪，肾病生焉；风气大来，

---

① 黄帝内经素问·六元正纪大论：页 174－175

木之胜也，土湿受邪，脾病生焉。所谓感邪而生病也。"① 清气大来，这是燥金之气胜，金克木，故风木受邪而病在肝。其热气、寒气、湿气、风气义同。

三阴三阳主岁之气，虽然始于厥阴风木，终于太阳寒水，年年不变，为一年中温热凉寒正常的主时之气，但其淫胜，既能影响气候变化，也能导致人体疾病的发生。其淫胜致病的规律，这里举厥阴为例。《素问·至真要大论》说："厥阴之胜，耳鸣头眩，愦愦欲吐，胃鬲如寒，大风数举，倮虫不滋，胠胁气并，化而为热，小便黄赤，胃脘当心而痛，上支两胁，肠鸣飧泄，少腹痛，注下赤白，甚则呕吐，鬲咽不通。"②

有胜气必有复气，所以《素问·至真要大论》又说："帝曰：六气胜复何如？岐伯曰：悉乎哉问也！厥阴之复，少腹坚满，里急暴痛，偃木飞沙，倮虫不荣，厥心痛，汗发呕吐，饮食不入，入而复出，筋骨掉眩清厥。甚则入脾，食痹而吐，冲阳绝，死不治"。③ 复气的产生，是在胜气到来之时就已萌芽，到胜气终了的时候，就发作了，而且复气的盛衰，也是随胜气的盛衰而盛衰的，所以《素问·至真要大论》又说："帝曰：胜复之变，早晏何如？岐伯曰：夫所胜者，胜至已病，病已愠愠，而复已萌也。夫所复者，胜尽而起，得位而甚，胜有微甚，复有少多，胜和而和，胜虚而虚，天之常也。"④

②客气对人体的影响

客气对人体的影响，分为有司天、在泉、客主加临的不同，其德化政令之化也存在差异。

第一，司天、在泉之气，与生物的胎孕不育，有密切关系。如《素问·五常政大论》说："厥阴司天，毛虫静，羽虫育，介虫不成；在泉，毛虫育，倮虫耗，羽虫不育……"⑤ 逢厥阴风木司天，毛虫既难以生育也

---

① 黄帝内经素问·至真要大论：页187
② 黄帝内经素问·至真要大论：页182
③ 黄帝内经素问·至真要大论：页183
④ 黄帝内经素问·至真要大论：页189
⑤ 黄帝内经素问·五常政大论：页156

不至受损；厥阴司天则少阳相火在泉，羽虫同地之气，故羽虫易得以生育；火能克金，故介虫不易生成。若厥阴在泉，毛虫同其气，则毛虫易多生育；木克土，故倮虫易遭受损伤，羽虫静而不育。

第二，司天之气，对人体亦有影响。司天之气对人体疾病的影响，如厥阴风木司天，《素问·至真要大论》说："厥阴司天，风淫所胜，则太虚埃昏，云物以扰，寒生春气，流水不冰。民病胃脘当心而痛，上支两胁，鬲咽不通，饮食不下，舌本强，食则呕，冷泄、腹胀，溏、泄、瘕、水闭，蛰虫不去，病本于脾。冲阳绝，死不治。"① 厥阴司天，则风气淫其所胜，天空尘浊不清，风起云涌扰动不宁，冬季行春温之令，流水不能结冰，蛰虫不去伏藏。人们多病胃脘心部疼痛，两胁撑胀，鬲咽不通利，饮食不下，舌本坚硬，食则呕吐，冷泻、腹胀，便溏、泄、瘕，小便不通，其病的根本在于脾。如果冲阳脉绝，则是死证，不易救治。

第三，在泉之气对人体的影响，如《素问·至真要大论》说："岁厥阴在泉，风淫所胜，则地气不明，平野昧，草乃早秀。民病洒洒振寒，善伸数欠，心痛支满，两胁里急，饮食不下，鬲咽不通，食则呕，腹胀善噫，得后与气，则快然如衰，身体皆重。"② 岁厥阴在泉之年，风淫过甚，则地气不明，原野昏昧，草木提早吐秀。人们多病洒洒然振栗恶寒，时喜伸欠，心痛而有撑满感，两侧胁肋拘急不舒，饮食吃不下，胸鬲咽部不利，食入则呕吐，腹胀多噫气，得大便或矢气后，觉得很轻快，全身沉重乏力。司天之气或在泉之气，能使人五脏相应而发病，但也能出现某脏当发病而不病，或脏气应当相应起作用，反而不相应、不起作用的情况，这是因为受着天气的制约，人身脏气上从于天气的关系。

第四，客主加临对人体的影响。主气固定不动，客气逐年流转，以客气加于主气之上，这样上下相交，客主加临，主司气候的变化。在客主加临的顺序上，如果加临之气与主气是五行相克的，就会使人生病。如《素问·五运行大论》说："上下相遘，寒暑相临，气相得则和，不相得则病。

---

① 黄帝内经素问·至真要大论：页180
② 黄帝内经素问·至真要大论：页179

帝曰：气相得而病者何也？岐伯曰：以下临上，不当位也。"① 相得，是指客主之气五行相生；不相得，就是客主之气，相互克伐；以下临上，是说君火和相火，下加于上为逆，上加于下为顺。正如《素问·六微旨大论》说："君位臣则顺，臣位君则逆，逆则其病近，其害速；顺则其病远，其害微。所谓二火也。"② 这种以下位加于上位的情况，虽似相得，但也属于克贼之类。在客主加临的关系上，是有胜气而无复气的，主气胜是逆，客气胜是顺，其致病情况，举厥阴司天为例。《素问·至真要大论》说："厥阴司天，客胜则耳鸣掉眩，甚则咳；主胜则胸胁痛，舌难以言"③；"厥阴在泉，客胜则大关节不利，内为痉强拘瘛，外为不便；主胜则筋骨繇并，腰腹时痛。"④

4.1.3　运气合化格局及其对人体的影响

五运，是地面五方气候的变化；六气，是天空六节气候的变化。自然界的气化过程，关系到天气和地气的升降运动，正如《素问·六微旨大论》说："帝曰：其升降何如？岐伯曰：气之升降，天地之更用也。帝曰：愿闻其用何如？岐伯曰：升已而降，降者谓天；降已而升，升者谓地。天气下降，气流于地；地气上升，气腾于天。故高下相召，升降相因而变作矣。"⑤

五运与六气合化，最根本的原因是因为其研究对象完全相同，对于运气学说来讲，是一次重大的理论创新和超越。尽管在五运与六气学说融合的过程中出现了难以弥补的理论缝隙，显得不够严密，但这并不能否认运气学说对《黄帝内经》气化理论的丰富与完善做出的贡献。

（1）甲子

天干和地支，是运气学说的推演符号，五运配以天干（十干统运），六气配以地支（地支纪气），根据各年纪年由干支组合成的甲子，来推测

---

① 黄帝内经素问·五运行大论：页133-134
② 黄帝内经素问·六微旨大论：页140
③ 黄帝内经素问·至真要大论：页185
④ 黄帝内经素问·至真要大论：页186
⑤ 黄帝内经素问·六微旨大论：页141

各年的气候变化和发病概况。正如刘温舒在《素问入式运气论奥》中说：
"天气始于甲，地气始于子。干支者，乃圣人究乎阴阳轻重之用也，著名
以彰其德，立号以表其事，由是甲子相合，然后成其纪。远可以步岁而统
六十年，近可以推于日而明十二时，岁运之早晏，万物之生死，将今验
古，咸得而知之……明其用而察向往之死生，则精微之用，可谓大矣。"①

　　十干统运，运从甲始，十二地支纪气，气从子始，所以甲子相合，就
成为推算六十年中运和气的演变，气候的变化，及其对生物及人体影响的
演示方法。《素问·六微旨大论》说："天气始于甲，地气始于子，子甲相
合，命曰岁立，谨候其时，气可与期。"② 甲为十干之始，天干之气始于
甲。子为十二支之始，故地支之气始于子。甲为天干在上，子为地支在
下，甲子相合，乙丑相合，其余顺次相合，就叫"甲子"。古代就是用甲
子来纪岁，所以说："命曰岁立"。

　　因为天干数是十，地支数是十二，依次相合，凡六十又回到甲子。这
六十组合，又称"六十甲子"。古代就是以甲子来纪年、纪月、纪日，来
推算四时节气，所以《素问·六节藏象论》说："天为阳，地为阴，日为
阳，月为阴，行有分纪，周有道理……五日谓之候，三候谓之气，六气谓
之时，四时谓之岁，而各从其主治焉。五运相袭，而皆治之，终期之日，
周而复始，时立气布，如环无端。"③ 天干数为十，阴阳相合是五，地支数
为十二，阴阳相合是六，天干周转六次，地支周转五次，合为六十甲子之
数。由此五六之数化合，则成岁、时、节气。如《素问·天元纪大论》
说："天以六为节，地以五为制。周天气者，六期为一备，终地纪者，五
岁为一周……五六相合，而七百二十气为一纪，凡三十岁，千四百四十
气，凡六十岁而为一周，不及太过，斯皆见矣。"④ 运气学说的基本格局推
演，就是以纪年的甲子作为演绎的工具，推算理论上的运和气的盛衰，测
知气候的变化。

　　① 素问入式运气论奥：页 458 – 459
　　② 黄帝内经素问·六微旨大论：页 140
　　③ 黄帝内经素问·六节藏象论：页 24 – 25
　　④ 黄帝内经素问·天元纪大论：页 132

表6 六十年甲子表

00 甲子	01 乙丑	02 丙寅	03 丁卯	04 戊辰	05 己巳	06 庚午	07 辛未	08 壬申	09 癸酉
10 甲戌	11 乙亥	12 丙子	13 丁丑	14 戊寅	15 己卯	16 庚辰	17 辛巳	18 壬午	19 癸未
20 甲申	21 乙酉	22 丙戌	23 丁亥	24 戊子	25 己丑	26 庚寅	27 辛卯	28 壬辰	29 癸巳
30 甲午	31 乙未	32 丙申	33 丁酉	34 戊戌	35 己亥	36 庚子	37 辛丑	38 壬寅	39 癸卯
40 甲辰	41 乙巳	42 丙午	43 丁未	44 戊申	45 己酉	46 庚戌	47 辛亥	48 壬子	49 癸丑
50 甲寅	51 乙卯	52 丙辰	53 丁巳	54 戊午	55 己未	56 庚申	57 辛酉	58 壬戌	59 癸亥

在五运六气相合生化的过程中，还存在着运气的同化。其同化主要表现有述五种情况：天符、岁会、同天符、同岁会、太乙天符。

（2）天符

天符，是指岁运与司天之气的五行属性相符合而言。如《素问·六微旨大论》说："帝曰：土运之岁，上见太阴；火运之岁，上见少阳、少阴；金运之岁，上见阳明；木运之岁，上见厥阴；水运之岁，上见太阳，奈何？岐伯曰：天之与会也，故《天元册》曰天符。"[1] 土运、火运等指岁运；上见，即司天之气。土运之岁，上见太阴，即己丑、己未年，土湿同化。火运之岁，上见少阳、少阴，即戊寅、戊申、戊子、戊午年，火与暑热同化。金运之岁，上见阳明，即乙卯、乙酉年，金燥同化。木运之岁，上见厥阴，即丁巳、丁亥年，木风同化。水运之岁，上见太阳，即丙辰、丙戌年，水寒同化。六十年中，形成天符的为十二年，占 60 年甲子的20%。

（3）岁会

岁会，是岁运与岁支的五行属性同属相会。如《素问·六微旨大论》说："木运临卯，火运临午，土运临四季，金运临酉，水运临子。"[2]

---

① 黄帝内经素问·六微旨大论：页 139

② 黄帝内经素问·六微旨大论：页 139

丁卯年，丁岁木运，寅卯五行属木，是谓木运临卯；戊午年，戊岁火运，巳午五行属火，是谓火运临午；甲辰、甲戌、己丑、己未年，甲己岁土运，辰戌丑未五行属土，是谓土运临四季；乙酉年，乙岁金运，申酉五行属金，是谓金运临酉；丙子年，丙岁水运，亥子五行属水，是谓水运临子。六十年中，形成岁会的为八年，占60年甲子的13%。

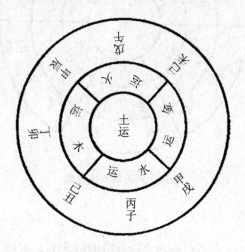

图9　岁会图

(4) 同天符

岁运太过之气，与客气在泉之气相合而同化的，就叫"同天符"。《素问·六元正纪大论》说："太过而同地化者亦三……甲辰、甲戌，太宫下加太阴；壬寅、壬申，太角下加厥阴；庚子、庚午，太商下加阳明，如是者三。……加者何谓？岐伯曰：太过而加同天符。"[①]

甲辰、甲戌，岁土太宫，太阴湿土在泉，土湿同化；庚子、庚午，岁金太商，阳明燥金在泉，金燥同化；壬申、壬寅，岁木太角，厥阴风木在泉，风木同化。这六年，岁运太过与在泉之气同化，都属同天符。所谓下加，即指在泉之气。因为司天之气在上，岁运之气居中，在泉之气位于下，所以叫下加。

---

① 黄帝内经素问·六元正纪大论：页167

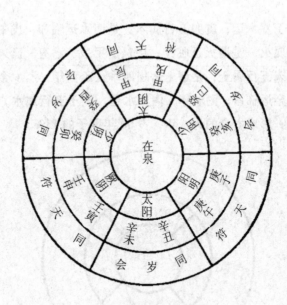

图10　同天符同岁会图

（5）同岁会

岁运不及之气，与客气在泉之气相合而同化的，叫做"同岁会"。《素问·六元正纪大论》说："不及而同地化者亦三……癸巳、癸亥，少徵下加少阳；辛丑、辛未，少羽下加太阳；癸卯、癸酉，少徵下加少阴，如是者三"。又说："不及而加，同岁会也。"①

癸巳、癸亥、癸卯、癸酉，岁火少徵，巳亥少阳相火在泉，卯酉少阴君火在泉，是皆同气相化合；辛丑、辛未，岁水不及，太阳寒水在泉，水寒同化。这六年，岁运不及与在泉之气同化，均属同岁会。

（6）太乙天符

既是天符，又是岁会，叫做"太乙天符"。《素问·六微旨大论》说："天符岁会何如？岐伯曰：太乙天符之会也。"②

在六十年中，有戊午、乙酉、己丑、己未四年，是属太乙天符。例如戊午年，即是"火运之岁，上见少阴"的天符，又是"火运临午"的岁

① 黄帝内经素问·六元正纪大论：页167
② 黄帝内经素问·六微旨大论：页139

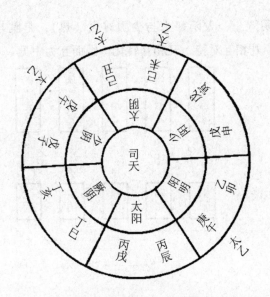

图 11　天符、太乙天符图

会，所以属太乙天符。太乙天符，也就是司天之气，岁运之气，岁支之气三者的会合，所以《素问·天元纪大论》称之谓"三合为治"。

（7）标本中气

标本中气，是古人从天、地、人的宇宙结构视角，根据运气学说的基本原理，提出的有关临床治疗的概念。《素问·六微旨大论》载："少阳之上，火气治之，中见厥阴；阳明之上，燥气治之，中见太阴；太阳之上，寒气治之，中见少阴；厥阴之上，风气治之，中见少阳；少阴之上，热气治之，中见太阳；太阴之上，湿气治之，中见阳明。所谓本也。本之下，中之见也。见之下，气之标也。本标不同，气应异象。"① 意为，风寒暑湿燥火，天之六气为本；少阳、太阳、阳明、少阴、太阴、厥阴，三阴三阳为六气之标；与标气互为表里之气，为中气。本气之下，为中见之气。中气之下就是标气。标本之气，各有其寒热阴阳属性之差异。人生存在气交之中，感受天地气化非常之变，发生疾病，在疾病传变过程中，也发生与六气相应的病理变化。就三阴三阳间的关系来讲，少阳相火与厥阴风木，

---

① 黄帝内经素问·六微旨大论：页 138

阳明燥金与太阴湿土，太阳寒水与少阴君火（热），是脏与腑，阴与阳，表与里的关系，既相互对待，又相互转化。因而互为中见。

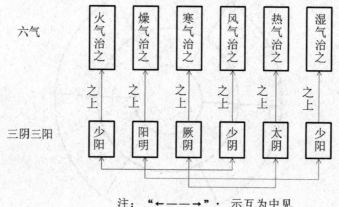

注："←——→"：示互为中见

图12　六气标本中见图示

六气与三阴三阳，既有标本中气的区别，又有相互从化的关系。如《素问·至真要大论》云："帝曰：六气标本，所以不同，奈何？岐伯曰：气有从本者，有从标本者，有不从标本者也。帝曰：愿卒闻之。岐伯曰：少阳、太阴从本；少阴、太阳从标；阳明、厥阴，不从标本，从乎中也。故从本者，化生于本；从标本者，有标本之化；从中者，从中气为化也。"① 所谓"从本"是指证候反映以本气气化为主，所以说化生于本。少阳性质为火，太阴性质为湿，标本性质相同，故从于本化。少阴本热而标阴，太阳本寒而标阳，本标异气，既可以从阳化热，也可以从阴化寒，所以说有标本之化。阳明中见太阴湿土，燥从湿化；厥阴中见少阳相火，木从火化，所以从中气为化。

（8）运气合化格局对人体的影响

应天之五运之气，五岁一周期；应地之三阴三阳六气，六岁一周期。天地之气相感，上下相临，而变生三十年一纪，六十年一周的德化政令变化。《素问·天元纪大论》说："所以欲知天地之阴阳者，应天之气，动而

---

① 黄帝内经素问·至真要大论：页188

不息，故五岁而右迁；应地之气，静而守位，故六期而环会，动静相召，上下相临，阴阳相错，而变由生也。"① 变，指气候之变。由气候的变化，从而主治六十年的德化政令。由于五运和六气的动静相召，上下相临，所以五运与六气就发生同化。

如《素问·六元正纪大论》说："帝曰：愿闻同化何如？岐伯曰：风温春化同，热曛昏火夏化同，胜与复同，燥清烟露秋化同，云雨昏暝埃长夏化同，寒气霜雪冰冬化同。此天地五运六气之化，更用盛衰之常也。"② 意为风温之气，与春天的木气同化；热曛昏火之气，与夏天的火气同化；燥清烟露之气，与秋天的金气同化；云雨昏埃之气，与长夏的土气同化；寒霜冰雪之气，与冬天的水气同化。

①三十年运气同化之常

《素问·六元正纪大论》记载了三十年的运、气同治的情况，这里仅录举甲子、甲午岁运气气化为例。"甲子甲午岁上少阴火，中太宫土运，下阳明金，热化二，雨化五，燥化四，所谓正化日也。其化上咸寒，中苦热，下酸热，所谓药食宜也。"③ 子午年上临少阴君火司天，少阴之气为热，火之生数为二，故热化二。甲午土运太过，雨为土湿之气所成，五为土数，故雨化五。子午年下加阳明燥金在泉，四为金之数，故燥化四。

②六十年运气合治之变

这里也仅举太阳司天之纪为例。《素问·六元正纪大论》说："帝曰：太阳之政奈何？岐伯曰：辰戌之纪也。

太阳　太角　太阴　壬辰　壬戌　其运风，其化鸣紊启拆，其变振拉摧拔，其病眩掉目瞑。

太角^{初正}　少徵　太宫　少商　太羽^终

太阳　太徵　太阴　戊辰　戊戌同正徵　其运热，其化暄暑郁燠，其变炎烈沸腾，其病热郁。

太徵　少宫　太商　少羽^终　少角^初

① 黄帝内经素问·天元纪大论：页132
② 黄帝内经素问·六元正纪大论：页167
③ 黄帝内经素问·六元正纪大论：页168

太阳　太宫　太阴　甲辰^{岁会,同天符}　甲戌^{岁会,同天符}　其运阴埃,其化柔润重泽,其变震惊飘骤,其病湿下重。

太宫　少商　太羽^终　太角^初　少徵

太阳　太商　太阴　庚辰　庚戌　其运凉,其化雾露萧飋,其变肃杀凋零,其病燥,背瞀胸满。

太商　少羽^终　少角^初　太徵　少宫

太阳　太羽　太阴　丙辰^{天符}　丙戌^{天符}　其运寒,其化凝惨溧冽,其变冰雪霜雹,其病大寒留于豀谷。

太羽^终　太角^初　少徵　太宫　少商

凡此太阳司天之政,气化运行先天,天气肃,地气静,寒临太虚,阳气不令,水土合德,上应辰星镇星。其谷玄黅,其政肃,其令徐。寒政大举,泽无阳焰,则火发待时。少阳中治,时雨乃涯,止极雨散,还于太阴,云朝北极,湿化乃布,泽流万物,寒敷于上,雷动于下,寒湿之气,持于气交。民病寒湿,发肌肉萎,足痿不收,濡泻血溢。

初之气,地气迁,气乃大温,草乃早荣,民乃厉,温病乃作,身热头痛呕吐,肌腠疮疡。

二之气,大凉反至,民乃惨,草乃遇寒,火气遂抑,民病气郁中满,寒乃始。

三之气,天政布,寒气行,雨乃降,民病寒反热中,痈疽注下,心热瞀闷,不治者死。

四之气,风湿交争,风化为雨,乃长乃化乃成,民病大热少气,肌肉萎足痿,注下赤白。

五之气,阳复化,草乃长,乃化乃成,民乃舒。

终之气,地气正,湿令行,阴凝太虚,埃昏郊野,民乃惨凄,寒风以至,反者孕乃死。"①

在六十年运气同化与发病关系中,有关天符与岁会对疾病的影响,除上述外,《素问·气交变大论》还专有论述。

---

① 黄帝内经素问·六元正纪大论:页160－161

如对天符之气化的论述："岁火太过，炎暑流行，肺金受邪……上临少阴少阳，火燔火芮，冰泉涸，物焦槁，病反谵妄狂越，咳喘息鸣，下甚血溢泄不已，太渊绝者，死不治，上应荧惑星"；"岁水太过，寒气流行，邪害心火……上临太阳，雨冰雪霜不时降，湿气变物，病反腹满肠鸣，溏泄食不化，渴而妄冒。神门绝者，死不治，上应荧惑、辰星"。[1]

　　又如对岁会的论述，"岁木不及，燥乃大行……上临阳明，生气失政，草木再荣，化气乃急，上应太白、镇星，其主苍早……白露早降，收杀气行，寒雨害物，虫食甘黄，脾土受邪，赤气后化，心气晚治，上胜肺金，白气乃屈，其谷不成，咳而鼽，上应荧惑、太白星"；"岁土不及，风乃大行……上临厥阴，流水不冰，蛰虫来见，藏气不用，白乃不复，上应岁星，民乃康"；"岁水不及，湿乃大行……上临太阴，则大寒数举，蛰虫早藏，地积坚冰，阳光不治，民病寒疾于下，甚则腹满浮肿，上应镇星，其主黔谷。"[2]

　　有关天符与岁会的关系，《素问·六微旨大论》说："帝曰：其贵贱何如？岐伯曰：天符为执法，岁会为行令，太乙天符为贵人。帝曰：邪中之也奈何？岐伯曰：中执法者，其病速而危；中行令者，其病徐而持；中贵人者，其病暴而死。"[3] 指出天符之为病，多属急性的病证；岁会之为病，多属慢性的病证；只有太乙天符之为病，病重而预后不良。正如张介宾说："虽天符岁会，皆得纯正之气；然其过亢，则未免中邪亦有轻重。故中岁会者为轻，以行令者之权轻也；中天符者为重，以执法者之权重也；中太乙者为尤重，以三气皆伤而贵人知不可犯也。"[4]

4.1.4　运气异常格局及其对人体的影响

（1）天甲子、地甲子的提出与运气格局的整合

　　《素问》"运气七篇大论"提到的三十种演示格局是固定不变的。太过不及、胜复郁发、亢害承制等等现象都是运气气化格局中常见的正常规

————————

①　黄帝内经素问·气交变大论：页143
②　黄帝内经素问·气交变大论：页145－146
③　黄帝内经素问·六微旨大论：页140
④　类经图翼：页62－63

律，但古人在实践中发现了上述的演示格局、气化规律与实际变迁往往不相符合，《素问遗篇》认为气候变化规律不能完全依照天干地支来做机械推算。于是，《素问遗篇》在"司天、中运、在泉"三者构成的演示格局基础上，创立了由"天甲子－司天－中运－在泉－地甲子"五者构成的新演示格局。这里所谓的"天甲子"，是指与司天六气相配的天干地支。司天居上，所以"天甲子"又称为"上位甲子"，或简称"上位"。"地甲子"，是指与在泉六气相配的天干地支。在泉居下，所以"地甲子"又称为"下位甲子"，或简称"下位"。《素问遗篇》所以要把天干地支与六气的配属分开，使它们之间的关系由固定变成灵活，就是为了便于说明气候变化与纪年干支之间没有固定不变的拘泥关系。所以"天甲子"和"地甲子"观点的提出，是对完全依靠干支纪年来推算和预测气候的运气学说的否定。

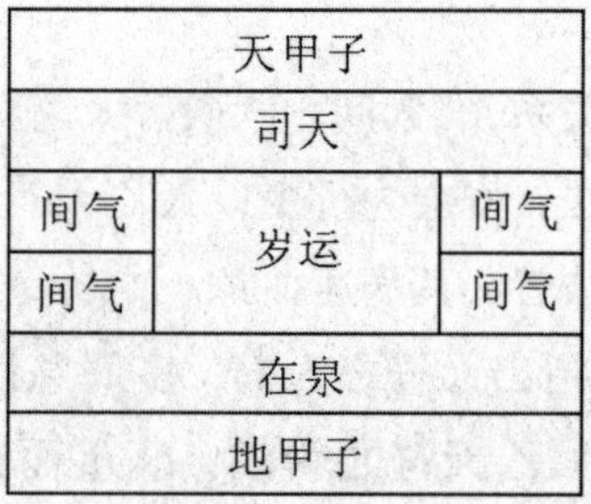

天甲子		
司天		
间气	岁运	间气
间气		间气
在泉		
地甲子		

图13　《素问遗篇》运气异常格局示意图

以甲午年为例，《素问遗篇》的演示格局是：上位甲午－司天少阴君火－中土运太过－在泉阳明燥金－下位己酉。这个格局在具体运用时，结合现实的气候，可以因旧司天不退位，新司天不迁正，而变为上位癸巳－司天厥阴风木－中土运不及－在泉阳明燥金－下位己酉。这样以来，运气格局的适应面就比仅用干支纪年推算来得灵活多了，也更加符合实际。

（2）运气异常格局及其对人体的影响——三年化疫

在这种异常的运气气化条件下，往往要产生大的疫病。《素问遗篇·刺法论》说："假令庚辰刚柔失守，……三年变大疫"；《素问遗篇·本病论》中更具体指出："假令庚辰阳年太过，……虽交得庚辰年也，阳明犹尚治天，……火胜热化，水复寒刑。此乙庚失守，其后三年化成金疫也，速至壬午，徐至癸未，金疫至也。"这两段话的意思是：假若庚辰年的年运"刚柔失守"，三年以后将出现大的瘟疫。庚辰年刚柔失守的表现为天气干燥，气温偏高，并出现寒水来复的变化，此后三年化生的大疫名为"金疫"。快到壬午年，慢到癸未年，"金疫"就来了。

2000 年、2003 年的气候条件正符合这种运气气化格局，故而在全球范围内产生了新型疫病——SARS。2000 年（庚辰年）的司天之气是太阳寒水司天，正常情况下气温应偏低，实际气温不低反高，不是五运六气的规律不正确，而是表明该年出现的是不正常运气，《素问遗篇》讲这是"升降失常"，上一年的司天阳明燥金未退位，该年的司天太阳寒水未迁正。按照阴阳五行的动态变化规律，下半年易出现"水复寒刑"。正因为 2000 年的运气属刚柔失守的异常情况，所以才有"三年化疫"的气化异常情况出现，导致了 2003 年的"金疫"大流行。

4.1.5 运气学说的基本原理

通过对五运六气气化格局的理解，笔者将运气学说的基本原理总结为三个方面：生化演进原理、承制胜复原理与升降出入原理。其中，以运气学说的生化演进原理为核心，承制胜复原理是为了保证运气气化的合理有序，升降出入原理是为了保证运气气化的泉源与动力不竭。三者共同构成了运气学说的基本原理。

（1）生化演进原理

生化演进，是指五运六气的推动生化万物的作用。所谓"化"，是指在运气气化条件综合作用下，万物的生成、发展、演化、转变的全部过程。如《素问·天元纪大论》："物生谓之化"、"在地为化，化生五味。"[①]生化演进原理，是运气学说的基本原理之一。运气学说关于人与自然和谐一体，相互感应，乃至于人体生理病理的理解，完全是从生化的角度出发的。如《素问·天元纪大论》指出，由于日、月及九星等天体的运动而产生了气化，因而产生了阴阳消长、刚柔差异的现象，也因而产生寒暑季节

交替，自然界万物由此而生生化化，天道—气化—气候—物候—病候是五运六气学说的生化基本模式。

《素问·六节藏象论》云："天度者，所以制日月之行也，气数者，所以纪化生之用也。"① 就是说天度是计算日月运行的坐标，气数是标志万物化生的依据，通过天度可以计算日期与月份，依据气数可以得知节气的变化；掌握日月运转之期及节气之变，又可推测天道之规律。言天验人的思想，是先秦中国文化的主要观念。

从宇宙生成的角度来讲，气化源于本根之后，便产生离合之阴阳属性，由于阴阳之气的运作，继而形成风、寒、暑、湿、燥、火等六气，由六气的盛衰虚盈，再形成正常和异常气候的变化。同时，由于气候的变化，而促成万物生、长、化、收、藏等诸多生命现象。故而，《素问·五运行大论》云："燥以干之，暑以蒸之，风以动之，湿以润之，寒以坚之，火以温之。故风寒在下，燥热在上，湿气在中，火游行期间，寒暑六入，故令虚而生化也。故燥胜则地干，暑胜则地热，风胜则地冻，湿胜则地泥，寒胜则地裂，火胜则地固矣。"② 经文生动地表述了自然气化的不同作用，也说明了在天之风、寒、暑、湿、燥、火六气作用于大地，进而带动了大地产生了生化，出现了不同的物候、生命现象。

同时，《黄帝内经》将从运气学说中总结的"寒热燥湿，不同其化"③规律，用于认识在人体生理及病理现象上。如《素问·六元正纪大论》云："厥阴所至为里急；少阴所至为疡胗身热；太阴所至为积饮否隔；少阳所至为嚏呕，为疮疡；阳明所至为浮虚；太阳所至为屈伸不利。"④ 不同气候变化造成不同的疾病表现，因而对于人体的疾病表现及部位，可以用六气来加以命名，如厥阴肝经、少阴心经、阳明肺经、太阴脾经……等。这表明自然界不同的气化常常根据"同气相求"的原理施于不同的对象，并导致不同的结果。

① 黄帝内经素问·六节藏象论：页24
② 黄帝内经素问·五运行大论：页134
③ 黄帝内经素问·五常政大论：页157
④ 黄帝内经素问·六元正纪大论：页175

运气学说指出："物之生从于化，物之极由乎变，变化之相薄，成败之所由也……成败倚伏生乎动，动而不已则变作矣。"[1] 运气气化作用是源源不断的，同时也总是向承制一方转化的，"各归不胜而为化"，《素问·六元正纪大论》云："太阴雨化，施于太阳；太阳寒化，施于少阴；少阴热化，施于阳明；阳明燥化，施于厥阴；厥阴风化，施于太阴。各命其所在以征之也。"[2] 即言自然界六气气化之所以能保持正常运转，并且能够生化万物，主要是六气之间有"各归不胜而为化"的作用，例如风可以胜湿，湿可以胜寒，寒可以胜热等。

《黄帝内经》认为，盛与衰是交替进行变化，《素问·脉要精微论》云："万物之外，六合之内，天地之变，阴阳之应，彼春之暖，为夏之暑，彼秋之忿，为冬之怒。"[3] 阴阳的不断消长变化是一年四季变化的主因，也是自然界维持正常生化所必须的。因此，自然界的气化现象，是有了盛衰才有运动，有了运动才能不断的生化。同时，自然界的气化是有规律可循的，即"气有多少，形有盛衰，上下相召，而损益彰矣"[4]，了解运气气化的强弱，形气上下相互感召产生盛衰的情况，则自然界万物的盈虚损益道理就很浅显了。

《黄帝内经》将以上盛衰、生化的规律，运用于认识人体生命气化，除了有"夫百病之生也，皆生于风寒暑湿燥火，以之化之变"的主张外，还将"各归不胜而为化"的规律，实行于人体疾病的诊治。气化状态失常时，疾病的传变往往都指向五行五脏所胜规律转化。例如，心病向肺病转化，脾病向肾病转化……等。

此外，运气学说还认为，运气气化异常变化的大小与病情轻重是相应的，气化反常变化小，则疾病轻微；反之，气化反常变化大的，则疾病相应为重。这即是《素问·六元正纪大论》所谓"微者小差，甚者大差"的意义。

---

① 黄帝内经素问·六微旨大论：页141
② 黄帝内经素问·六元正纪大论：页175–176
③ 黄帝内经素问·脉要精微论：页38
④ 黄帝内经素问·天元纪大论：页130

（2）承制胜复原理

运气学说认为，自然气化活动存在一定的承制调节机制，才能保持在相对稳定的状态，这个调节机制就是承制胜复原理。运气学说指出，自然界的气化要保持平衡，必须要有承制；如此不断的循环，使自然万物得以正常气化运作，而使自然生态保持相对的稳定。承制不是平衡。平衡往往给人以数量、重量的具体物感觉。而运气学说主要研究的对象是气化。气化只能从稳定、和谐等定性的角度去观察和判定。稳定、和谐的主体就是阴与阳、动与静、刚与柔、寒与热、水与火、湿与燥，总括而论就是阴与阳的稳定与和谐。

如《素问·气交变大论》云："五运之政，犹权衡也，高者抑之，下者举之，化者应之，变者复之，此生长化收藏之理，气之常也。失常则天地闭塞。"[①] 运气气化，实际上是自然而然的过程。五运气化运动就好像权衡之象，太过的自然会受到抑制，不及的自然会进行支持，使气化、物候反应趋于稳定与和谐，这是自然气化的根本道理，是四时气候的正常规律。否则，天地之气就会闭塞不通。

运气学说称这种情况为"亢害承制"。自然界气化的过程也是自然界气化本身的一个"亢害承制"与"淫治胜复"的过程。在自然界某种气化偏胜时，就会有胜复之气来制约它（例如风化偏胜，会有燥化来制约，燥化一段时间，又会有火化来进行制约），使其恢复到正常状态。运气学说总结的这一规律，其实就是自然界气化的承制调节机制，有了这种机制，才能维持自然气化、物候以及生命状态的相对稳定，有利于自然万物的正常生长。

《黄帝内经》将运气气化"亢害承制"与"淫治胜复"规律，用于认识人体生命现象。人体在气化稳定和谐状态时，就是正常生理状态；反之，在失去稳定、和谐状态时，就是病理状态。对人体疾病辨证论治实践中，中医学均是从"气化"的理论思维入手，把人体疾病状态视为其气化虚体结构失常的表现。

---

① 黄帝内经素问·气交变大论：页147

人体气化虚拟结构，就是一个小天地，其具有自身的稳定性。这一稳定性的基础也是类似承制、胜复的一种规律。如《素问·五运行大论》云："天地之气，胜复之作，不形于诊也。"① 意为天地气化的异常情况，人体在能够适应，进行调节的情况下，不会出现疾病，反映在脉象当中。

（3）升降出入原理

运气学说的升降出入原理，旨在阐明自然万物的气化作用，其背后是气的升降出入之过程。亦即是说，气的升降出入运动是自然万物的生化之动力与前提，这一运动是无时无刻不在进行的。即《素问·六微旨大论》所谓"升降出入、无器不有"及"无不出入、无不升降"②。

首先，天地之气的升降运动，相感相应，和谐融融，产生了世间万物。由于日、月、星辰等天体的运动产生了阴阳二气之气化作用，导致昼夜及四季的气候变化的自然现象，自然万物也由此而生。天气下降，地气上腾的自然现象及其形上认识的总结，在《易传》等早期文献中已经有了记载。自然界气化运动的形式就是升降与出入，《素问·六微旨大论》云："升已而降，降者谓天；降已而升，升者谓地。天气下降，气流于地；地气上升，气腾于天。故高下相召，升降相因，而变作矣。"③ 即言从天地之气的上下来说，天之气总是作趋地之运动，而地之气也总是作趋天之运动。反之，天气无地气之升，则不能降，地气无天气之降，则不能升，故天气和地气是相互为用。正如《素问·阴阳应象大论》云："地气上为云，天气下为雨；雨出地气，云出天气。"

又《素问·六微旨大论》云："出入废则神机化灭，升降息则气主孤危。故非出入，则无以生长壮老已；非升降，则无以生长化收藏。是以升降出入，无器不有。故器者生化之宇，器散则分之，生化息矣。故无不出入，无不升降，化有大小，期有近远，四者之有，而贵常守，反常则灾害至矣。"④ 此段引文中"器"是泛指一切成形的自然万物；"升降出入，无

---

① 黄帝内经素问·五运行大论：页134
② 黄帝内经素问·六微旨大论：页142
③ 黄帝内经素问·六微旨大论：页141
④ 黄帝内经素问·六微旨大论：页142

器不有"是说一切自然界万物皆因气化作用而存在、发生变化，没有气化作用即不能生化，即无以生长化收藏。换言之，没有升降，就不会有天地二气化生万物，没有出入，就不会有万物与我为一。这样，自然万物的神机就会化灭，生命的气化也会陷于停滞状态，神去则机息，生化停止。

又《素问·六微旨大论》云："上下之位，气交之中，人之居也。故曰：天枢之上，天气主之，天枢之下，地气主之，气交之分，人气从之，万物由之。"① 这里是说，天地构成了一个空间，如同两极一样，相互吸引，相互感应，相互作用，人生活在这样的一个空间当中，其生命现象和生理活动均是在天地二气升降相因的作用下产生的。正如《素问·宝命全形论》云："人生于地，悬命于天，天地合气，命之曰人。"②

从运气格局的平面图上来看，司天在泉及间气的升降失常，会导致因气化异常，发生自然灾害及疾病流行。《素问·六微旨大论》云："至而至者和，至而不至，来气不及也。未至而至，来气有余也。帝曰：至而不至，未至而至如何？岐伯曰：应则顺，否则逆，逆则变生，变则病。"③

运气学说认为，升降出入既然是宇宙气化运动的主要方式，人体的气化运动自然是不能例外。升降出入应用在人体，升降是指人体内部脏气之间的作用，如肝气左升，肺气右降，心肾相交等；出入是指人体脏气状态、经气流行与自然气化相通应。升降出入维持了人体气化虚体结构的和谐与稳定，使人体的生命活动得以正常进行。

如《素问·阴阳应象大论》云："清阳出上窍，浊阴出下窍，清阳发腠理，浊阴走五脏，清阳实四肢，浊阴归六腑。"④ 走行于上窍、升发在腠理、充实在四肢的就是清阳之气，泄出于下窍、进入于五脏、穿行于六腑的就是浊阴。升降出入若失常则会导致人体气化功能的障碍，从而产生疾病。"清浊相干"就是指人体气化升降失常的病理情况。人体脏腑之间因"清浊相干"导致的病变，在各脏腑都可能出现，《灵枢·阴阳清浊》谓：

---

① 黄帝内经素问·六微旨大论：页141
② 黄帝内经素问·宝命全形论：页57
③ 黄帝内经素问·六微旨大论：页138
④ 黄帝内经素问·阴阳应象大论：页16

"清气在下，则生飧泄，浊气在上，则生䐜胀。此阴阳反作，病之逆从也。"① 清气应升反降，浊气应降反升，导致阴阳气机逆行，而产生飧泄及胀气的症状。运气气化升降失常，轻则导致人体脏腑气机升降失常，重则导致郁气，甚而暴卒。

综上，运气学说认为，升降出入是自然气化运动的主要形式，升降、出入运动始终贯穿于生命的气化过程。"气交变"是运气学说升降理论的主要思想，透过"气交变"的作用，使气化得以保持相对平稳，万物生化得以正常运作。没有升降出入运动，则自然万物不能进行生化收藏，一切生命活动也即将终止。

4.1.6 运气学说的理论意义

通过对运气气化格局以及运气学说基本原理的阐释，已经展现出运气学说的丰富内涵和重要理论价值。笔者下面集中对五运六气与气化理论的关系、五运六气学说的特点以及如何认识五运六气学说等问题进行说明，以彰显运气学说在《黄帝内经》气化理论中的学术意义。

（1）五运六气学说是对自然气化过程的系统总结与归纳

古人认为"气"是宇宙万物构成的本源。这是古人历来主张天人合一、主客相融认识自然的宇宙观的反映。其特点是在认识世界的过程中，顺随万物的自然变化，在不加干预和控制的情况下，总结事物自然运动变化的规律，即所谓"静观"。其认识，主要采用意象思维对事物进行概括，着眼于事物变化的现象，揭示现象蕴含的内在规律，即所谓"立象尽意"。②

但是，"天人合一"，"主客相融"，并不泯除主客差异和对待关系，只是排除对立。因为"合一"和"相融"是结果，更是过程，它标示一种特殊的关系；如果真的没有了差异和对待，也就没有了人自身，没有"合一"和"相融"之说了。

因此，古人从实践过程中观察到不同时段的"气"似乎存在特性差

---

① 灵枢经·阴阳清浊：页74
② 易·系辞上：页200

异。从气化思维方式出发，古人将时段不同、特性差异的"气"，归纳为五运和六气。这种总结并非出于主观，或者是崇尚某种神秘的术数推导，而是"不以数推，以象之谓"① 的客观观察结果。《素问·五运行大论》说："候之所始，道之所生。"② 意即自然变化的规律，完全是从自然界中各种物候现象总结出来的。③ 而自然的气候与物候变化，其内在原因就是气化。由此，《素问·气交变大论》说："是以察其动也，有德有化，有政有令，有变有灾，而物由之，而人应之也。"④ "德"、"化"、"政"、"令"、"灾"、"变" 等不同的气化状态，就会对自然万物和人类产生不同的影响。

笔者认为，《黄帝内经》五运六气学说，是从气化流行生成万物的宇宙观出发，观察星象、气候与物候的周期性变化，借助干支作为推演运算工具，试图总结与归纳自然天体和气候变化与人体的协同性，并以此为理论依据，系统形成的调整人体状态的原理与法则。五运六气，是《黄帝内经》气化理论中最为系统、对后世影响最大的、自成一体的学说。

（2）五运六气学说是对气化理论秩序性、层次性的系统解读

五运六气学说提出：自然气化的运动过程与现象，呈现五运六气周期性节律；人的生命气化节律与自然气化节律相应，并受到自然的影响，即"人与天地相应"。有学者认为："中医学正是从气化的角度，把自然节律与生命节律统一起来，来认识生命过程、生理活动、病理现象，并提出诊治规律，形成了以恢复人体自调作为出发点和归宿的诊治观与养生观，并成为中医学的理论基础和理论特色。"⑤

五运六气学说是对《黄帝内经》气化理论内容的细化和深入，是从时间运动过程，对不同时段的气化特点的详细描述。可以说，五运六气学说将气化理论的整体、开放和动态的特点，全面系统地提升到一个前所未有

---

① 黄帝内经素问·五运行大论：页 133

② 黄帝内经素问·五运行大论：页 133

③ 黄帝内经素问运气七篇讲解：页 62

④ 黄帝内经素问·气交变大论：页 147

⑤ 许家松. 中医学理论体系的内涵与框架构建. 中国中医药报，2004 - 11 - 1.

的高度，是《黄帝内经》气化理论成熟的重要标志，并成为后世医家研讨气化的主要依据。

五运六气学说的特点，主要表现在：

第一，详细论述了年运、主运、主气、客气等不同时段的气化特点、所主物候、常见病证、常用治则，认为气不同，化亦不同。所谓"寒热燥湿，不同其化"，"五盛类衰，各随其气"，[①] 认为自然气候的运动变化是有规律可循的，所谓"气可预期"。古人在长期观测和追踪的基础上提出气候运行变化具有周期性，总结出"五运六气格局"，以之测算不同年份、不同季节的气候特点、物候特点、人体疾病证候特点及发生流行的一般情况，使得《黄帝内经》以降，言病机必由气化，言治法必从气化。

第二，强调格局推导与实际气化结合，"时有常位而气无必也"，使得气化理论从根本上将天、人联系在一起，增强了天人协同整体观念的理论指导性。

第三，提出对气化"成败倚伏生乎动"的生动描述，使得气化理论将人与自然万物的紧密联系，统辖于气之生化运动之中。

第四，提出五运、六气的迁正退位，升降常守，使得气化的有序性和层次性更加凸显，成为判断自然气化正常与否的常用指征。

第五，提出融合人体结构的自然气化结构。正是由于五运六气学说的系统表述，进一步加强了人体气化虚拟结构理论模型的系统性和全面性。人与自然两种结构，在气化的前提下，实现了充分的融合。

最后，运气学说的系统构建极大地促进了中医阴阳五行学说的理论深度和内涵的多样性，使得《黄帝内经》气化理论得到了系统地丰富与完善。

总体来说，五运六气学说是以一个"气"字为主体，以一个"生"字为常态，以一个"化"字做背景，以一个"时"字为枢机，以一个"属"字求其本，以一个"中"字为法则，以一个"和"字调万类。人与自然和谐相处、养生保健合于天真，是五运六气学说，乃至中医学所追求的最高

---

① 黄帝内经素问·五常政大论：页157 `

境界。

（3）如何正确理解运气学说

运气学说是古人通过长期的天象观察，结合气候、物候变化的周期性规律，而总结出的一门用于探讨疾病的发生、发展、治疗以及预防的学问。从现存文献来看，运气学说第一次较为系统地总结，至迟是在唐代医家王冰补入"运气七篇大论"于《黄帝内经素问》中。从此以降，历代医家以及相关学者不断充实、发展和运用五运六气理论。但是，这其中有少数医家由于对运气理论认识方法上的失误，导致了最终走向拘泥推演的歧路。同时又因为运气基本格局的相对固定性与实际情况的复杂性之间存在较大差异，导致了个别未能领会运气理论实质的医家对此产生怀疑甚至排斥。从而造成运气学说发展历史上争议纷起，各自为论。

五运六气学说被有些人认为是玄学，辞理古奥，章糅纷杂，往往使学者望而生畏。迄今为止，能够全面反映运气理论原始面貌的早期文献，仅限于《素问》"运气七篇大论"以及"素问遗篇"。运气理论的发掘，只能依赖历代学者自己的揣摩和理解。《素问》"七篇大论"较为系统地论述了五运六气学说的推演格局，内容丰富、条理清晰，反映出天象、气候、物候的变化规律以及疾病的发生、发展、演化及其辨证论治的原则和方法。据此，似乎可以"按图索骥"做出对气候、疾病发生趋势的预测。所以后世少数医家教条地认为，运气学说仅仅是通过干支推算做出对疾病治疗的处理和预后的判断。如《伤寒钤法》中云："精华运气自古传，等闲谁识袖中玄？斡玄天上阴阳柄，擅执人间生死权；但向袖中分汗瘥，何须脉理辨钩玄！"[1]

然而，仅仅从干支上的简单推算，和运气本身的正常格局都很难吻合。北宋·刘温舒曾经在《素问入式运气论奥》中举到一个例子："元丰四年，岁在辛酉，阳明司天为上商，少阴在泉为下徵，天气燥，地飞热，运得少羽，岁水不及，所谓涸流之纪，而反河决大水，何也？"[2] 根据干支推算，丙辛化水，辛为阴水。凡逢年干为辛，则岁水不及。《素问·五常

---

① 伤寒钤法．见：薛氏医案：页 301
② 素问入式运气论奥：页 496－497

政大论》："帝曰：其不及奈何？岐伯曰：……水曰涸流。"① 但是，元丰四年恰巧"河决大水"。这就与干支推演的结果截然相反。刘温舒对此的解释是："少羽之运，岁水不及，侮而乘之者土也。土不务德，故以湿胜寒时，则有泉涌河衍，涸泽生鱼，其变为骤注，其灾为霖溃，名为少羽，而实与太宫之岁同。"②

对于运气格局复杂性的认识，《圣济总录·运气》在六十年格局之后有这样一段话："此（笔者按：指六十年运气变化正常格局）特定期之纪，气化之常也。不能无变，变不可以常拘，推考其要，或因本标不同，……或因积数之差，……或因气位相胜，……或因气运之郁，……或六气临胜己之位，……或因郁而必发，……或因邪气反胜，……夫定期之外，犹有是者，则不拘于常数也。"③ 可见，实际运气情况并非仅仅是从干支上推算的结果，影响运气的因素是十分复杂的。这其中任何一个影响因素的改变，都会引起整个格局的变化。也就是说，五运六气学说有其运动的正常状态，亦有其气化异常的情况。在运气异常的情况下，万万不可拘于常数而胶柱鼓瑟。

笔者认为，当前五运六气研究过程中，仅仅根据年干支就推断该年气候和疫情的做法是具有局限性的。因为，《黄帝内经》明确指出：五运六气有常有变，有未至而至，有至而未至，有至而太过，有至而不及，有胜气、复气之异，有升降失常之变，所谓"时有常位而气无必也"。五运六气并非是六十干支的简单循环，仅据天干地支推算未来气候和疾病发生，是违背《黄帝内经》运气学说精神的。古代有些医家反对的，也正是这种胶柱鼓瑟的"五运六气"。《黄帝内经》所列五运六气的六十干支推算方法，介绍的是五运六气的"常位"。只有知常才能达变，不知常位就无从分辨出现的气候是常气还是异气。五运六气学说真正的学术价值在于引导学者透过纷繁复杂的推演格局，去发掘这一模型背后的气化思想。

---

① 黄帝内经素问·五常政大论：页149
② 素问入式运气论奥：页496
③ 圣济总录·运气：页116

4.2　九宫八风

九宫八风模式源于古人对于天文、历法的知识总结，与《周易》思想密切相关，为阴阳五行学说之衍生。在由"气"为主体构建的"天人相应"的传统思想指导下，古人通过考察不同季风风向变换以及冷暖相嬗的自然现象，建构了这一系统而缜密的基本理论模型，用于古人的占卜活动。《灵枢经》引入此模型来探讨自然变化同人体发病的相关性，为《黄帝内经》的病因观、养生观等，提供了丰富的理论内容。

4.2.1　九宫八风概说

九宫数的排列方式，二四为肩，六八为足，左三右七，戴九履一，五居中央。九宫的基础——洛书，本是五行理论的推理模型。一、六为水，七、二为火，九、四为金，三、八为木，五为土。一六→七二→九四→三八→五→一六等等，的确为一数字循环，而且是水克火→火克金→金克木→木克土→土克水的五行相克循环。方位是：水数一居北，水数六居西北，火数七居西，火数二居西南，金数九居南，金数四居东南，木数三居东，木数八居东北，土数五居中央。九宫八风模型属于五行理论的推衍。因为，五方的形象正是中央的"一"和四方的"四"所构成。一旦这种五方的形象在古人心目中建立，那么，四正、四隅以及中央相合，整体上来看便具备了所谓的九宫方位。

《黄帝内经》中有关九宫八风的记载主要见于《灵枢经》的"岁露篇"和"九宫八风篇"。其他如《素问》的《上古天真论》、《金匮真言论》、《移精变气论》、《玉版论要》、《脉要精微论》、《八正神明论》、《针解篇》、《示从容论》和《阴阳类论》等篇都有涉及。

4.2.2　"太一"游宫占法

"太一"为星名，在先秦时代本来是叫"北辰"。这个"北辰"是古代北极五星中的亮星，即小熊星座的 β 星（βUMi）。① 关于"太一"游宫的占法规则，张介宾认为，"太一"移日所表现的风雨气象如果出现的过

---

① 中国天文学史：页 178 – 179

早，说明当年雨气太过，易发水灾；若出现的过晚，说明当年雨气不及，易生旱灾。①

"太一"在冬至北方有变，因其所对冲方向为南，南为上（笔者按：心所主，心为君主之官），故占在君；"太一"在春分东方有变，其所对冲的方向为西，西为右（笔者按：肺所主，肺为相傅之官），故占在相；"太一"在秋分西方有变，其所对冲的方向为东，东为左（笔者按：肝所主，肝为将军之官），故占在将；"太一"在中宫有变，无所对冲（笔者按：脾胃所主，为仓廪之官，主灌溉四维），故占在吏（张介宾："中宫属土，王在四维，吏有分任，其象应之，故占在吏。"②；"太一"在夏至南方有变，其所对冲的方向为北，北为下（笔者按：肾所主，作强之官，伎巧出焉），故占在百姓（笔者按：王冰说："强于作用，故曰作强。造化形容，故云技巧。"③ 张介宾、张志聪、高士宗、吴崑等均从"精"的角度进行阐释。历代学者的解释，目光多局限于人体，而《素问·灵兰秘典论》所云诸官多为结合人事而论。所以，"作强"乃是强调国家社稷之基础，"技巧"是说民众的创造能力。）通过"太一"在五宫时物候的变化，可以察知疾病灾省。

4.2.3 八风占候与人体发病

八风影响及人，与时间和方位相关。如：冬季风从南方来，名曰大弱风，人居于中宫而受之，则内舍于心，外在于脉，气主热。（笔者按：如此推理的理由见《灵枢·岁露》④）其他均以此类推。

---

① 类经·二十七卷·运气类·九宫八风：页 644–646
② 类经·二十七卷·运气类·九宫八风：页 645
③ 黄帝内经素问·灵兰秘典论·王冰注：页 23
④ 灵枢经·岁露：页 131："常以冬至之日，太一立于叶蛰之宫，其至也，天必应之以风雨矣。风雨从南方来者，为虚风，贼伤人者也。其以夜半至也，万民皆卧而弗犯也，故其岁民少病。其以昼至者，万民懈惰而皆中于虚风，故万民多病。虚邪人客于骨而不发于外，至其立春，阳气大发，腠理开，因立春之日，风从西方来，万民又皆中于虚风，此两邪相搏，经气结代者矣。故诸逢其风而遇其雨者，命曰遇岁露焉。因岁之和，而少贼风者，民少病而少死，岁多贼风邪气，寒温不和，则民多病而死矣。"

九宫八风模型，是与阴阳五行学说有关的候风、候气之说。通过考察不同季节风的方位变换和冷暖强弱阴阳气化消长，来模拟或预测自然、社会、人体的基本运动规律。九宫八风理论模型的产生，与天文历法、观象授时有关，建立这一模型是作为占卜的工具。

在医学上，《灵枢·九宫八风》等篇对于八风的内容多有涉及，这与古人希冀借助外在工具，推断自然气化，占卜人体状态的根本思维有关。在此基础上，古人通过不断地观察，总结出八风变换与人体疾病发生的规律，进一步将九宫八风的相关内容融入医学之中，从气化思维的角度，极大地丰富了《黄帝内经》对疾病与预防的认识，同时也为养生防病理论提供了重要的参考依据。

4.3 卦气说

从现有文献来看，卦气这个概念，首先应当是由汉人提出的。"卦气"一词，始见于《汉书·谷永杜邺传》和《易纬·稽览图》。一般认为，历代经、史学家皆言卦气之学出于西汉孟喜。清人惠栋对卦气之学加以定义："孟氏卦气图，以坎离震兑为四正卦，余六十四卦，卦主六日七分，合周天之数。内辟卦十二，谓之消息卦。乾盈为息，坤虚为消，其实乾坤十二画也"，"辟卦为君，杂卦为臣，四正为方伯，二至二分，寒温风雨，总以应卦为节。"[1] 可见，卦气的主要原理基于阴阳二气的消长，具体是将易卦与十二月、二十四节气相配。

有学者受到杨上善的启发，认为《素问·脉解篇》是对足三阴三阳脉候的解说，通篇皆以汉代盛行的"卦气说"的十二消息卦注释。[2] 十二消息卦主要指的是复、临、泰、大壮、夬、乾、姤、遁、否、观、剥、坤。《史记·历书》说："黄帝考定星历，建立五行，起消息。"[3] 可以推断，"消息"一词与天文节气相关，旨在说明阴阳二气的消长盈余。十二消息卦分别布于十二月各月之中的相应位置，恰好卦画可以表示由十一月冬至

---

① 易汉学·孟长卿易上·卦气图说：页3
② 中国针灸学术史大纲：页486
③ 史记·历书：页139

复一阳生，至次年之十月小雪坤六阴这样一个阴阳消息的循环过程。《素问·脉解篇》说："正月太阳寅……言少阳戌……阳明者午也……太阴子也……少阴者申也……厥阴者辰也。"[①] 十二消息卦与十二地支之间的对应关系。

但是，这仅仅说明《素问·脉解篇》的作者是如何将足三阴三阳与卦气说相配属。至于，经脉病候的病因病机则未加解释，历代注释难有突破。笔者认为，该篇文字通篇采用卦气说用于阐发阴阳气化消息盈虚，而卦气之说似乎在占验谶纬上能够大展身手，但于解释人体复杂状态时，却显得力不从心。因此，可以推测，历代医家并非无人识得《素问·脉解》卦气说的基本模型，如杨上善在《黄帝内经太素》中多次用卦气解释阴阳消息盈虚。然"儒有定理，而医无定法"，后世医家之所以采用不同于此的病因病机学说，进行经脉症候的解释，正是因为将卦气说生硬套入医学之中，用于阐释医理，难以适应中医临床实践复杂的要求，最终只能处于被历史淘汰的境地。

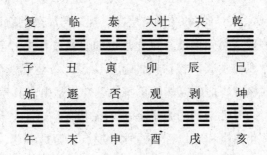

图 14　地支配十二消息卦示意图

5　《黄帝内经》气化理论中的原创性思维

《黄帝内经》气化理论，完全是我国古人在思想文化、科学实践和医疗保健方面的独特性理论创造。理论的特色，源于思维的原创。《黄帝内经》气化理论源于我国优秀的传统思想文化，而思想文化的内核即是原创

---

① 　黄帝内经素问·脉解：页 96 - 98

性思维。可以说，是中医学的原创性思维，建构并规范了《黄帝内经》气化理论的系统结构、逻辑层次和推演模型，并在此基础上形成了指导临床诊疗实践模式与路径的具体思想。

5.1 原创性思维的定义与要素

人类思维活动，是区别于其他生物的显著标志。探索思维的认识活动，早在2000多年前，就成为东西方先哲的关注焦点。中国的名学、印度的因明学以及西方的逻辑学、，就是以思维活动的形式、程序、规律作为主要的研究对象。当代，有关思维活动的研究，更是成为心理学、语言学、符号学、认知神经科学、信息科学、系统科学的前沿。

何为思维？辞典上的定义是"在表象、概念的基础上进行分析、综合、判断、推理等认识活动的过程。"① 这是偏向于逻辑思维特性的注解，用来说明中医学、审美艺术，乃至于宗教的思维，就不免以偏概全。笔者认为，思维是一种融汇主体情感信息、认知倾向（甚至身体状况信息）与外界环境信息，运用符号、语言等、按照一定的程序和规则，去阐释和（或）建构天与人、心与物的结构与层次、规律与原理的意识活动过程。

在发掘、整理《黄帝内经》气化理论的研究过程中，笔者发现，中医学关于人体生命活动及其调控法则的基本认识，乃至于整个《黄帝内经》理论体系框架的构建，之所以能够具备原创性，是由于其生发"原点"潜在的、典型的、共时性与历时性兼备的内在特征。这个"原点"，不是具体的中国早期文化典籍和历代百家的学术观点，而是潜藏、流动于其中的思维本身。

那么我们如何去描述并定义中医学的原创思维呢？

5.1.1 中医原创思维定义的基本要求

笔者认为，中医原创思维的定义，需要满足4个方面要求。

（1）充分展现中国原创文化底蕴

中国原创的思维方式，其认识论基础是"道法自然"、"天人合一"与"以时为正"。在时间与空间维度中，侧重于时间维度，并基于此来统摄空

---

① 现代汉语词典：页1230

间，是中国文化的显著特征。"气化流行，生生不息"是中国文化对于自然整体生命状态的本质描述。中医原创思维的认识对象，是生命过程中的现象与运动、原理与规律，调整的是生命不断生成演化的动力与状态，充分体现了中国原创的文化内涵。

（2）充分容纳中医学术史上的原生意识活动

所谓原生，就是在中医学术发展历程中自然而然生成，不加任何外界干预。《黄帝内经》奠定了中医学基本理论体系，后世医家在此基础上，根据个人的临床实践，不断对这一理论体系进行丰富与完善。这一过程就是中医原创思维的生发过程。在当前，必须从学术发展的时间维度，来思考中医原创思维的界定问题。同时，在共时条件下，对中医原创思维进行深刻描述。

（3）充分涵括中医原创思维的普遍特征

对于中医学思维活动的特征，必须从面向临床实践的视角加以总结和归纳。有文字记载的中医学思维，大约出现在公元 5000 年之前的黄帝时代。直到公元 100 年左右的汉和帝时代，才对中医学原创思维的四种模式进行总结，也就是医经、经方、神仙与房中四个流派特征。如《汉书·艺文志》指出："医经者，原人血脉经落骨髓阴阳表里，以起百病之本，死生之分，而用度箴石汤火所施，调百药齐和之所宜。至齐之得，犹磁石取铁，以物相使。"发掘中医原创思维的普遍特征，是界定其涵义的基本要求。

（4）充分考虑中医原创思维的创造特性

鲜活的中医原创思维，更加充分地体现在对临床实践的指导与规范过程中。从历史发展过程来看，每一次思维活动的革新，都会带来中医理论与实践的进步。从临床处治视角来看，每一次面对病患都是思维创造的开始。因此，对于中医原创思维的总结及其对临床指导与规范作用、临床层面创新意识活动程序的描述，以及临床疗效的评价等方面，也应在中医原创思维定义中得到体现。

5.1.2　中医原创思维的结构性要素及定义表述

中医原创思维，同其他思维活动一样，都具备符号 – 语言、秩序 – 规律、程序－规则三个最主要的结构性要素。

（1）符号－语言要素

思维活动是自始至终在符号或语言媒介中运作的思维活动。无论符号表述一种意象涵义还是抽象涵义，其总是作为一种指代，流动于思维过程当中。中医原创思维关注的是一种称之为"象"的符号，涵括了物象的自然整体、不加切割的全部信息。"象"是中医原创思维的思维活动单元。大多数的思维活动，都是以"象"为媒介发生的。如自然之象有天象、气象、阴阳五行之象等；人体之象有脉象、舌象，以及证候之象等。由于"象"本身蕴含的信息非常丰富，以至于"大一"和"小一"均难以超越其表征的范围。同时，"象"又是作为意识活动主体的人，以及外界环境信息两相交融的综合反映。故而，中医原创思维是在认识与调整人体生命状态时，将人体信息表征"象"化，并在实践中具体加以传递、交流和运用的意识活动。

（2）秩序－规律要素

思维活动本身就是从混沌或无序中发现或建构秩序的意识活动。中医原创思维是一种认识活动，是以人类生命运动、现象的秩序与规律为解释中心的意识活动，是指导临床实践并促使临床行为与诊疗技术规范化与有序化的意识活动，也是进行临床疗效评价并促使价值模式和尺度标准化和有序化的意识活动。客观地说，中医原创思维决定了中医理论体系框架的层次与结构，后者反映了前者的认知历时过程。中医原创思维也决定了中医临床实践的价值取向，后者反映了前者的秩序与规律。

（3）程序－规则要素

基于临床实践，中医原创思维形成了特定的活动程序，并按此程序去进行意识活动。理论诠释与临床实践过程中，中医从业者总是自觉或者不自觉的遵循着气－阴阳－五行的气化规则和辨证论治规则，开展意识活动。

5.1.3 中医原创思维的定义

确认了中医原创思维必须具备的三个构成要素之后，就有可能给中医原创思维下一个比较合理的定义。笔者认为，中医原创思维是一种特殊的意识活动，是基于中国文化"天人合一、道法自然、天下随时"的核心观念，综合了思维者主体信息和环境信息，以"象"为主要符号和基本思维单元，在理论诠释和临床实践中，按照"气－阴阳－五行"气化规则和辨证论治规则，去发现和构造人体气化生命结构，探索生命活力、现象之规律和秩序，规范和评价临床实践操作的意识活动。

前文提到，气化理论是古人于长期生活与实践过程中，在对太阳运动、月亮盈亏、四季递嬗、昼夜更替、生物生长壮老已和生长化收藏等自然现象的长期规律总结与经验积累的基础上，运用气、阴阳、五行、五运六气、九宫八风、卦气消息等理论模型，对自然与生命现象及规律的理性、客观的系统总结。气化理论所反映的思维方式，不仅为《黄帝内经》理论奠定了思想基础，也是中医学理论体系的精华所在，而且成功地为中医临床实践提供了方法学指导，能够充分反映中医学理论与实践的原创与特色。

从构成要素与特征的角度分析，气化理论的思维方式，符合中医原创思维的要求。因此，从彰显气化理论特色的角度出发，笔者将《黄帝内经》气化理论中的原创性思维方式，简称为气化思维，并进行系统的发掘与分析。

5.2　气化思维的基本特征

由于气化具有永恒性、普遍性、表象性、变动性、方向性、秩序性的特点。这就从根本上决定了气化思维方式，需要借助象数推理的手段，在恒动变易、顺势因时和权衡守中等原则下，依赖人的直觉去体悟自然气化。

5.2.1　依赖直觉

在气化理论的思维过程中，摒弃一切物我分别与时空分界，在既往认知经验基础上，能够对事物及其现象的运动变化规律做出直觉判断、准确推论、直接领悟。古人认为，在一定状态下，人作为思维的主体，通过对自然精气的体验与交流，能够与自然万物浑然一体。这就决定了气化思维依赖直觉的特点，以"体悟"和"意会"作为认识世界、认识生命的基本形式。

直觉，是对宇宙与生命气化过程中精气与心灵的相互作用。气化思维依赖直觉的特征，注重意、象、数、理的统一，即注重主体意念思维与现实世界万象的统一，消除主客之分，使得主客体相互渗透，时空一体。所谓"医者，意也。"气化思维的依赖直觉特点，在《黄帝内经》中有许多体现。

例如，《灵枢·九针十二原》说："空中之机，清静而微。其来不可逢，其往不可追。知机之道者，不可挂以发；不知机道，扣之不发。知其往来，要与之期。粗之暗乎，妙哉！工独有之。"① 针刺疗效的好坏，不仅取决于下针部位的准确，也与进针角度、方式、运针手法等密切相关。经络、腧穴所表现的虚实变化，如潮水涨落；邪气与精气交争，进退盛衰，瞬息万化，如影随形。一般的医者难以感受其中的微妙，只有上工才能通过虚静之心与患者周身气化状态相遇，才能洞察细微，运针于指下、调气于经脉。

又如，《灵枢·邪气脏腑病形》："见其色知其病，命曰明；按其脉知其病；按其脉知其病，命曰神；问其病之所处，命曰工。"② 意思就是，人的气色千变万化，脉象无奇不有，主诉千差万别，若要洞悉病源，掌握病患气化状态所反映出来的信息，需要澄神内视，静心体察，以神遇之，以意会之。

再如，《素问·宝命全形论》："知十二节之理者，圣智不能欺也；能存八动之变，五胜更立；能达虚实之数者，独出独入，呿吟至微，秋毫在目。"王冰注曰："知是三者，则应效明著，速犹影响，皆神之独出独入，亦非鬼灵能招遣也。"③

5.2.2 重视象数

在古人认识自然与生命过程中，气化思维"重视象数"特点，发挥了重要的作用。无论是临床实践还是理论探讨，中医学均离不开"象"与"数"。可以说，气化思维重视"象数"的特点，涵盖并体现了《黄帝内

---

① 灵枢经·九针十二原：页5
② 灵枢经·邪气脏腑病形：页14
③ 黄帝内经素问·宝命全形论王冰注：页57

经》所有的思维特点，是《黄帝内经》乃至中医学思维方法的核心。

无"数"则"象"无以演，无"象"则"数"无以明。其中，象为"本"，而数为"标"。气化思维重视象数的特点，体现在其通过卦爻、阴阳、五行、天干、地支、河图、洛书、运气等术数模型，来认识万物的存在方式、变化规律等外在之象，推演自然气化之道，具有典型的民族性，是最为古老、简易，同时又是能够随时应对各种复杂事物变化的思维方式之一。

"象"是事物或现象综合信息的集合。象根源于气，象见而未形，才是真正的"象"。对于"象"的把握，我们只能借助直觉体悟。《左传·桓公六年》："以类命为象"①，换言之，"象"是表达"类"的。"象即类也。……变谓阳变为阴，化谓阴变为阳，变则旁通矣，化则类聚矣。类聚以成象矣。群分以成形矣。"②"类聚以成象"，反过来，类如果不聚的话，只能是单独的个体，很难以成为"象"的范畴。通过象和数进行"比类"的思维方法，《素问·至真要大论》称之为"各司其属"。"类"指性质、功能和气化趋势相同或相近的一类事物。《易·系辞上》明确提出"方以类聚，物以群分"，"引而伸之，触类而长之，天下之能事毕矣"。③气化思维重视象数，既可以把复杂的生命运动与现象，通过取象、求属、梳理，分析出特定的"类"，纳入于术数模型之中，又可以归纳出自然万物合一的、同构的、内在的规律，借助术数模型推测、演绎出同类事物的变化、生成的"气化"过程。这就是"取象比类"、"求属循理"的原理所在。

《黄帝内经》通过类推气象、物候等的变化，比类概括出有限的几种"意象"，如：阴阳之象、五行之象、藏象、六经传变之象、四气五味之象、五运六气之象、九宫八风之象；进而联系到人体脉象、面部色象、声音之象、形体之象，得出藏象、证象等，来说明人体内在的气化和疾病演变。气化思维重视象数的特点表现为，它可以在不说出研究对象的本质属性或特征"是什么"（即不用下定义）的情况下，也能使人们理解和把握

① 春秋左传：页21
② 易章句：页313
③ 易·系辞上：页195

研究对象本质属性或特征的内在涵义。比类取象取的是"关系"，是用一种关系来说明另一种关系，而这中间靠的是体验、领悟和意会，这就是直觉联想的过程。

5.2.3　恒动变易

从"天人相应"的认识论出发，传统文化不仅阐述了自然与生命是一个系统联系、协调完整的统一整体，而且进一步认为万事万物都处于永恒的运动、变化过程中。恒动变易的思维特点至迟在《周易》时代就已确立，并在此后的发展过程中，成为气化思维方式的主要特征之一。气化思维的恒动变易特点，具体体现在：

第一，无论是人、动植物的生、长、壮、老、已和生、长、化、收、藏，还是无生命物体的生化湮灭，无不存在这一过程。如《黄帝内经》把生命看成是气的"升降出入"运动过程，认为"升降出入，无器不有"。

第二，天地万物的变化根源于气的运动，而气运动的动力在于气自身具有运动的能力，即阴阳二气之化及其产生的升降出入等具体运动。如《素问·天元纪大论》说："动静相召，上下相临，阴阳相错，而变由生也。"①

第三，《黄帝内经》认为，人体生命是一个生长壮老已的运动变化过程。这种有序的运动变化是生命存在的基本形式。《黄帝内经》还认为，人的气血机能活动也经历着阶段性发展演变过程。例如《素问·上古天真论》提出女子七年、男子八年周期说，又如《灵枢·天年》提出十年一周期说。此外，《灵枢·岁露》和《素问·八正神明论》还讨论了一朔望月中人的生理机能的周期性变化规律。

第四，气的升降出入逆乱反常，会导致疾病的发生。《黄帝内经》认为疾病是阴阳气化运动失去协调稳定，即阴阳相互联系、相互作用被破坏，出现偏胜偏衰。在疾病过程中，阴阳之间出现了消长失衡的矛盾运动，而表现出"阴胜则阳病，阳胜则阴病"；或阴不制阳，阳不制阴；或阴损及阳，阳损及阴；或"重阴必阳，重阳必阴"的病理转化。

---

① 黄帝内经素问·天元纪大论：页132

5.2.4　顺势因时

运用气化思维观察和研究问题，强调顺应自然气化趋势以及由此确定的时序变化因素。传统文化从"天人相应"的整体观出发，自然会形成在生命过程中强调"人与天应"的思维方式。老子提出"人法地，地法天，天法道，道法自然"的思想。庄子提出"常因自然而不益生也"，[①] 强调为道者应顺应自然万物的生长变化而不刻意去养生。司马谈在《六家要旨论》中总结道家思想时指出："道家无为，又曰无不为，……其术以虚无为本，以因循为用。……不为物先，不为物后，故能为万物主。有法无法，因时为业；有度无度，因物与合。故曰'圣人不朽，时变是守。虚者道之常也，因者君之纲'也。"[②]

《黄帝内经》气化理论正是从时间角度对自然万物的生化演变进行的描述，通过气化思维能够较为准确地判断和掌握万物运动趋势的方向。因此，顺势因时成为气化思维的重要特点。

第一，在生命演进过程中，《黄帝内经》气化理论认为生命具有时间演化流行的方向与秩序。在《黄帝内经》中，相关的内容主要有顺应天时阴阳消长之势、五行变化之势，月相盈亏之势等。如《素问·诊要经终论》："黄帝问曰：诊要何如？岐伯对曰：正月、二月，天气始方，地气始发，人气在肝。三月、四月，天气正方，地气定发，人气在脾。五月、六月，天气盛，地气高，人气在头。七月、八月，阴气始杀，人气在肺。九月、十月，阴气始冰，地气始闭，人气在心。十一月、十二月，冰复，地气合，人气在肾。"[③] 经文将一年十二个月中气化演变的状态与人体五脏之气相通应，指出诊治疾病时必须重视四时的变化，并以此为基础进一步强调了不同季节针刺不为及刺法也应有所差别。《素问·天元纪大论》还说："至数之机，迫迮以微，其来可见，其往可追"[④]，认为气化规律能够通过流行的时间序列昭示于人，高明的医生应当着意进行研究。人体气化尚受

① 庄子·德充符：页 193
② 史记·太史公自序：页 759
③ 黄帝内经素问·诊要经终论：页 34－35
④ 黄帝内经素问·天元纪大论：页 132

自然气化的大环境因素的影响,即春升生、夏浮长、秋降收、冬沉藏,这种四时气化的升降运动,不仅使人体气化与之相应,也会影响到疾病的病位、病势、预后与转归,故治病当顺应四时之气升降之势。如汗法透邪,药势上行外散,象春气发散;吐法鼓涌邪气自上而出,而秋冬则不宜;下法功在荡涤邪气下出,象秋冬之气肃杀,不利于人体气机之升浮,故春夏不宜等。以至于古人认为:"不知年之所加,气之盛衰,虚实之所起,不可以为工。"①

第二,气是构成和维持人体生命活动的本源与动力,人体脏腑气化表现出效法自然气化之势,主要包括顺应正气抗邪之势,人体脏腑气机之势,脏腑苦欲补泻喜恶之势,经气运行之势,体质情欲之势等。如肺主秋通于宣降,脾气左升精微胃气右降浊气,肝、胆左升发生阳气,心火肾水升降交通,五脏象地主于贮藏,六腑象天主于通降等。所以,在治疗脏腑病变时,就应充分考虑其气化运动的自然趋势,顺其性而治之。如治疗肺病以宣肺散邪、降气宽胸,脾病以补中升提,胃病以通腑和气,脏虚偏于滋补,腑虚"以通为补"等,均体现了顺应脏腑气化之势而治的特点。再如针灸治疗,常以经脉气血时辰盛衰变化以补虚泻实,如《灵枢·卫气行》:"谨候其时,气可与期;失时反候,百病不治。故曰:刺实者,刺其来也;刺虚者,刺其去也。"意为对实证的治疗,当采用泻法,应在气血刚刚流过经脉脏腑,经气方盛之时,迎着气血流注的方向刺之,防治经脉气血的停留过久;对于虚证,当采用补法,在气血刚刚流过经脉脏腑,经气方衰的时候,顺着气血流注的方向刺之,以利于经脉气血的持续性流注。

5.2.5 权衡守中

"权衡守中"的观点,最为集中的体现于五运六气学说当中。五运六气学说认为自然界气候变化的过程,是自然气候本身亢害承制、淫治胜复的过程。这就是说,自然气化过程中,某种气候变化偏胜了,就会受到其它相反气候变化的制约,从而使它恢复到正常状态。因此,《七篇》中所

① 黄帝内经素问·六节藏象论:页26

提出的"亢害承制"、"淫治胜复"，实际上就是自然气候中的自稳调节现象。正因为气候变化有其固有的自稳调节作用，所以自然气候也才能始终维持着相对稳定，以利于自然界万物的正常生长。《素问·气交变大论》中所谓："夫五运之政，犹权衡也，高者抑之，下者举之，化者应之，变者复之，此生长化成收藏之理，气之常也，失常则天地四塞矣。"① 《素问·至真要大论》中所谓"有胜则复，无胜则否"② 等，均是指自然气候变化中的这种自调作用而言。

因此，气化思维"权衡守中"的特点，是指运用气化思维观察和研究问题时，注重事物演化发展过程中各种矛盾关系的和谐与相对稳定状态，不偏执、不过激的中和守度。"权衡守中"并非是绝对或相对的平衡，而应当是和谐与稳定。

"权衡守中"的基本特征是指事物或现象顺应气化时势的自然无为状态。《素问·生气通天论》说："阴平阳秘，精神乃治"③，其中"平"，指事，小篆字形作"${\overline{\overline{5}}}$"，从于，从八。"于"是气受阻碍而能越过的意思，"八"是分的意思，气越过而能分散，语气自然平和舒顺。本义：语气平和舒顺。"秘"，本义指一种香草，引申为不可测之、不公开。"阴平阳秘"中的"阴"、"阳"应当联用，解释为阴气平和舒缓，阳气密固不散，阴阳二气气化和谐人体方能精神乃治。如此，方合"阴在内阳之守也，阳在外阴之使"的《内经》本义。

如，《黄帝内经》认为，在以五脏为核心的人体结构中，各部分不是孤立的，而是以"气"为中介，以"化"为方式的协调、配合运作过程。任何部分之间，由于总有相胜或相生的关系，表面上看是不和谐的，然而就五行运化循环流程来看，"生"和"胜"在整合的机体中表现出综合的、动态的和谐，构成一个大的和谐自稳定系统，维持人体的健康状态。当某一行太过或不及的时候，就会出现"乘"或"侮"的不正常情况，五行固有的和谐状态就会被打破。反应在机体上，则表现为产生疾病。五行出现

---

① 黄帝内经素问·气交变大论：页147
② 黄帝内经素问·至真要大论：页185
③ 黄帝内经素问·生气通天论：页12

"乘"或"侮"的同时，也会发生"亢则害，承乃制"的"胜复"、"郁发"等关联，力图维护、弥补固有协调自稳。反应在机体上，则表现为抵御外邪、自我修复。因此，《内经》的五行生克运动表面上看是周而复始的循环，实际上反映了生命体整体和谐、动态自稳的气化本质。

又如，在针刺理法方面，《黄帝内经》总结针刺疗法的基本原则是补虚泻实。《灵枢·九针十二原》说："凡用针者，虚者实之，满则泄之。宛陈则除之，邪胜则虚之。……虚实之要，九针最妙。"[1] 调节虚实，使机体气化恢复和谐，充分体现了气化思维在治疗方面的应用特色。

---

① 灵枢经·九针十二原：页5

第三章 《黄帝内经》相关理论范畴中的气化思想

　　《黄帝内经》的气化理论，是从气化宇宙观角度，利用气化思维方式，借助术数模型的研究方法，对天－地－人三者的协同关系进行了实际观察、思维判断、经验总结和理论升华，具体探讨"天人相应"的基本原理、机制和途径。气化理论的形成，经历了从重视物质实体的空间主导性思维，向强调现象关系的时间主导性思维转变的过程。《黄帝内经》气化理论体现了古人对于自然、生命、疾病的认识，揭示了诊断、治疗、摄生的基本原理。这一理论的形成，对于系统构建与不断完善《黄帝内经》理论体系，促进后世中医学术的创新发展，起到了重要的作用。

第一节 《黄帝内经》的气化宇宙观

　　中国文化的显著特点在于，宇宙观决定文化的内在结构层次及其相互关系，气化理论也同样如此。《黄帝内经》的作者，从宇宙观的高度，对气化理论进行了系统构建，形成了中医学理论的重要基础。

1 先秦两汉的宇宙观

　　一般所知的宇宙观，即世界观，是人们对世界总的根本的看法。[①] 这是哲学上的定义。

　　我国古代所说的宇宙，主要是指天地运动的时间与空间过程。如《庄子·让王》："余立于宇宙之中，冬日衣皮毛，夏日衣葛絺。春耕种，形足

---

　　① 汉语大辞典：页 1990

以劳动；秋收敛，身足以休食。日出而作，日入而息，逍遥于天地之间。"①《淮南子·原道训》："横四维而含阴阳，纮宇宙而章三光。"高诱注："宇宙……以喻天地。"②

古代中国的宇宙概念，指称的是空间和时间的统一体。战国末年的尸佼对宇宙有一个明确的定义，"天地四方曰宇，往古来今曰宙"，③"宇"就是包括东西南北四方和上下六合的三维空间，而"宙"就是包括过去、现在和未来的一维时间。与宇宙相联系的重要概念是"天地"，它意指人类在一定条件下所能观测到的宇宙范围，而那些尚观测不到的部分叫做"虚空"。元代的邓牧认为在无限的虚空中有无限多的天地，"天地大也，其在虚空中不过一粟而已耳"。④

古代宇宙观的特点是宇宙自演化，至迟在春秋战国时期就形成了宇宙生成的观点。如《老子》认为天地万物由"道"生成，提出"道生一，一生二，二生三，三生万物"⑤ 的生成模式。《易传》认为天地万物由"太极"生成，提出"太极生两仪，两仪生四象，四象生八卦"的生成模式。《列子》在前人研究成果之上，把宇宙早期的演化史分为四个主要阶段：未见气的太易、气之始的太初、形之始的太始，质之始的太素四大阶段。

中国古代先哲们还认为，就一个天体来说都是有始有终的，但就无限多的天体构成的系统来说则是无始无终的。在此基础上，宇宙观进而衍生为无限时空宇宙观念、宇宙的生成演化以及天人关系。

哲学思辨与自然科学的进步，历来是相互促进的。早在西元前24世纪的帝尧时代，古人就开始了有组织的天文观测活动。在授时和星占两个主要需求推动下，中国天文学在古人的不断探索中，逐渐形成了自己的体系，发展出以28宿和北极为基准的赤道天文坐标系统，积累了丰富的、连续的观测记录。

---

① 庄子·让王：页855
② 淮南子·原道训：页1
③ 尸子：页47
④ 伯牙琴·超然观记：页23
⑤ 老子·二十五章：页233

古人对宇宙的认识，大多是基于实际生活和生产需要而形成和提出的。古人在宇宙论方面有着很多独到的见解。例如，对于天地起源问题（也就是宇宙演化问题），天地本质的问题，天地的相互间关系以及天地运动方式等，都提出过比较系统的理论，形成了内容丰富的宇宙观。古代的天文学研究，不仅为服务于政治和农业的历法制定提供了基础，而且也发展了具有独特哲理的宇宙观，包括无限宇宙的概念、天地的结构模型、宇宙的生成演化和天人关系，其中最具有特色的就是古人对宇宙图景的思考。

例如，吕不韦召集门客编集而成的《吕氏春秋》。《史记·吕不韦列传》记吕氏作此书，意在"备天地万物古今之事"[1]。全书前十二卷称为"十二纪"，依次以春、夏、秋、冬四季来命名，每季再分为孟、仲、季。"十二纪"所论大体不出政治、伦理和哲学范畴，但每纪之首章，却都是关于天象、时令等宇宙图景与自然气化之说，其内容与《礼记·月令》大同小异。

又如，《淮南子》是《吕氏春秋》的同类著作，仅晚出百年。全书为二十"训"，也是备论"天地万物古今之事"的。二十训中第三为《天文训》，第五为《时则训》，约略相当于官史志书中的《天文志》和《律历志》。事实上，《时则训》基本上是《吕氏春秋》十二纪各首章的汇合。其中有些内容后来也确实成为官史《律历志》中的组成部分。

再如，我国历史上出现的很多大型类书，被今人称为"古代的百科全书"。作为中国古代知识系统的标本，这些类书具有很大的典型性。

例如，唐初编撰的《艺文类聚》（100 卷），分为四十六部，其中：天第一部、岁时第二部、祥瑞第三部、灾异第四部。又如，宋太宗命李昉等14 人编辑的《太平御览》（1000 卷）：天部卷一～卷十五、时序部卷十六～卷三十五。再如，宋·王应麟《玉海》，分为十二门：天文第一门、律历第二门、郊祀第三门、祥瑞第四门。

可见，中国传统学术大都以研究宇宙图景与自然气化内容居于首位。

---

① 史记·吕不韦列传：页 511

在上举三部类书中，天学都位于各部目之首，这绝非巧合——现今所见的古代综合性类书，几乎都把"天部"列于首位。历代类书循例将天学置于首位，其间似乎并无深意，但当初开创此例，总应有其原因。而这与《天文志》常于各正史志书之首，显然是同一原因。天，在古人的观念里类似于今天的宇宙。因此，笔者认为，考察《黄帝内经》的气化理论，首先亦需研究古人对于宇宙的认识。

古人对于宇宙的认识，有着一系列的基本概念，如道、阴阳、四时、五行、八卦、六十四卦、天地人三才等等，并以这些概念范畴为核心构建了各种各样的复杂的宇宙观。现有文献、考古研究表明，上述概念的出现，应当早于西元前11 – 8世纪，即西周时期，或者更早。

传世文献中对于宇宙图景的记载还有很多。如：

《老子》曰："有物混成，先天地生。"①

《列子》曰："夫有形者生於无形，则天地安从生？故有太易、太初、太始、太素。太易者未见气也。太初者气之始也，太始者形之始也，太素者质之始也。气质具，未相离，故曰浑沦。浑沦者，言万物相浑沦而未相离也。视之不见，听之不闻，循之不得，故曰易也。易无形畔，易变而为一，一变而为七，七变而为九。九，变者之究也，乃复变而为一。一者，形变之始。"②

《三五历纪》："未有天地之时，混沌状如鸡子，溟涬始牙，濛鸿滋萌，岁在摄提，元气肇始。……清轻者上为天，浊重者下为地，冲和气者为人。故天地含精，万物化生。"③

《礼记》："夫礼必本于太一，分而为天地，转而为阴阳，变而为四时。"④

《淮南子·天文训》："太始生虚廓，虚廓生宇宙，宇宙生元气。元气有涯垠，清阳者薄靡而为天，重浊者凝滞而为地。……天地之袭精为阴

---

① 老子·二十五章：页233

② 列子·天瑞：页20

③ 三五历记：原书佚，见：太平御览·天部·卷一：页15

④ 礼记·礼运：页304

阳，阴阳之专精为四时，四时之散精为万物。"①

《淮南子·精神训》："古未有天地之时，惟象无形，幽幽冥冥，茫茫昧昧，幕幕闵闵，鸿濛澒洞，莫知其门。有二神混沌生，经天营地，孔乎莫知其终，滔乎莫知其所止息。於是乃别为阴阳，离为八极。刚柔相成，万物乃形。"②

通过文献分析，大致能够推断出古人对于宇宙图景的探索，意图在于向后人表明时间与空间上无限流衍的宇宙大化的根源，是什么产生了、造成了、并推动了宇宙的整体演化。

天地间的气化流行，从可见的角度表现为大量有形实体的生生灭灭，但是气化流行作为一种整体性的过程、现象和机制等，其产生与动力不可能用有形实体、物质存在加以说明。因而，古人用"细无内，大无外"且"弥纶天地"的气，来表达一种无限的、无形的生化演变，成为认识宇宙和自然万物的必然。

有了气，才会有生化；有了生化，才会有天地万物的生生不息。生生之道，以气为本。气，本身就是从时间流行的整体看待宇宙本原；化，则更是体现了生命的现象与过程。气化理论最原始的萌发，当是出自古人对于宇宙图景的认识，以及由此得出的宇宙观。

传统文化的宇宙观中，无形之气与有形万物是融为一体的。其中，"气"包含有源泉与动力两层含义，即气本身既是宇宙生成的始作俑者，同时也是万物构成的基础。十分有趣的是，传统文化中的宇宙生成过程，都是以气的运动为体现；气的存在特点和性质，构成了空间万物的基本特性。老子说："天地之间，其犹橐龠乎？虚而不屈，动而愈出。"宇宙间的气化流行，生生不息就是从时间维度所理解的空间。

古人理解的宇宙观，是在气化流行的基础上，将时间与空间融合的一种模式。在这种宇宙图景的启发下所形成的宇宙观，直接影响到古代的文化、战争以及医学等诸多方面。如绘画上追求写意传神，书法上讲求"破法唯我"的艺术层次，医学上崇尚"粗守形，上守神"的上工境界，兵法

① 淮南子·天文训：页24
② 淮南子·精神训：页68

上重视"水无常形"的用兵策略，纵横家讲究"捭阖"、"持枢"的说服之法，等等。从气化宇宙观的基调出发，古人认为宇宙万物浑然一体，共同构成了一个彻底开放的、自然生化演进的统一有序整体。

2 《黄帝内经》的宇宙观

《黄帝内经》的宇宙观，是在时间维度上的展开，并以此为视角看待空间存在万物生灭。因此，以下的内容主要侧重介绍《黄帝内经》有关时间思想的认识。

2.1 太虚寥廓，肇基化元——气化宇宙生成

《黄帝内经》认为气是宇宙的本原，同时也是推动自然化生的动力。宇宙虚空辽阔，这种虚空是自然万物产生的基础与动力，五运六气的气化运动，产生了最初的生命。其原因在于北斗九星与日月五星不断地运转，地球上才有寒有热，有白天有黑夜，形成了四季的循环往复。正是季节气候的产生，导致了万物的并生。如《素问·天元纪大论》说："太虚寥廓，肇基化元，万物资始，五运终天，布气真灵，摠统坤元，九星悬朗，七曜周旋，曰阴曰阳，曰柔曰刚，幽显既位，寒暑弛张，生生化化，品物咸章。"[①]

2.2 形精之动，犹根本与枝叶——以气化中心的自然观

《素问·五运行大论》说："夫变化之用，天垂象，地成形，七曜纬虚，五行丽地。地者，所以载生成之形类也。虚者，所以列应天之精气也。形精之动，犹根本之与枝叶也。仰观其象，虽远可知也。……地为人之下，太虚之中也，……冯乎，……大气举之也。"[②] 经文表达了天、地、人一体的重要思想：第一，运转不息的大地在人之下，只是存在于浩瀚太虚中的一物，将大地看作是一个圆形球体。第二，指出大地之所以能在茫茫太虚之中悬浮，就是凭借了大气的浮举作用。天地人三者包容在太虚之中成为一体，这是《黄帝内经》自然观的重要认识。经文中"形精之动"

---

① 黄帝内经素问·天元纪大论：页 131
② 黄帝内经素问·五运行大论：页 134

的提法，最能体现这种气化自然观。这里"形"可以解释为形体、形象等天地间一切形器，而"精"仅指天地之气。"形精之动"精确地描述了有形与无形的转化过程。这一过程可以通过"象"的变化加以把握；而"形"和"精"的关系，像枝叶与根本一样密切，具有协同性。

2.3　天地之变化，人神之通应——"气化"是"天人相应"的理论基础

天与地一体，六气的变化带来了地面上物候和气候的相应变化。《素问·天元纪大论》说："寒暑燥湿风火，天之阴阳也，三阴三阳上奉之。木火土金水火，地之阴阳也，生长化收藏下应之。……应天之气，动而不息，故五岁而右迁；应地之气，静而守位，故六期而环会，动静相召，上下相临，阴阳相错，而变由生也。"① 天人一体，人与自然万物处于气交之中，共同经历着生、长、壮、老、已和生、长、化、收、藏的气化过程，所谓"与万物浮沉于生长之门"。天地气化的状态，将会直接影响人的气化。如《素问·气交变大论》论述的星体变化、行星运行变化等，对人体气化状态会产生不同的影响。

《黄帝内经》这种认识的渊源是天人合一思想。由于天人合一思想主张人与天地自然同源、同构、相类，自然气化主要就是通过时间的更替序列来展现出其周期性，人体生命活动也依循自然界循环律则，而呈现出周期性的节律变化。《素问·三部九候论》云："上应天光星辰历纪，下副四时五行，贵贱更立，冬阴夏阳，以人应之。"② 这里是阐述九针九候之道，张志聪注曰："九针者，天地之大数也，始于一而终于九，故曰一以法天，二以法地，三以法人，四以法时，五以法音，六以法律，七以法星，八以法风，九以法野。夫圣人之起天地之数也，一而九之，故以立九野。九而九之，九九八十一，以此天地之至数。"③ 即言针灸用针的法则必须应合天体的运行及四时五行的变化，以及应合人体三部九候的脉象。又《灵枢·

---

① 黄帝内经素问·天元纪大论：页131–132
② 黄帝内经素问·三部九候论：页47
③ 黄帝内经素问集注：页193

本藏》云："五脏者，所以参天地，副阴阳，而连四时，化五节者也。"①即言人体的五脏是依循天地及阴阳变化规律，并依循四时季节的更换而变化的脏器。《内经》在应用天人合一思想时，已经突破了将人与天地的象数进行简单的、静态的比附上，而是深入地落实到人体生命活动与天地运动的内在原理的关系上，使天人合一的思想具有了深刻的医学理论意义。

2.4 《黄帝内经》中的阴阳五行思想

《黄帝内经》的阴阳五行思想，是在中国古代天人关系及天文历法等理论基础上建构起来的。阴阳的本义源自于古人对日光的观察，并且日月的运行又是古人对于时间思维的最基本根据，《易传·系辞上》谓"一阴一阳之谓道"、"阴阳之义配日月"．由是可知，阴阳概念的形成是从天地、日月、寒暑、昼夜等自然现象而来。同时，由于阴阳二气的消长转化导致四时、昼夜等周期性的时间变化，使自然界呈显出一定的时间节律，亦即"一阴一阳"之道反映着宇宙的时间节律。《素问·四气调神大论》云："夫四时阴阳者，万物之根本也。"② 《黄帝内经》认为，阴阳变化是宇宙的时间节律运动之最根本原理与原则，自然界万物的生化灭绝均受阴阳变化的支配，刘长林先生即指出："阴阳本是时间性范畴。"③ 古代用以标识时间的天干、地支，同样是用阴阳二气的消长转化的概念，象征万物生、长、化、收、藏的历程，亦即表明万物从发生、成长、苗壮、繁盛，到衰老、灭绝；而后又进入重新循环周期的变化，如此周行不息。

五行学说萌芽于四方说、四时说，起源于五材说、五星说、五方说、五季说等原始观念，借助日月及五星运转来区分时间及方位。古人对时间与空间的认识是相互融通的，如东—春、西—秋、南—夏，北—冬、中—长夏。五方既是空间概念，又是时间概念。

五行的宇宙图式中，时间因素是其重要内涵，它以四时的更迭节律，建构出一个循环运行不已的宇宙系统结构，宇宙间万物就在这个框架中生

① 灵枢经·本藏：页81
② 黄帝内经素问·四气调神大论：页10
③ 刘长林．周易与中国象科学，周易研究．2003，(1)：42－52.

生不息。《素问·天元纪大论》云："夫五运阴阳者，天地之道也。"[1] 具有五行特征的宇宙系统，就其渊源而言，还是本于宇宙本原之"道"，因此，五行的宇宙系统蕴涵着时间节律的思想。

气化宇宙系统与医学理论体系，均以阴阳五行为共同理论框架。《黄帝内经》将其广泛地用于建构有关人体生成、生命功能关系结构、病理变化、疾病诊断与治疗等理论范畴，以至于上述理论范畴的基本内涵都充分展现出浓郁的时间特色和独特的气化思想。

2.5 《黄帝内经》中的时间节律

时间节律，说到底，是宇宙间气化的基本规律，《黄帝内经》中用"气数"来表示。《素问·六节藏象论》云："夫六六之节，九九制会者，所以正天之度，气之数也。天度者，所以制日月之行也，气数者，所以纪化生之用也。"

《黄帝内经》中的时间节律包括两大类：

一是受日、月、地球运转规律而产生的周期节律，是一种固定的、常规的阴阳消长节律，即四季寒暑的迁移和昼夜明暗的交替，主要包括年周期、月周期及日周期节律；

二是日、月、地球运转规律之外因素形成的周期节律，是一种非固定的、特殊的阴阳消长节律（即超年节律，包括五运周期节律、干支周期节律及六十甲子周期节律）。

2.5.1 周日节律

周日节律是指以二十四小时或接近二十四小时为时间周期的节律，也是在人体生命活动最为普遍的节律。古人关于一日昼夜时间测定的大致有两种主要方法：

一是太阳视运动标示法。将一日分为鸡鸣、平旦、日出、食时、隅中、日中、日昳、晡时、日入、黄昏、人定、夜半等十二个时段。如《素问·金匮真言论》："平旦至日中，天之阳，阳中之阳也；日中至黄昏，天之阳，阳中之阴也；合夜至鸡鸣，天之阴也；鸡鸣至平旦，天之阴，阴中

---

① 黄帝内经素问·天元纪大论：页130

之阳也。故人亦应之。"①

二是十二辰法。即以十二地支作为记时符号，均分一日昼夜，每时辰相当于两小时。三是以铜壶滴漏计时，将一昼夜分为百刻。《素问·八正神明论》王冰注云："日行一舍，人气在三阳与阴分矣，细而言之，从房至毕十四宿，水下五十刻，半日之度也。从昴至心亦十四宿，水下五十刻，终日之度也。是故从房至毕者为阳，从昴至心者为阴，阳主昼，阴主夜也。凡日行一舍，故水下三刻与七分刻之四也。"②

《黄帝内经》中主要是以太阳视运动标示法作为日节律的根据。人体阳气随着日节律发生状态的变化最为明显。如《素问·生气通天论》云："阳气者，一日而主外，平旦人气生，日中而阳气隆，日西而阳气已虚，气门乃闭。无扰筋骨，无见雾露，反此三时，形乃困薄。"③即谓人体内阳气随太阳的视运动位置而呈现出生、隆、虚的变动节律，也表明人体生命活动在昼间随着阳气强弱而有不同的变化。

又如，《灵枢·顺气一日分为四时》亦云："以一日分为四时，朝则为春，日中为夏，日入为秋，夜半为冬。朝则人气始生，病气衰，故旦慧；日中人气长，长则胜邪，故安；夕则人气始衰，邪气始生，故加；夜半人气入脏，邪气独居于身，故甚也。"④说明人气作为人体各种生命活动的反映，明显出现日节律变化，在病候上表现出旦慧、昼安、夕加、夜甚的节律变化。

再如，人体营卫之气的运行也存在日节律的变化，不仅五十周于身是谓昼夜，而且"夜半而大会"⑤，其中卫气"昼日常行于阳，夜行于阴，故阳气尽则卧，阴气尽则寤"⑥。

由是可知，《黄帝内经》认为人体阴阳之气变化根源于太阳的周日视运动，故人体阴阳之气的消长与太阳周日视运动具有同步节律。

---

① 黄帝内经素问·金匮真言：页13
② 黄帝内经素问·八正神明论·王冰注：页59
③ 黄帝内经素问·生气通天论：页11－12
④ 灵枢经·顺气一日分为四时：页78
⑤ 灵枢经·营卫生会：页49
⑥ 灵枢经·大惑论：页134

《黄帝内经》还认为，如果将一天等同于一年，人体生命活动的日节律变化，也就类似于一年四时节律变化。《黄帝内经》将五时配五脏，形成一日"五时"的节律——将一昼夜划分为五个时段，分别与五脏系统相配，作为疾病的诊断与治疗之根据。如《素问·脏气法时论》认为"肝病者，平旦慧，下晡甚，夜半静"、"脾病者，日中慧，夜半甚，平旦静"、"肺病者，下晡慧，日中甚，夜半静"，[①] 具体阐述了五脏主时的病理节律。其基本规律为在某脏所主之时，天地之气有助于脏气，脏气旺盛而邪气退却，则病情变轻，患者即感觉舒缓。反之，某脏在其所不胜之时，天地之气不利于脏气，病邪肆虐使病情转重。同时，在某受病之脏的脏气非旺时段，受病之脏若得相生之气资助，病情则表现较为稳定。

总之，《黄帝内经》的日节律，主要表现为人体阴阳气化消长、经脉之气循行、营卫之气运转以及脏腑之气盛衰等四个主要方面。其中，经脉之气循行、营卫之气运转，以及由此带来的气化效能，下文还会涉及此处，不做赘述。

2.5.2 周月节律

月亮的运动周期一般是指一个恒星月或者朔望月周期，即月亮由朔至望、由望至朔的周期性变化，约为 29.53 天。阴历（又称太阴历），就是依据此月亮运行的周期所定出的一种历法。《黄帝内经》在论述人的生理、病理变化的月节律时，即是以月亮的朔望周期为根据。如《素问·八正神明论》谓："月生无泻，月满无补，月郭空无治，是谓得时而调之……以日之寒温，月之虚盛，四时气之浮沉，参伍相合而调之。"[②]《黄帝内经》认为，人体的气血随着月亮的盈亏周期而出现盛衰的变化，而气血的状态直接反映了人体的基本状态，因此，人体的疾病反应也随月节律而变化。

人体气血盛衰的朔望节律与月亮的盈亏密切相关，根据朔望月节律诊疗疾病，主要依据是月满之时，病情发作或者加重者，常为气血壅实之证，治疗应当采用泻法为主；若是病情减轻或者消失者，常为气血不足之

---

① 黄帝内经素问·脏气法时论：页 52
② 黄帝内经素问·八正神明论：页 59

证，当用补法为主。月始生，或者朔月之时，若病情加重或者发作，多属气血不足，可视为虚损；若病情减轻或者消失，多为实证。

2.5.3　周年节律

根据"人以天地之气生，四时之法成"观点，《黄帝内经》对周年节律有较多的论述。《黄帝内经》认为天体运转、寒暖交替及万物的生长化收藏，无不是以阴阳气化消息为准则。天地万物同阴阳之气的消长盛衰变化协同，包括生命在内，均呈现出春温、夏暑、秋凉、冬寒的一年四时节律变化。所以《素问·四气调神论》云："夫四时阴阳者，万物之根本也。所以圣人春夏养阳，秋冬养阴，以从其根，故与万物沉浮于生长之门。"①在时间主导的气化理论指引下，人体阴阳之气与自然界四时阴阳的变化具有同步性。故而，人类的养生、保健，必须依循一年四时阴阳的交替循环。

《黄帝内经》指出，人体气化周年节律，其中有二至节律，如《素问·脉要精微论》云："冬至四十五日，阳气微上，阴气微下；夏之四十五日，阴气微上，阳气微下。"②

有以双月为阶段者，如《素问·诊要经终论》云："正月二月，天气始方，地气始发，人气在肝。三月四月，天气正方，地气定发，人气在脾。五月六月，天气盛，地气高，人气在头。七月八月，阴气始杀，人气在肺。九月十月，阴气始冰，地气始闭，人气在心。十一月十二月，冰复，地气合，人气在肾。"③

还有以五时为划分者，人体五脏之气也会随时令而产生盛衰变化。如《素问·平人气象论》云："春……脏真散于肝，肝藏筋膜之气也。夏……脏真通于心，心藏血脉之气也。长夏……脏真濡于脾，脾藏肌肉之气也。秋……脏真高于肺，以行荣卫阴阳也。冬……脏真下于肾，肾藏骨髓之气也。"④

---

① 黄帝内经素问·四气调神大论：页10
② 黄帝内经素问·脉要精微论：页38
③ 黄帝内经素问·诊要经终论：页34－35
④ 黄帝内经素问·平人气象论：页41

至于人体的疾病，《黄帝内经》认为也存在周年节律变化。如《素问·咳论》云："人与天地相参，故五脏各以治时，感于寒则受病，微则为咳，甚则为泄为痛。乘秋则肺先受邪，乘春则肝先受之，乘夏则心先受之，乘至阴则脾先受之，乘冬则肾先受之。"[1] 人与天地相参，故五脏之气与四时的五行之气相应合，五脏各以主时感于寒则受病，微则上乘于肺而为咳，甚则上行极而下为泄痛。"先受之者"，是说主时之脏先受病，然后传至肺而为咳。就五脏感邪发病的时间规律而言，五脏在其所主时令容易感邪发病。这是因为，五脏在所主的时令，其气化作用对全身发生协同引导。当邪气入侵时，首先影响即该脏气化功能，其临床表现也以该脏病变表现为主。

　　《黄帝内经》还根据五行生克关系，阐述五脏疾病的四时变化规律，如《素问·脏气法时论》云："五行者，金木水火土也，更贵更贱，以知死生，以决成败，而定五脏之气，间甚之时，死生之期也……病在肝，愈于夏；夏不愈，甚于秋；秋不死，持于冬，起于春。"[2] 五脏疾病每到其子行旺的时间则愈，因子能助母，且能制约母之所不胜；每到其所不胜之行旺时则加重，因本脏已病，复受强旺的所不胜之气克伐；每到其母行旺时稳定，因子得母养，可与病邪抗衡；每到其本行旺时则起，因本气旺，气旺则能胜邪。《黄帝内经》还认为，身体五脏的一些慢性疾病，也同样展现至其所生之时而愈、至其所不胜之时而甚、至其生己之时而持、至其自旺之时而起的周年节律变化。

2.5.4　超年节律

　　在《黄帝内经》的时间思想中，尚有超年节律的认识。所谓超年节律，是指其节律的周期长于一年，主要见于《内经》的运气学说；运气学说认为五运与六气相互配合形成五年、六年、十年、十二年及六十年等的气候节律性变化，由于气候变化所产生的水灾、旱灾及流行病等也同样具有超年节律性变化。具体节律已经在前文中有所交待，此处不再复赘。

---

① 黄帝内经素问·咳论：页78
② 黄帝内经素问·脏气法时论：页51－52

第二节 《黄帝内经》的气化身体观

《黄帝内经》气化理论，向我们展示了气化宇宙观框架统摄下的气化身体观。气化身体观，不同于一般的解剖实体意义下的身体观。《黄帝内经》所研究的人体，是在意象思维视角下形成的人体气化虚拟结构。这一结构，一方面是解剖实体功能信息层面的综合反映，另一方面也是气化宇宙观在生命个体上的缩影。因而，气化身体观，是《黄帝内经》乃至于中医学最为原创的生命科学认识，是有别于现代医学的最为显著标志。《黄帝内经》诸多关于人体生理、病理、防治、养生的内容，均是研究这个层面的生命现象、机制、规律等。

1 《黄帝内经》气化身体观的基本认识

《黄帝内经》关于气化身体观的基本认识包括：气化是人与天地之间存在感应的过程和机制，是人体结构与天地相符的前提和基础；人体气化状态收气候、天体的影响，以及人体气化与体结构的正常，是健康状态的基本前提等。

1.1 气化是人与天地之间存在感应的过程和机制

以气化为主的思维方式，习惯于从直觉的角度认识世界。《黄帝内经》认为天地万物是一个整体。它们之间，无论生命与非生命，无论是自然界还是人类社会，存在着普遍性联系。但是这些联系不是相同的、相等的、均衡的，而是各异的。其中有一类联系，具有相互联系、相互引动的特征，联系双方无论那一方先"动"，都会引发对方的回"报"，此种联系称"感应"。而这一切感应活动的媒介，就是"气"。人与万物一样，都是气化流行的参与者。《素问·宝命全形论》说："天覆地载，万物悉备，莫贵于人，人以天地之气生，四时之法成。"① 因此，气化是人与天地之间存在"感应"的过程和机制。

---

① 黄帝内经素问·宝命全形论：页57

1.2　气化是人体结构与天地相符的前提和基础

由于天地与人之间存在一定的"感应"。这也就造成了古人对于人体形态结构的认识，必然效仿其对天地气化认识的规律，并且认为人体虚拟的气化生命结构与天地之气相通。对于人体整体结构的认识，古人往往借助天、地、气象变化等等自然现象，加以类比，从功能关系角度的认识出发，将天人二者主动融合，以求得"感应"，并且以此作为认识人体结构的主要方法，这实际体现了气化思维的直觉性特点。

如《素问·阴阳应象大论》以气为中介，将人体与宇宙自然紧密关联，形成了宇宙化的人体气化结构。经文云："惟贤人上配天以养头，下象地以养足，中傍人事以养五脏。天地通于肺，地气通于嗌，风气通于肝，雷气通于心，谷气通于脾，雨气通于肾。六经为川，肠胃为海，九窍为水注之气。以天地为之阴阳，阳之汗以天地之雨名之；阳之气以天地之疾风名之。暴气象雷，逆气象阳。故治不法天之纪，不用地之理，则灾害至矣。"①

再如，有的篇章将天、地、人、时、音、律、星、风、野附着于人体结构，以期掌握类似的生化规律。如《灵枢·九针论》说："一者天也，天者阳也，五藏之应天者肺，肺者五藏六府之尽也，皮者肺之合也，人之阳也。……二者地也，人之所以应土者，肉也。……三者人也，人之所以成生者，血脉也。……四者时也，时者，四时八风之客于经络之中，为瘤病者也。……五者音也，音者冬夏之分，分于子午，阴与阳别，寒与热争，两气相搏，合为痈脓者也。……六者律也，律者，调阴阳四时而合十二经脉，虚邪客于经络而为暴痹者也。……七者星也，星者人之七窍，邪之所客于经，而为痛痹，舍于经络者也。……八者风也，风者人之股肱八节也，八正之虚风，八风伤人，内舍于骨解、腰脊节、腠理之间，为深痹也。……九者野也，野者，人之节解皮肤之间也，淫邪流溢于身，如风水之状，而溜不能过于机关大节者也。"②

---

① 黄帝内经素问·阴阳应象大论：页 19
② 灵枢经·九针论：页 128

1.3　人体气化状态受气候变化的影响

对于人来说，自然气化的最直接感受，就是气候的改变。气候的变化，一方面形成了人体趋于生长，另一方面也造成了人体趋向死亡。气候对人体状态的影响，究其本质，与时间的影响差别不大。其主要差异在于，从气化思维来看，气候对人的影响直接、精细、可感受。

在生理方面，自然气候寒热、冷暖、阴晴、燥湿等变化，均会对人体气化产生影响。如气温和阴晴的天气状况，会对气血的流行状态发生影响。《素问·八正神明论》："故天温日明，则人血淖液而卫气浮，故血易泻，气易行；天寒日阴，则人血凝泣而卫气沉。"①《黄帝内经》还用比喻的方式，将自然界水流随四季变化之象，类比于四季气候条件下人体的气血流行状态。如《素问·四时刺逆从论》说："春者天气始开，地气始泄，冻解冰释，水行经通，故人气在脉。夏者经满气溢，入孙络受血，皮肤充实。长夏者经络皆盛，内溢肌中。秋者天气始收，腠理闭塞，皮肤引急。冬者盖藏，血气在中，内著骨髓，通于五藏。"②

在病理方面，自然气候变化的不同，也会引起不同特点疾病的发生。如《素问·五常政大论》说"委和之纪，是谓胜生。生气不政，化气乃扬，长气自平，收令乃早。凉雨时降……其动软戾拘缓，其发惊骇……其病摇动注恐。"③还有不正常的气候条件，如虚邪贼风也会造成疾病的发生。如《灵枢·百病始生》云："风雨寒热不得虚，邪不能独伤人。卒然逢疾风暴雨而不病者，盖无虚，故邪不能独伤人。此必因虚邪之风，与其身形，两虚相得，乃客其形。"④

1.4　人体气化状态受天体变化的影响

由于存在类似"形精之动"的感应现象，人体气化状态常常也受到自然天体的影响，如月球、五星等。

---

① 黄帝内经素问·八正神明论：页59
② 黄帝内经素问·四时刺逆从论：页127
③ 黄帝内经素问·五常政大论：页150－151
④ 灵枢经·百病始生：页108

天体的影响，在生理上，大都表现在经脉气血的流行方面。如《素问·八正神明论》说："月始生，则血气始精，卫气始行；月郭满，则血气实，肌肉坚；月郭空，则肌肉减，经络虚，卫气去，形独居。"① 又如《灵枢·岁露论》说："故月满则海水西盛，人血气积，肌肉充，皮肤致，毛发坚，腠理郄，烟垢著……月郭空，则海水东盛，人气血虚，其卫气去，形独居，肌肉减，皮肤纵，腠理开，毛发残，腠理薄，烟垢落。"② 所以，《灵枢·痈疽》云："经脉流行不止，与天同度，与地合纪。……血脉营卫，周流不休，上应星宿，下应经数。"③

在病理方面，如五运六气学说中描述的五星运动变化与人体气化状态的相应，内容非常丰富。如《素问遗篇·刺法论》："木欲升而天柱窒抑之，木欲发郁，亦须待时，当刺足厥阴之井。火欲升而天蓬窒抑之，火欲发郁，亦须待时，君火相火同刺包络之荥。土欲升而天冲窒抑之，土欲发郁，亦须待时，当刺足太阴之俞。金欲升而天英窒抑之，金欲发郁，亦须待时，当刺手太阴之经。水欲升而天芮窒抑之，水欲发郁，亦须待时，当刺足少阴之合。"④ 意为，由于五星的对于运气气化的影响，造成了运气格局的变易，从而导致人体气化的状态郁滞，需要采用针刺的方法加以治疗。

1.5 人体气化状态的正常是健康的前提

《黄帝内经》认为，人体阴阳气化的和谐与稳定，就意味着健康。《素问·调经论》说："阴阳匀平，以充其形，九候若一，命曰平人。"⑤ 阴阳气化和谐时，人气血充沛，形神相保，三部九候的脉象谐和统一，称为"平人"。《灵枢·终始》说："平人者不病，不病者，脉口、人迎应四时也。上下相应，而俱往来也，六经之脉不结动也。本末之寒温之相守司

---

① 黄帝内经素问·八正神明论：页59
② 灵枢经·岁露论：页132
③ 灵枢经·痈疽：页135
④ 黄帝内经素问校注：页1196
⑤ 黄帝内经素问·调经论：页122

也，形肉血气必相称也，是谓平人。"① 平人脉道运行上下通畅条达，脏腑四肢功能协调，形肉气血匀称相适，整体生命气化与四时阴阳气化同步协调。张介宾说："天地阴阳之道，本贵和平，则气令调而万物生。此造化生成之理也。"② 因此，《内经》所谓阴阳气化和谐稳定主要有两层意思：第一，生命自身的阴阳平衡：人体阴阳二气处于无太过、无不及，交感激荡，和谐共存的稳定状态；第二，人体与环境（自然环境和社会环境）的气化和谐：人体脏腑气化运动、经脉营卫流行与天地四时阴阳变化相应。《素问·生气通天论》说："生之本，本于阴阳。"③

人体一切正常的生命现象，最终可以高度概括为阴阳的中正平和状态，一切疾病的基本发病机理都可以概括为阴阳失去协调。阴阳匀平，是为"平人"，"平人者不病"；反之，阴阳不匀平，就是"病人"。如《素问·生气通天论》说："阴不胜其阳，则脉流薄疾，并乃狂；阳不胜其阴，则五脏气争，九窍不通。"④

同样，临床治疗的目的，也是帮助人体恢复气化功能的和谐与稳定。如《素问·五常政大论》云："夫经络已通，血气以从，复其不足，与众齐同。养之和之，静以待时，谨守其气，勿使倾移，其形乃彰，生气以长，命曰圣王。"⑤ 意为，疾病之康复，需要等待经络之气畅通，气血顺从的状态，是其紊乱的气化状态，能够得到恢复，如同健康人一样。注意保养身体，使得自身气化与自然气化相和谐，守护真气，形体就会渐渐恢复，气化运行也会调整到和谐稳定的状态。

2 《黄帝内经》气化身体观的主要特征

2.1 时空同一特征

《黄帝内经》认为，人体本来就是宇宙的一部分，生命个体无时无刻

---

① 灵枢经·终始：页25
② 景岳全书·传忠录·阴阳：页19
③ 黄帝内经素问·生气通天论：页10
④ 黄帝内经素问·生气通天论：页12
⑤ 黄帝内经素问·五常政大论：页158－159

不与时空相融合。生命的价值实现，体现在生命个体同天地自然间的联系与互动上。气化就是这一联系与互动的媒介。《黄帝内经》试图从保命全形的实践中，将个体生命融于自然之气化流行。因而《黄帝内经》中的身体观，是具有时空特征的气化身体观。

这一特征集中体现在中医藏象学说方面。源于时空观念而建构的五脏的部分特征，决定了五脏恰如是一种功能模型，着重于阐发身体比拟于时空之流变而产生的各种演变。因此，"研究时要把注意力放在人体升降浮沉的气机变化上，而不要受实体模型的影响。这时的肝、心、脾、肺、肾仅是五个代名词而已。"[1]

古人认识到"同声相应，同气相求。水流湿，火就燥，云从龙，风从虎；圣人作而万物睹。本乎天者亲上，本乎地者亲下。则各从其类也。"[2] "同气相求"是运用气化思想解释天地万物相互联系与运动变化的一条基本规律。由于自然万物存在"同气相求"的基本规则，由"气"而"象"、取象比类的思维发展趋势，就能从根本上提出，自然状态下气化趋势相同的事物，都会产生引发、联动的现象，意味着同类事物有相从相动的趋向或行为；同时也表明，依气化思维，凡有相从相动关系的事物，则为同类。《易·系辞上》说"方以类聚，物以群分"[3]，正是这个意思。进而，确定了某事物属于某类，也就可以参考同类的特性，而推测某事物的感应行为。气化思维方式的成熟，促进了藏象学说的形成。可以说，没有"气"就没有"气化"，也就没有"象"，更不会有"藏象"了。

与广义的气化感应不同，人是自然界的产物，以"天地之气生，四时之法成"。人的一切行为活动的根本原则在于顺应自然。这也就形成自然与人的关系是主与从的关系。从这个角度上说，感应是阴阳四时之"感"而人体"应"之，是人与天相应。所以《灵枢·本藏》说："五脏者，所以参天地，副阴阳，而连四时，化五节者也。"[4]

---

① 发现古脉：页157－159
② 易·文言·乾：页142
③ 易·系辞上：页195
④ 灵枢经·本藏：页81

《黄帝内经》藏象学说以阴阳五行为理论框架，以气化为理论前提。五行以四时为核心。春生，夏长，秋收，冬藏，此系四时的基本功能，分别由木、火、金、水代表。土则代表长夏，介于夏秋之间，作用在化。四时五行的运转决定万物"生长化收藏"的基本变化和往复循环。《素问·四气调神大论》："故阴阳四时者，万物之终始也，死生之本也。"① 《素问·阴阳应象大论》："天有四时五行，以生长收藏，以生寒暑燥湿风。"② 四时直接影响着万物的生长、壮老和死亡，使万事万物的运动变化按照同一节律运行。可见，天地万物的运动井然有序，步调相应，其源盖出四时。春夏长夏秋冬（木火土金水）轮流当令为"感"，万物依次生长化收藏（以及风暑湿燥寒、青赤黄白黑、酸苦甘辛咸、角徵宫商羽，等等）为"应"。这种人与自然整体性的感应关系，正是《黄帝内经》藏象学说建立的根基。

藏象学说的五个以气化流程（时间）为标识的格局基本形成，正是建立在四时五脏模型基础之上。如《素问·阴阳应象大论》与《素问·天元纪大论》反复强调的"东方生风，风生木，木生酸，酸生肝，肝生筋，筋生心，肝主目。在天为风，在地为木，在体为筋，在脏为肝，在色为苍，在音为角，在声为呼，在变动为握，在窍为目，在味为酸，在志为怒。怒伤肝，悲胜怒；风伤筋，燥胜风；酸伤筋，辛胜酸"③ 等。

此外，藏气法时思想基础之上的四时五脏模型，成为《黄帝内经》时代藏象学说的基本内容。藏气法时的实质就是人体气化通于自然气化。四时五脏模型是《黄帝内经》中最为常见的藏象学说模型，其有着复杂的对应关系，这一关系是建立在气化思维基础之上的。

---

① 黄帝内经素问·四气调神大论：页10
② 黄帝内经素问·阴阳应象大论：页10
③ 黄帝内经素问·阴阳应象大论：页17；天元纪大论：页130

表7　五行配属

自然界							五行	人　体						
五方	五季	五气	五化	五色	五味	五音		五脏	六腑	五体	五官	五液	五志	五声
东	春	风	生	青	酸	角	木	肝	胆	筋	目	泪	怒	呼
南	夏	暑	长	赤	苦	徵	火	心	小肠	脉	舌	汗	喜	笑
中	长夏	湿	化	黄	甘	宫	土	脾	胃	肌肉	口	涎	思	歌
西	秋	燥	收	白	辛	商	金	肺	大肠	皮毛	鼻	涕	悲	哭
北	冬	寒	藏	黑	咸	羽	水	肾	膀胱	骨	耳	唾	恐	呻

　　《黄帝内经》总结了在其之前《管子·四时》、《管子·水地》，经过《礼记·月令》、《吕氏春秋·十二纪》中的四时五脏内容，成为中医学一直遵循的定式。其中五脏的方位服从于四时五行数方位，因而不能当作解剖学的生理位置看待。《素问·刺禁论》所说的"肝生于左，肺藏于右，心部于表，肾治于里，脾为之使"[1]，也是五脏在四时五行模式中的方位。

　　四时五脏模型，是一种以人体五脏为中心的天地人三才系统模型。这一模型不仅反映了人体是一个有机整体，而且将人体内部环境看成是一种与外界自然气化具有联动协同效应的整体。这是因为五脏为人体关键组成部分，五脏之气通于四时五行。这样，五行－五脏形成了既有横向相关性的五大功能系统，又分别构成了纵向生克制化的联动网络。

　　在时空维度方面，《黄帝内经》以五脏为中心，把脏腑、经络、形体、官窍之间联结为有机整体，形成人体形、气、神共存，相对稳定的内在环境。就五脏在人体内部的作用来看，《素问·五脏别论》说："所谓五藏者，藏精气而不泻也，故满而不能实。"[2]《灵枢·本藏》说："五藏者，所以藏精神血气魂魄者也。"[3] 就五脏的外在关联性来看，如《灵枢·本藏》说："五藏者，所以参天地，副阴阳，而连四时，化五节者也。"[4]

---

① 黄帝内经素问·刺禁论：页100

② 黄帝内经素问·五脏别论：页30

③ 灵枢经·本藏：页81

④ 灵枢经·本藏：页81

巽　胆	离　心	坤　脾
立夏	夏至　南	立秋
震　肝		兑　肺
春分　东		秋分　西
艮　小肠	坎　肾	乾　大肠
立春	冬至　北	立冬

图15　九宫与脏腑相配示意图

　　九宫八风配属脏腑模式产生于四时五脏模型的建立之后，沿着二分二至、八节的顺序发展形成的。这一基本模型如图3。九宫八风作为气化思维的基本模型，将八卦占筮"征、象、与、谋、果、至、雨、瘳"中的"瘳"与医学结合，推测疾病的发生与预后。《易传·说卦》将八卦与人体脏腑相合，指出"乾为小肠，坤为脾，震为肝、艮为大肠，离为心，坎为肾，兑为肺，巽为胃。"这就为医学与易学的对接，找到了结合点。《灵枢·九宫八风》进一步对此发挥，从医学角度提出，风从其虚之乡，即对冲方向来，便会损伤人体脏腑。如冬至——南方大弱风伤心，立春——西南方谋风伤脾，春分——西方刚风伤肺，立夏——西北方折风伤小肠；夏至——北方大刚风伤肾，立秋——东北方凶风伤大肠，秋分——东方婴儿风伤肝，立冬——东南方弱风伤胃。

　　八卦配属脏腑模型在《素问·气厥论》中尚有一种特殊的相配方法。有学者经过研究认为，脏腑寒热相传次序依据的是先天后天八卦卦位转化的次序（见：表8）。① 这种配属方式，是自然生成演化思想在古人头脑中的反映。

---

① 顾植山.《素问·气厥论》中脏腑寒热相移次序解读. 中医文献杂志，2002，(4)：34-35.

表8　脏腑寒热相移示意

方位	先天卦/配应脏腑	后天卦/配应脏腑	《气厥论》寒热相移规律
北方	坤/脾	坎/肾	肾移寒热于脾
西南	巽/胆（肝）	坤/脾	脾移寒热于肝
东方	离/心	震/肝	肝移寒热于心
南方	乾/大肠（肺）	离/心	心移寒热于肺
西方	坎/肾	兑/肺	肺移寒热于肾

各腑间移热			对应于八卦先后天方位
胞	移热于	膀胱（东北）	
膀胱（寄卦于北方）	移热于	小肠（西南）	北方先天坤卦移西南
小肠（寄卦于南方）	移热于	大肠（西北）	南方先天乾卦移西北
大肠（西北）	移热于	胃（东北）	西北先天艮卦移东北
胃（东北）	移热于	胆（东南）	东北先天震卦移东方
胆	移热于	脑	

　　笔者认为，该篇篇名"气厥"，"厥"的意思是指人体内气的运动之反向。因此，人体在正常状态下，气机运动的次序，应该是与经文介绍恰好相反。即移寒反向：肺－心－肝－脾－肾；移热反向：肺－心－肝－脾－肾。而这一气机运动的次序与《素问·经脉别论》饮食入胃后，水谷气化精微的顺序恰是一样的，也与《素问·血气形志》的五腧穴次序是相同的。似乎这段经文，又可从水谷精微气化过程与人体脏器位置进行分析。但是，无论上述二者解释中的哪一种，都是与气化思维分不开的。

　　《黄帝内经》气化身体观的时空特征是中医学身体观的最根本特点。正是围绕这种时空化的身体，围绕时间和空间所呈现出的变动不居，个体生命才被赋予了极强的变易性与规律性。也正是因为这种时空身体观的特点，才决定了《黄帝内经》更加关注于生命现象的动态变化过程、人体生命的功能演变以及身体各部之间的密切联系。

2.2　功能联系特征

　　《黄帝内经》在解剖身体的不同层面，构建了另一个气化的身体结构，充分体现了生命个体的功能联系特征。《黄帝内经》延续了传统气论，以自然、生命之"气"作为探讨的主要对象，必然使得其关注的重点不能落实于有形质的实体层面。因为从实体出发来看待生命体，只能是一个短暂简单的生灭过程；而从"气"的视角看待生命体，就会有无穷无尽的妙化体现在生命与宇宙大化交融的过程之中。从这个意义上来讲，"气"实际上一种功能模型，其功用在于避免考察难于知晓的生理功能实际过程，只研究生理或病理功能与生理或病理现象之间的对应变化关系，寻找其功能、现象的相关性规律，并由此认定生命状态的性质或临床治疗的办法。

以中医脏腑为例，传统中医所言五脏的功能常常是现在我们解剖学意义上几个脏腑组织器官共同表现出来的功能状态。"中医对于脏腑的认识，一方面是指实质脏器；更重要的一方面，是指脏器的功能活动和病理变化的种种反映。所有这些反映，不完全代表实质脏器的活动和作用，而是指某一系统的活动和作用（这个系统，不是现代解剖学所称的系统）。"①

有学者指出："生命活动机制是复杂的，生命活动规律也应从多角度探索。中医理论所反映的生命活动机制及规律，既经千余年医疗实践得以证实，必定有其相应的物质结构存在，因而可换一种思路，从多系统、多层次、多维向地研究，而非简单的组织解剖学物质基础'认同'。"而且，"从功能角度把握生命规律是《内经》学术体系的一个基本特征，其他特征以此为前提而成立。……《内经》的基本医学概念和理论规范，是生命活动中各种功能相互联系的方式、机制与过程的概括。"②

如五脏藏蓄阴津，主持气化，在人体生命过程中处于"核心"地位。如作为生命活动主导的心脏，关于其形态结构，《黄帝内经》仅指出其位居胸中、主脉、有心系相连。《灵枢·师传》："五脏六腑，心为之主；缺盆为之道，骷骨有余，以候髑骬。"③《素问·宣明五气》："心主脉。"④

---

① 中医学概论：页40－41
② 内经讲义：页21
③ 灵枢经·师传：页65
④ 黄帝内经素问·宣明五气：页55

《灵枢·五癃津液别》："心系与肺不能常举。"① 与此形成明显对照的是关于心的生理功能描述得却十分详细。如心为五脏六腑之大主、心藏神、心主血脉、其华在面，其志为喜、其声为笑、其液为汗，其味为苦、其臭为焦、开窍于舌等。

特别是"心主神明"功能，更是具有典型性。《黄帝内经》认为，在以五脏为中心的人体生命活动中，神志活动由"心"主宰。《素问·灵兰秘典论》说："心者，君主之官，神明出焉。"② 《灵枢·本神》说："所以任物者谓之心。"③ 心在五脏整体系统中居统治地位，是人精神志意的调控中枢。故《灵枢·邪客》说："心者，五藏六府之大主，精神之所舍也。"④ 《素问·灵兰秘典论》说："故主明则下安……主不明则十二官危。"⑤ 《素问·六节脏象论》说："心者，生之本，神之变也。"⑥ 可见，心是一个人精神意志的主宰。如果内心经常受到外界的干扰，势必影响人体的气化状态，人就难以"合同于道"，所以"不知持满，不时御神，务快其心，逆于生乐，起居无节，故半百而衰也"⑦；只有保持内心的宁静，人即安和，即"是以志闲而少欲，心安而不惧，形劳而不倦，气从以顺，各从其欲，皆得所愿"⑧，能够"传精神，服天气，而通神明"⑨ 的人也就能够成为圣人。《黄帝内经》藏象学说以心为主体，主持神明的依据有：

第一，属于气化宇宙观的理论范畴。精气的化生功能不仅形成了宇宙万物，同时也充塞于人身，成为人的形体与心灵的重要构成部分。

第二，精气以自然状态贮藏于心中，这样心主神明的功能才能够得以实现，否则，心的自然状态，非常容易受到外来的声色犬马、物欲横流的

① 灵枢经·五癃津液别：页70
② 黄帝内经素问·灵兰秘典论：页13
③ 灵枢经·本神：页24
④ 灵枢经·邪客：页113
⑤ 黄帝内经素问·灵兰秘典论：页13
⑥ 黄帝内经素问·六节藏象论：页26
⑦ 黄帝内经素问·上古天真论：页6
⑧ 黄帝内经素问·上古天真论：页6
⑨ 黄帝内经素问·生气通天论：页10

引诱，一但心神受到干扰，人体正常气化状态也就难以保全。

第三，所谓心为君主之官，绝非指权力管制，乃是指心主神明的功能只有无欲无为，人身其他部分才能各司其责，保证机体正常运作。所谓"修心正形"①。

第四，心主神明是保证人体健康，产生情商智慧的重要前提。《大学》："知止而后有定，定而后能静，静而后能安，安而后能虑，虑而后能得。"② 只有德智相扬，才会"德成智出"③，万物才能"皆备于我"④。

《黄帝内经》养生的基础，集中体现于"心主神明"功能对全身的调控。养生之道则更是倡导在心神调养为主的基础上，形神结合。修治内心、忘却物欲、与道合同、流于大化，成为古人保命全形的最高追求。"心主神明"功能的实现，正是彰显了古人希冀心身相通，将伦理道德与自然生命互联，把人体自我与宇宙万物同化的价值观，充分体现了《黄帝内经》基于功能与联系的气化身体观。

2.3　圜周流行特征

老子认为："反者道之动。"反即是周而复始，意味着自然界始终是处于周而复始的循环演进过程之中，因而"万物并作，吾以观其复"就成为老子认识问题的出发点。这种周期循环的思想，最早应当是源于人们对宇宙天体运动变化的周期性规律认识。"天道环周"思想是古人对自然界和人类社会发展变化规律所作的概括，指出这种发展变化是一种周流不息的环周运动。在环周中演进，在变革中循环，是中国文化，尤其是道家思想的重要主张。《周易》的命名就有周行不殆，变无穷始的意思，揭示了终而复始的宇宙运行规律，尚秉和讲："周者，易之理。十二消息卦，周也；元亨利贞，周也；大明终始，六位时成，周也；彖传分释元亨利贞既毕，又曰首出庶物，即贞下启元也，周也；古圣人之卦气图，起中孚终颐，周也；此其理惟杨子云识之最深。《太玄》以中拟《中孚》，以周拟《复》，

---

① 管子·内业：页97
② 大学：页1
③ 管子·内业：90
④ 孟子·尽心上：126

终以养拟《颐》，其次序与卦气图丝毫不紊。……循环往来，无一非周之理。"①《周易》通过卦象显示了阴阳爻的消长变化和凡动必复的循环转化。

《黄帝内经》的气化身体观，也有类似的认识特征。从大的方面来讲，人之生，气之聚也；人之死，气之散也。生命的气化过程，本身就是一种循环的过程。由无形到有形，再到无形，是生命的循环。在《黄帝内经》中最有圜周流行的生命现象是经脉之气的循环。《素问·举痛论》有云："经脉流行不止，环周不休。"②《灵枢·经水》云："凡此五脏六腑十二经水者，外有源泉而内有所禀，此皆内外相贯，如环无端，人经亦然。"③ 经络系统中十二经脉的经气流注从手太阴肺经开始，依次流注至足厥阴肝经，再传至手太阴肺经，首尾相接，如环无端。

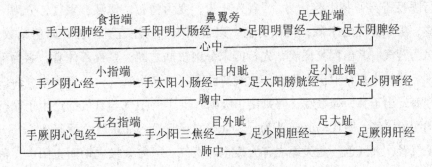

图16 十二经脉气血循环图

这里以经脉为例，实际关注的是人体气化的流注过程。经脉具有运行气血、调和阴阳、协调气化的作用。《黄帝内经》认为人体组织进行正常生理功能的活动，都需要气血的供给，气血的濡养是人体生理活动的基础，而气血之所以能够通达全身，发挥其营养脏腑等的功能，必须依赖经脉的传注。《灵枢·本藏》云："经脉者，所以行气血而营阴阳，濡筋骨、利关节者也。"④

---

① 周易尚氏学：页2
② 黄帝内经素问·举痛论：页79
③ 灵枢经·经水：页40
④ 灵枢经·本藏：页81

经脉的推行气血的动力，是为经气。《素问·离合真邪论》云："真气者，经气也。"① 《灵枢·刺节真邪》："真气者，所受于天，与谷气并而充身也。"② 真气包括宗气、营气、卫气等。《灵枢·营卫生会》："人受气于谷，谷入于胃，以传于肺，五脏六腑皆以受气。"③ 故能熏肤充身泽毛，若雾露之温润，而溉养万物者，为气也。《灵枢·脉度》有云："气之不得无行也，如水之流，如日月之行不休，故阴脉荣其脏，阳脉荣其腑，如环之无端，莫知其纪，终而复始，其流溢之气，内溉脏腑，外濡腠理。"④ 换句话说，是由于经气的圜周与流行，引导了经脉的周期性流注。

关于宗气的形成与循行，《灵枢·邪客》提出："五谷入于胃也，其糟粕、津液、宗气，分为三隧。故宗气积于胸中，出于喉咙，以冠心脉，而行呼吸焉。"⑤ 杨上善认为："谷入于胃，变为糟粕、津液、宗气，分为三隧，泌津液注之于脉，化而为血，以营四末。内注五脏六腑，以应刻数，名为营气。其出悍气慓疾，先行四末分肉皮肤之间，昼夜不休者，名为卫气。营出中焦，卫出上焦也。大气搏而不行，名为宗气，积于胸中，命曰气海，出于肺，循喉咙，呼则出，吸则入也。"⑥ 卫气与营气的产生于循行均源于宗气。明代马莳亦认为："营气之运行，一如宗气之所行也。……宗气者，大气也，尤天地之有太极也。卫气……尤太极之动而生阳也；营气……尤太极之静而生阴也。"⑦ 马氏认为，卫气和营气均源于宗气。明代的另一位大医学家张介宾更为明确地指出："谷气出于胃而气有清浊之分，清者水谷之精气也，浊者水谷之悍气也……清者属阴，其性精专，故化生血脉而周行于经隧之中，是为营气。浊者属阳，其性慓疾滑利，故不循经络而直达肌表，充实于皮毛分肉之间，是为卫气。然营气卫气，无非资借

① 黄帝内经素问·离合真邪论：页 62
② 灵枢经·离合镇邪：页 123
③ 灵枢经·营卫生会：页 48
④ 灵枢经·脉度：页 48
⑤ 灵枢经·邪客：页 112
⑥ 黄帝内经太素·脉行同异：页 48
⑦ 黄帝内经灵枢注证发微：页 225

于宗气，故宗气盛则营卫和，宗气衰则营卫弱矣。"① 可见宗气的循环，是营气、卫气滋生与循环的重要前提。

关于"营气"，"营"便有运行的意思，古书中"营"和"环"为通借字，《灵枢·营气》称营气"常营无已，终而复始"。可见，营气的命名便已表明了其运行方式是环周式的。"营气"即"环气"，"环周"意同"营周"。《灵枢·五十营》载："黄帝曰：余愿闻五十营奈何？岐伯答曰：天周二十八宿，宿三十六分；人气行一周，千八分，日行二十八宿，人经脉上下、左右、前后二十八脉，周身十六丈二尺，以应二十八宿，漏水下百刻，以分昼夜。"② 很明显是按照天道环周的思想架构起来的。"人经脉上下左右前后二十八脉"，讲的是营气的三种主要循行路线：

一是，由手太阴肺经至手阳明大肠经，至足阳明胃经，至足太阴脾经，至手少阴心经，至手太阳小肠经，至足太阳膀胱经，至足少阴肾经，至手厥阴心包经，至手少阳三焦经，至足少阳胆经，至足厥阴肝经，然后复注于手太阴肺经的环周运动。二是，其支别者从足厥阴肝经别出，至督脉，至任脉，注于手太阴肺经的环周运动。三是，由足少阴肾经经跷脉至足太阳膀胱经的环周运动。

关于卫气之运行，《灵枢·卫气行》载："黄帝问于岐伯曰：愿闻卫气之行，出入之合，何如？岐伯曰：岁有十二月，日有十二辰，子午为经，卯酉为纬，天周二十八宿，而一面七星，四七二十八星，房昴为纬，虚张为经。是故房至毕为阳，昴至心为阴，阳主昼，阴主夜。故卫气之行，一日一夜五十周于身，昼日行于阳二十五周，夜行于阴二十五周，周于五脏。"③ 可见，《黄帝内经》中卫气循行理论的建立亦是以天道环周理论为基础。其循行，除了昼行于阳，夜行于阴，各二十五周外，还有营卫相随的环周运动。如《灵枢·卫气》云："其浮气之不循经者，为卫气；其精气之行于经者，为营气。阴阳相随，外内相贯，如环之无端。"④ 又《灵

---

① 类经·营卫三焦：页 192

② 灵枢经·五十营：页 46

③ 灵枢经·卫气行：页 124

④ 灵枢经·卫气：页 90

枢·动输》云："营卫之行也，上下相贯，如环之无端……所谓如环无端，莫知其纪，终而复始，此之谓也。"① 可见，《黄帝内经》中营卫运行理论的建立吸收了同时期影响较大的哲学思想，通过天人合一的思维方式，加以过渡、发挥而形成的。

除了经脉的圜周流行之外，三焦在《黄帝内经》中也是一种圜周流行的气化虚体结构。《素问·灵兰秘典论》云："三焦者，决渎之官，水道出焉。"这是《黄帝内经》从意象思维视角对"三焦"涵义与功能的定义。何为"决渎之官"？何为"水道"？要明白这些，必须要联系到下文说的"气化则能出矣"。笔者认为，"气化"的作用，是总结上述十二官的功能，"出"字包括心的心的出神明、肺的出治节、肝的出谋虑，一直到膀胱出尿液，都是气化作用的结果。反之，没有气化功能的正常，心就不能出神明、肺就不能表现为治节……十二官的功能就会陷入紊乱。历代注家多将"气化则能出"作为膀胱的特有功能来理解，认为只有膀胱尿液的排泄，才是气化作用，有些注家甚至将《伤寒论》五苓散中的桂枝说成是化膀胱之气的。从此，气化就变成了化膀胱之气了。如唐容川说："水入膀胱，化气上行则为津液。"正是因为这样的一种原因，气化与三焦的功能从此断然割裂。

事实上，《黄帝内经》对于"三焦"的理解，完全是着眼于气化的。《灵枢·营卫生会》："黄帝曰：愿闻营卫之所行，皆何道从来？岐伯答曰：营出中焦，卫出上焦。黄帝曰：愿闻三焦之所出。岐伯答曰：上焦出于胃上口，并咽以上，贯膈，而布胸中，走腋，循太阴之分而行，还至阳明，上至舌，下足阳明，常与营俱行于阳二十五度，行于阴亦二十五度一周也。故五十度而复大会于手太阴矣。……黄帝曰：愿闻中焦之所出。岐伯答曰：中焦亦并胃中，出上焦之后，此所受气者，泌糟粕，蒸津液，化其精微，上注于肺脉乃化而为血，以奉生身，莫贵于此，故独得行于经隧，命曰营气。……黄帝曰：愿闻下焦之所出。岐伯答曰：下焦者，别回肠，注于膀胱，而渗入焉；故水谷者，常并居于胃中，成糟粕，而俱下于大肠

---

① 灵枢经·动输：页 100 - 101

而成下焦，渗而俱下。济泌别汁，循下焦而渗入膀胱焉。"① 前文提到，天为清阳，地为浊阴，人居气交之中，受天地阴阳清浊之气味的滋养。"天气通于鼻，地气通于嗌"，天之清阳之气注入上焦，地之浊阴之味纳入中焦，下焦济泌别汁化生糟粕。这就是人体生化代谢的生动场景。在这样的背景下，我们再来理解"决渎之官，水道出焉"。

《灵枢·本输》载："三焦者，中渎之腑也，水道出焉。"② 《素问识》认为："《五行大义》云：'三焦除五脏之中，通上下行气，故为中渎府也。'又引《河图》云：'三焦孤立，为内渎之府。'《说文》：'渎，沟也。'今据仓廪、传道、受盛等名称之例，'决'疑是中，或云央误。《荀子》：'入其央渎。'注：'中渎，如今人家出水沟也。'"③

何为"水道"？水道实际就是水沟的作用。正如心为君主，其作用就是掌控神明；肺为相傅，其作用就是掌管治节。同样，三焦是水沟，其作用就是使水疏导。"水道"的"道"，与大肠的"传道"一样，都是"导"字。因此，水道就是导水。

"三焦"可以解释为人体的水沟，在气的统摄与推进下，促进人体水液代谢。"三焦"的概念，实质上是一个气化思想视角下的虚化概念，是人体气化之"象"，《灵枢·营卫生会》实际上，是用当时的语言描述出人体气化饮食代谢的整个场景。所用的动词，如：出、宣、熏、充、温、养、通、泽、受、取、泌、蒸、化、注、渗、变化、别、溉等等，好像有一个拟人化的主体在发挥这些功用。这一圜周流行，生生不已的时间生命与气化生命才是《黄帝内经》真正想要告诉我们的。

---

① 灵枢经·营卫生会：页49
② 灵枢经·本输：页11
③ 素问识：页68－69

第三节 《黄帝内经》的气化疾病观

1 《黄帝内经》对病因的认识——"邪之所凑，其气必虚"

《黄帝内经》中关于病因的论述很多，主要有：内因、外因、先后因、内外合邪、正邪、虚邪、奇邪、四时胜气、伏气、时行气、三虚三实、形志苦乐、六淫、七情、饮食劳倦、创伤等。[①] 对于上述内容，《内经》的作者是如何加以归纳与把握的呢？

笔者发现，《内经》认为疾病状态的产生是正气与邪气相互作用的结果。与道家文化的"势"十分相似，正气有维护人体健康作用的趋势和倾向，而邪气有促使人体状态趋向疾病的作用。

老子说："道法自然"。法自然的做法之一就是乘势、造势，以"势"成就万物。老子认为万物"道生之，德蓄之，物形之，势成之。"[②] 万物的形成都经历道生、德蓄、物形、势成的过程。势，是指影响和决定事物发展变化的一切内外关系的综合，是一切自然流程的交融结果。由于内外关系的不同组合，造成了势的复杂性和变动性。《黄帝内经》对于病因的认识，正是借助气化思维，从势的角度进行说理的。

1.1 《黄帝内经》对于病因的分类

在人体正气自虚的情况下，由于时令气化的异常、七情之气过激、饮食气味失当、形神劳倦耗气等，就成为较为常见影响人体气化状态的病因。

1.1.1 时气失常

时气失常，指时令气候变化超出了人体适应调节能力，或时令气候变化虽不剧烈，但人体气化功能，由于某些原因，不能与时令气候变化相适应，从而导致疾病发生。如《素问·至真要大论》云："夫百病之生也，

---

① 十部医经类编·目录：页11
② 老子·五十一章：页260

皆生于风寒暑湿燥火，以之化之变也。"① 再如《素问·阴阳应象大论》云："风胜则动，热盛则肿，燥胜则干，寒胜则浮，湿盛则濡泻。"② "胜"即表达六气太过，倾犯人体，正气不胜邪而致病。又如，在运气学说中更是系统论述了气候变化的太过、不及和平气对人体发病的不同影响。如《素问·六节藏象论》说："未至而至，此谓太过，则薄所不胜，而乘所胜也，命曰气淫；……至而不至，此谓不及，则所胜妄行而所生受病，所不胜薄之也，命曰气迫。"③ 又如，《素问·六元正纪大论》云："疠大至，民善暴死。""温疠大行，远近咸若。" 疠、温疠都是指具有传染性质的自然气化产物。

1.1.2 情志过激

《黄帝内经》将人的情志变化，概括为喜、怒、忧、思、悲、恐、惊七种，称为"七情"。《素问·阴阳应象大论》指出，喜怒不节，能够致病。因此，七情违和，也是人体重要的致病因素之一。如《灵枢·口问》说："大惊卒恐，则血气分离，阴阳破败，经络厥绝，脉道不通，阴阳相逆，卫气稽留，经络虚空，血气不次，乃失其常。"④ 情志变化，在古人看来与自然界的气化十分类似。因此，"人有喜怒，天有雷电"、⑤ "暴气象雷"、"雷霆之怒" 等说法。七情致病，主要出现脏腑气化失常，气血运行逆乱所致的病证。如《素问·举痛论》说："怒则气上，喜则气缓，悲则气消，恐则气下，……惊则气乱，……思则气结。"⑥ 这里的上、缓、消、下、乱、结等，都是指情志过激导致的气机失常。再如《灵枢·本神》云："是故怵惕思虑者则伤神，神伤则恐惧流淫而不止。因悲哀动中者，竭绝而失生。喜乐者，神惮散而不藏。愁忧者，气闭塞而不行。盛怒者，迷惑而不治。恐惧者，神荡惮而不收。" 提示因情志过激，影响人体气化

---

① 黄帝内经素问·至真要大论：页190
② 黄帝内经素问·阴阳应象大论：页16
③ 黄帝内经素问·六节藏象论：页26
④ 灵枢经·口问：页61
⑤ 灵枢经·邪客：页112
⑥ 黄帝内经素问·举痛论：页80－81

状态，能够导致多种病变。

1.1.3　饮食不节

包括饥饱失常、五味偏嗜和饮食不洁三方面。饮食不节首先影响肠胃功能，如《素问·痹论》说："饮食自倍，肠胃乃伤。"① 还能够引发其他疾病，如《素问·生气通天论》云："因而饱食，筋脉横解，肠澼为痔。因而大饮，则气逆。"② 相反，如果饮食不足，就会如《灵枢·五味》说："谷不入，半日则气衰，一日则气少矣。"③ 由于饮食五味对人体有滋养充实的功能，过度摄取的话也会有副作用，故而《素问·生气通天论》说："阴之所生，本在五味；阴之五宫，伤在五味。"④ 认为五味分别入五脏以养五脏之气，如偏食某味过久，则可使五脏之气偏胜或偏衰而发病。此即《素问·至真要大论》所说："夫五味入胃，各归所喜。……久而增气，物化之常也；气增而久，夭之由也。"⑤

1.1.4　劳逸失度

过劳，包括形劳、神劳、房劳三方面的过度。形劳过度致病，如《素问·举痛论》说："劳则气耗，……劳则喘息汗出，外内皆越，故气耗矣。"⑥ 神劳过度是指思虑过度，暗耗心血，导致心神失常，如《灵枢·本神》说："心怵惕思虑则伤神。"⑦ 房劳过度，即房事过度，容易损伤肾与肝，如《素问·痿论》说："人房太甚，宗筋弛纵，发为筋痿，及为白淫。"⑧ 指房劳过度致病而言。《素问·经脉别论》提出"生病起于过用"⑨ 的观点，认为尽管疾病发生的原因很复杂，但其关键都离不开过劳损伤精气，精气虚弱导致气化失常。此外，过渡安逸，气血运行迟滞，脏腑气化

①　黄帝内经素问·痹论：页88
②　黄帝内经素问·生气通天论：页12
③　灵枢经·五味：页101
④　黄帝内经素问·生气通天论：页12
⑤　黄帝内经素问·至真要大论：页192
⑥　黄帝内经素问·举痛论：页81
⑦　灵枢经·本神：页24
⑧　黄帝内经素问·痿论：页90
⑨　黄帝内经素问·经脉别论：页50

功能减退，也是疾病发生的原因。故《素问·宣明五气》云："久卧伤气，久坐伤脾。"①

1.2 正虚邪实的发病观

在不同的时间阶段，人体气化运动的状态也有所不同，就会造成不同的"势"，不同的"势"就可能形成不同的"因"，由因而病，即为病因。这也就是《黄帝内经》病因复杂多样的根本原因。从气化思维的时势特点，理解疾病发生的"因"，《黄帝内经》有很多论述。

如《素问·阴阳应象大论》认为喜怒伤及人体气化，就会造成疾病发生的"势"。② 又如，《素问·调经论》认为风雨寒暑与饮食居处的失和是人体发病的可能原因。③ 再如，《灵枢·五变》认为正气自虚的情况下，这些"势"才能成为病因。④ 抓住"气"的本体，从"势"的角度出发，理解《内经》的病因理论，非常关键。因此，《素问·至真要大论》将人体发病的"因"分为"气调而得者"与"非调气而得者"⑤ 两类是非常确当的。这里的"气调"与"非调气"，就是从气化思维的角度对病因的分类。

王冰进一步将此内容细化为四点：①始因气动而内有所成者；②始因气动而外有所成者；③不因气动而病生于内者；④不因气动而病生于外者。⑥ 张从正对此进行详细的解释，他说："外有风寒暑湿，属天之四令，无形也；内有饥饱劳逸，属天之四令，有形也。一者，始因气动而内有所成者。谓积聚症瘕，瘤气、瘿起、结核，狂瞀癫痫。二者，始因气动而外有所成者，谓痈肿疮疡，疥癣疽痔，掉瘛浮肿，目赤瘭瘗，胕肿痛痒之类是也。三者，不因气动而病生于内者，谓留饮癖食，饥饱劳损，宿食霍乱，悲恐喜怒，想慕忧结之类是也。四者，不因气动而病生于外者，谓瘴

---

① 黄帝内经素问·宣明五气：页55
② 黄帝内经素问·阴阳应象大论：页16
③ 黄帝内经素问·调经论：页122
④ 灵枢经·五变：页80
⑤ 黄帝内经素问·至真要大论：页190－191
⑥ 黄帝内经素问·至真要大论·王冰注：页190－191

气贼魅，虫蛇蛊毒，伏尸鬼击，冲薄坠堕，风寒暑湿，斫射割刺之类是也。"①

此外，基于天地人一体的整体观，《黄帝内经》提出的天虚、人虚和邪虚的病因理论，也值得思考。所谓天虚，指的是自然界的四时不正之气；人虚，指的是正气不足，邪气易犯；邪虚，指的是在自然气化大环境的影响下，通常不容易产生疾病的致病原，往往会造成人体发病。比如，2003年的SARS大规模的爆发，恰巧该年的运气气化失常，人体难以适应外界的气化变动造成正气自虚，加之病原在这一气化条件下发生变异，以至于人体的内环境成为滋生病原的天然环境。三虚相合，疾病乃作。

目前认为，病因可以分为内、外、不内外三种情况。这一分类方法，源自张仲景，倡于陈无择。但是，笔者认为，《内经》关于病因的认识只有两类：其一，邪气，泛指一切可能致病的因素，当疾病发作时，才能成为病因，否者只能是一种"势"；其二，从正气而论，包含人体正气不足及其抗病应激状态的异常。

1.3　病因不是疾病产生的充分条件

从气化的时间流程来看，邪气盛衰是人体健康、疾病状态转化的必要而非充分的条件，是人体状态发展变化的多种可能趋势，可能影响或决定人体状态变化的方向，会在相对长的时间里起到一定的作用。无论是外感六淫、内伤七情，还是其他因素，都有可能造成人体发病，但不是必然。《黄帝内经》认为："正气存内，邪不可干"，"邪之所凑，其气必虚"，至虚之处必是致病之所。所以，《灵枢·五变》举例说："夫天之生风者，非以私百姓也，其行公平正直，犯者得之，避者得无殆，非求人而人自犯之。"② 因此，清末医家徐延祚形象地说："人之生疾感邪，或由精气郁遏，或由精气亏虚，苟精气充盈而宣通焉，瘀浊自然不生，癥癖自然不结，故内患无由而生，外邪不得而入，与孟子所谓人必自侮然后人侮之，家必自毁而后人毁之，国必自伐而后人伐之，正一理也。至疾病已成则精气日益

---

① 儒门事亲·卷十·撮要图：页242－243
② 灵枢经·五变：页79

衰亡。"①

2 《黄帝内经》对病机的认识——谨候气宜，无失病机

2.1 病机的概念

"病机"一词，首见于《黄帝内经素问》。《素问·至真要大论》："本乎天者，天之气也，本乎地者，地之气也，天地合气，六节分而万物化生矣。故曰：谨候气宜，无失病机。……岐伯曰：审察病机，无失气宜，此之谓也。帝曰：愿闻病机何如？岐伯曰：诸风掉眩，皆属于肝。诸寒收引，皆属于肾。诸气膹郁，皆属于肺。诸湿肿满，皆属于脾。诸热瞀瘛，皆属于火。诸痛痒疮，皆属于心。诸厥固泄，皆属于下。诸痿喘呕，皆属于上。诸禁鼓栗，如丧神守，皆属于火。诸痉项强，皆属于湿。诸逆冲上，皆属于火。诸胀腹大，皆属于热。诸躁狂越，皆属于火。诸暴强直，皆属于风。诸病有声，鼓之如鼓，皆属于热。诸病胕肿，痛酸惊骇，皆属于火。诸转反戾，水液浑浊，皆属于热。诸病水液，澄澈清冷，皆属于寒。诸呕吐酸，暴注下迫，皆属于热。故《大要》曰：谨守病机，各司其属，有者求之，无者求之，盛者责之，虚者责之，必先五胜，疏其血气，令其调达，而致和平。"②

因缘相合才为果。单就邪气，不一定使人体发病，所谓"正气存内，邪不可干"。当综合邪气因素以及人体正气状态，相互发生联系在同一时间点形成一种合力时，就有可能发展成为病机。如《素问·咳论》说："外内合邪因而客之。"③ 人体在生命过程中，会出现影响健康状态的众多相关关系形成的交叉点。时值这些相关关系形成的一个个交叉点，人体就可能出现疾病。正如明代医家李中梓说："机者，毫厘之间，间不容发，秒末之差，相悬无筭。"④ 故《素问·至真要大论》称为"谨守"，李中梓

---

① 医医琐言·页942
② 黄帝内经素问·至真要大论：页190
③ 黄帝内经素问·咳论：页78
④ 删补颐生微论：页108

说："谨守者，防其变动也。"①

病机的这一本质特点，也就决定了其偶然性、多样性和变动性，所谓"圆机"。《素问·至真要大论》的作者，列举"病机十九条"并非穷尽百病之机，而是示人以规矩法则。所以，医者分析病机不能拘于"术数之操"②，重在灵活把握气化流行的时间性规律。

2.2 病机的构成

病机是正气与邪气双方综合作用形成的一种具有导向型的时间点。这种交合点瞬间出现，又瞬时消失。可以说，病机是疾病发展变化时间过程中的一个个阶段标志点。从结构上来看，病机应该由正气与邪气两方面构成。

第一，邪气是由相对独立的一个个可能成为影响发病的因素构成，如六气及其之化之变等。人体正气，包括正气不足与疾病应激状态等异常。

第二，病机的产生以人体正气状态为关键，邪气仅为发病的辅助或条件因素。在疾病发病的过程中，二者相互联系，相互影响。

"运气七篇"所说的"气宜"，是从气化思维的角度，对病机的探讨，属于审证求因、循因求机的临床辨证论治思路。这也是临床病因、病机很难截然区分的原因所在。

如：《素问·至真要大论》："诸胀腹大，皆属于热。……诸病有声，鼓之如鼓，皆属于热。……诸呕吐酸，暴注下迫，皆属于热。"③ 笔者认为，病机十九条是从临床实践的角度出发，归纳了"属于热"的多种症状，如"诸胀腹大"、"诸病有声，鼓之如鼓"、"诸呕吐酸，暴注下迫"。而实际病机发生的过程是，天地间有了热气（可以说为邪气，即出现有可能发生热性疾病的"势"，但疾病形成之前不能说成病因），而后这一邪气因素与人体正气因素相遇，可能发生合力，合力点就是病机，这一合力点如果形成，就会造成疾病的发生，也即上述症状的出现。其实，病机十九

---

① 内经知要：页61

② 删补颐生微论：页110

③ 黄帝内经素问·至真要大论：页190

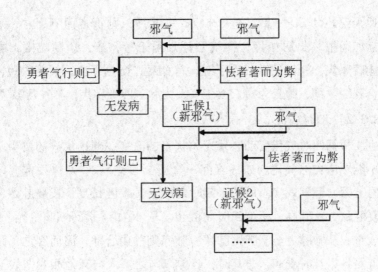

图 17　病机演化示意图

条，每条"皆属于"之后都有省文，这个省文就是"之化之变"，如"诸胀腹大，皆属于热（之化之变）"等等。临床辨证论治，正好是上述病机分析的逆向过程。

又如：《素问·疟论》："瘅疟者，肺素有热。气盛于身，厥逆上冲，中气实而不外泄，因有所用力，腠理开，风寒舍于皮肤之内、分肉之间而发，发则阳气盛，阳气盛而不衰则病矣。"临床辨治的顺序是，患者出现"厥逆上冲"、"阳气盛"等的证候表现。求其原因，"肺素有热"——正气本虚，但是中气实，并没有出现发病的迹象；在"有所用力"之后，导致了"腠理开，风寒舍于皮肤之内、分肉之间"——邪气入侵。正气与邪气相互作用，故而疾病发生，即"阳气盛而不衰则病"。

2.3　病机的分类

《黄帝内经》从气化思维的角度，将病机分为阴阳之气的气化失常病机、四时之气的气化失常病机、脏腑之气的气化失常病机和经络之气的气化失常病机。

2.3.1　阴阳病机

主要是指借助人体阴阳二气的运动变化，阐释疾病发生。如《素问·

生气通天论》："阳气者，若天与日，失其所，则折寿而不彰。……因于寒，欲如运枢，起居如惊，神气乃浮。因于暑，汗，烦则喘喝，静则多言，体若燔炭，汗出而散。因于湿，首如裹；湿热不攘，大筋软短，小筋弛长，软短为拘，弛长为痿。因于气，为肿，四维相代，阳气乃竭。"①

2.3.2　四时病机

主要根据四时气化变动联系人体状态的改变，阐述疾病的发生是由于人体不能顺应自然气化。如《素问·金匮真言论》："八风发邪，以为经风，触五藏，邪气发病。所谓得四时之胜者，春胜长夏，长夏胜冬，冬胜夏，夏胜秋，秋胜春，所谓四时之胜也。"② 又如《素问·咳论》："其寒饮食入胃，从肺脉上至于肺则肺寒，肺寒则外内合邪，因而客之，则为肺咳。五藏各以其时受病，非其时，各传以与之。人与天地相参，故五藏各以治时感于寒则受病，微则为咳，甚者为泄为痛。乘秋则肺先受邪，乘春则肝先受之，乘夏则心先受之，乘至阴则脾先受之，乘冬则肾先受之。"③

2.3.3　脏腑病机

可分为五脏病机、六腑病机、精神病机、营卫病机、气血病机等。

（1）五脏病机

主要是根据五脏特性，说明五脏之气化关系的异常导致疾病。如《素问·玉机真脏论》："五藏受气于其所生，传之于其所胜，气舍于其所生，死于其所不胜。病之且死，必先传行至其所不胜，病乃死。此言气之逆行也，故死。肝受气于心，传之于脾，气舍于肾，至肺而死。心受气于脾，传之于肺，气舍于肝，至肾而死。脾受气于肺，传之于肾，气舍于心，至肝而死。肺受气于肾，传之于肝，气舍于脾，至心而死。肾受气于肝，传之于心，气舍于肺，至脾而死。此皆逆死也。"④

（2）六腑病机

主要是根据六腑特性，说明六腑功能或气化失常导致疾病。如《素

---

① 黄帝内经素问·生气通天论：页10
② 黄帝内经素问·金匮真言论：页13
③ 黄帝内经素问·咳论：页78
④ 黄帝内经素问·玉机真脏论：页45

问·气厥论》："胞移热于膀胱，则癃溺血。膀胱移热于小肠，鬲肠不便，上为口糜。小肠移热于大肠，为虙瘕，为沉。大肠移热于胃，善食而瘦入，谓之食亦。胃移热于胆，亦曰食亦。"①

（3）精神病机

主要是指人体精神与形体相关的病机。《黄帝内经》认为精神情志的变化与人体气化密切相关。如《灵枢·大惑论》："神精乱而不转，卒然见非常处，精神魂魄，散不相得，故曰惑也。……心有所喜，神有所恶，卒然相惑，则精气乱，视误故惑，神移乃复。是故间者为迷，甚者为惑。"②

（4）营卫病机

主要是与营气荣养功能、卫气卫护功能失常，影响人体气化的相关病机。如《灵枢·痈疽》："营卫稽留于经脉之中，则血泣而不行，不行则卫气从之而不通，壅遏而不得行，故热。"③

（5）气血病机

主要是泛指与气血有关的影响人体气化的病机。如《素问·举痛论》："怒则气逆，甚则呕血及飧泄，故气上矣。喜则气和志达，荣卫通利，故气缓矣。悲则心系急，肺布叶举，而上焦不通，荣卫不散，热气在中，故气消矣。恐则精却，却则上焦闭，闭则气还，还则下焦胀，故气不行矣。寒则腠理闭，气不行，故气收矣。炅则腠理开，荣卫通，汗大泄，故气泄。惊则心无所倚，神无所归，虑无所定，故气乱矣。劳则喘息汗出，外内皆越，故气耗矣。思则心有所存，神有所归，正气留而不行，故气结矣。"④

2.3.4　经络病机

经脉病机，主要是指以手足三阴三阳为标识的十二正经病机。十二经气与营气运行密切相关，经脉病机的发生实际就是经脉气化的失常。如《素问·厥论》说："太阴厥逆，骺急挛，心痛引腹，治主病者。少阴厥

① 黄帝内经素问·气厥论：页78
② 灵枢经·大惑论：页133
③ 灵枢经·痈疽：页135
④ 黄帝内经素问·举痛论：页81

逆，虚满呕变，下泄清，治主病者。厥阴厥逆，挛、腰痛，虚满前闭，谵言，治主病者。三阴俱逆，不得前后，使人手足寒，三日死。太阳厥逆，僵仆，呕血善衄，治主病者。少阳厥逆，机关不利，机关不利者，腰不可以行，项不可以顾，发肠痈不可治，惊者死。阳明厥逆，喘咳身热，善惊，衄，呕血。手太阴厥逆，虚满而咳，善呕沫，治主病者。手心主、少阴厥逆，心痛引喉，身热，死不可治。手太阳厥逆，耳聋泣出，项不可以顾，腰不可以俯仰，治主病者。手阳明、少阳厥逆，发喉痹、嗌肿，痓，治主病者。"① 古人往往从气血盈虚的角度，对经脉病机进行探讨。如《灵枢·阴阳二十五人》"足太阳之下，血气盛则跟肉满，踵坚；气少血多则瘦，跟空，血气皆少则善转筋，踵下痛"② 等。

2.4　病机与气宜、求属及辨证

《素问·至真要大论》之所以反复强调谨守"气宜"。"气宜"并非仅指五运六气之气化，亦当包含人体自身之气化，意即正气与邪气的状态及其相互关系。"宜"字，在甲骨文中作"$\stackrel{\text{宜}}{\text{}}$"，在金文中作"$\stackrel{\text{宜}}{\text{}}$"，其义是把肉放在锅里，本义是合适。笔者认为，通过字形思考，外面的容器类比于天地自然气化的环境，里面的物体从月从肉。人与天地相合、正气与邪气相合而发病的思想，未尝不能反映因"合"而"适"的本义。合适，本来就是对多因素之间相宜的一种概说。同时，气宜也是多种致病因素的综合体，变现为一种"势"，又符合了适宜的本义。

"气宜"就是指邪气与人体正气之间诸要素的相互结合与作用。"气宜"应该包括人体之气与外在之气二者的"之化之变"，如人体营卫的倾移，自然六气的相杂互至等。"气宜"就是产生病机的原因，而病机是"气宜"发生的结果。

"求属"就是根据临床症状，通过思维分析，总结这些症状产生的"气宜"，并将其提炼、还原为具体的可以人为分类的"气"的过程。如病机十九条，就是将各种症状分别归类于五运六气的名目之下。"求属"是

---

① 黄帝内经素问·厥论：页91－92
② 灵枢经·阴阳二十五人：页104

"气宜"的逆向推演，即将"气宜"中"之化之变"的复杂集合形式，还原为具体的、分别的、可分割的形式。

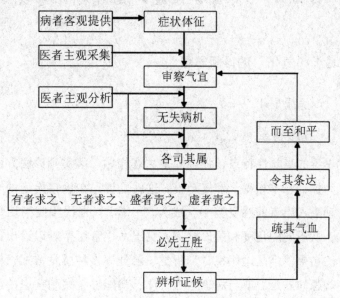

图18　病机、气宜、求属、辨证关系示意图

"证候"是人体状态处于非正常时的自然整体关系显示，为医者通过病人的外在表象加以把握。"辨证"即是对这一整体状态关系提纲挈领的归纳。整体状态关系的根本，在于阴阳气化的关系状态。审察气宜，无失病机、各司其属以及有无求之、虚实责之、必先五胜等的主观思维解析过程，即为辨证的过程。因此，中医学的各种辨证方法无一例外的，都直接或者间接地以"阴阳"作为纲领。从阴阳解释人体状态，实质上就是从天地气化一体的角度理解生命。中医学正是依据这样一种高度凝练的阴阳关系，选择适当的、具有偏阴偏阳性质的药物，用于改善和调整这一关系，使之与自然气化状态和谐一致，而不是针对病原体和病灶。这一做法称之为"辨证施治"。

第四节 《黄帝内经》的气化诊疗观

1 基于"气化"的诊断思想

1.1 诊病原则

1.1.1 诸诊合参

气化思维的直觉性特点，强调的是主客相融。落实到诊法方面就是病为本，工为标，标本相得，邪气乃服。这就是说，在诊察疾病的时候，医生必须主动融入患者的感受当中，成为"一体"，采用望闻问切等四诊合参的方式，从不同的角度和层诊察病人情况。尽管医生难以诊出诸如脏器形态改变的结果，但是运用视觉、听觉、触觉等多种感觉方式，使得医者自身成为病患的外延，或与病患融为一体，就能够觉察到病患内部的气化运行状态。如《素问·阴阳应象大论》："善诊者，察色按脉，先别阴阳。审清浊而知部分，视喘息，听音声，而知所苦；观权衡规矩，而知病所主；按尺寸，观浮沉滑涩，而知病所生。以治无过，以诊则不失矣。"① 又如《素问·脉要精微论》："切脉动静，而视精明、察五色，观五脏有余、不足，六腑强弱，形之盛衰。以此参伍，决死生之分。"②

1.1.2 司外揣内

人体生理功能的发挥，依赖于气化状态的正常。同时，气化作为一种实际的存在，必然通过"象"表现于人体之外，即气化具有表象性的特点。这种"象"在人体生理状态下是正气充沛的表现；在病理状态下，则是邪正相争的表现。通过获取病理状态时的外在表象，运用气化思维进行分析，是《黄帝内经》诊病方式的特色之一。《灵枢·外揣》说："合而察之，切而验之，见而得之，若清水明镜之不失其形也。五音不彰，五色不

---

① 黄帝内经素问·阴阳应象大论：页 19 – 20
② 黄帝内经素问·脉要精微论：页 37

明，五脏波荡，若是则内外相袭，若鼓之应桴，响之应声，影之似形。故远者司外揣内，近者司内揣外，是谓阴阳之极，天地之盖。"通过对四诊搜集的病症资料运用气化思维进行分析，探求疾病内在本质的方式，形成了"司外揣内"的诊法原理。

"有诸内，必形诸外"，这是古人运用气化思维，对事物内在本质与外在表现之间关联性的概括。《黄帝内经》将这种认识方法和气化思维方式应用于疾病的诊断之中，形成了独特的诊病方法。运用气化思维，医生通过望、闻、问、切等感官觉察方法，从病人体表搜集症状与体征等表象，并将这些表象作为分析、探求"诸内"功能状态的主要方法。

司外揣内的方法，十分重视医者个人直觉的参与。如《素问·八正神明论》说："神乎神，耳不闻，目明心开而志先，慧然独悟。口弗能言。俱视独见，视若昏，昭然独明，若风吹云，故曰神。"① 这种"慧然独悟"的状态，实际上就是内在之心与外在气化自然相识，通达于神明的现象。

又如，《素问·阴阳应象大论》说："善诊者，察色按脉，先别阴阳，审清浊而知部分，视喘息，听声音，而知所苦。观权衡规矩而知病之所主，按尺寸，观浮沉滑涩而知病所以生。无过以诊，则不失矣。"② 《灵枢·邪气脏腑病形》说："见其色，知其病，命曰明。按其脉，知其病，命曰神。问其病，知其处，命曰工。"③ 人的气色万般差别，脉象千头万绪，主诉各色各异，若要洞悉病本，掌握疾病发生演变趋势，需要凝神内视，虚心待物，静心体察，以神遇之，以意会之。

1.1.3　知常达变

气化有正常之化，也有异常之化。异常是相比较正常而言的。人体疾病的发生根本，在于阴阳气化的异常。这种异常表现于外，即为病人的症状或体征，可以为医生所把握。在这一过程中，医生将自己作为衡量标准，通过自身去感觉病人的状态，进而判断诊察疾病。如《素问·平人气象论》说："人一呼脉再动，一吸脉亦再动，呼吸定息脉五动，闰以太息，

① 黄帝内经素问·八正神明论：页60
② 黄帝内经素问·阴阳应象大论：页19－20
③ 灵枢经·邪气脏腑病形：页14

命曰平人。平人者，不病也。常以不病调病人，医不病，故为病人平息以调之为法。人一呼脉一动，一吸脉一动，曰少气。人一呼脉三动，一吸脉三动而躁，尺热曰病温，尺不热脉滑曰病风，脉涩曰痹。人一呼脉四动以上曰死，脉绝不至曰死，乍疏乍数曰死。"① 又如，由于人体气化状态改变的程度不同，能够表现为人迎、寸口脉象的对比差异。《灵枢·禁服》将人迎、寸口"两者相应，俱往俱来，若引绳大小齐等"作为诊断阴经（含五脏）阳经（含六腑）病症的实证、虚证及其虚实程度的判断标准。

1.1.4　见微知著

人体气化状态的改变，总是由微而盛，由隐而显的过程。这一过程的开始，在病人的外在表象上十分微细，但是这可能已经预示了气化趋势在一段时间的方向性。见微知著，既可以借助细微的征象从而判断疾病的发展，也能够通过细微的局部反映人体整体气化状态。如：《灵枢·五色》说："相气不微，不知是非。"② 通过诊察气口脉象的改变，能够间接把握人体的气化状态及其变化趋势。如《素问·五脏别论》说："胃者，水谷之海，六府之大源也。五味入口，藏于胃，以养五藏气。气口亦太阴也。是以五藏六府之气味，皆出于胃，变见于气口。"③ 再如，《灵枢·五阅五使》说："脉出于气口，色见于明堂，五色更出，以应五时，各如其常。"④除了气口之外，明堂五色的变化也能反映脏腑病变和人体整体气化状态。此外，"人迎、寸口"二部合参诊法、虚里诊法、尺肤诊法、面部望色诊法等都是"见微知著"的具体应用。

1.2　气化理论对脉诊的影响

1.2.1　对于寸口脉诊"六部形成"的影响

《黄帝内经》气化思维贯穿于具体诊法之中。最能反映气化思维的是寸口脉诊。诊脉独取寸口，可分为寸、关、尺三部。西晋·王叔和《脉

---

① 黄帝内经素问·平人气象论：页40
② 灵枢经·五色：页88
③ 黄帝内经素问·五脏别论：页30
④ 灵枢经·五阅五使：页71

经》说："从鱼际至高骨，却行一寸，其中名曰寸口，从寸至尺，名曰尺泽，故曰尺寸，寸后尺前名曰关。阳出阴入，以关为界。"①

寸、关、尺分候脏腑的问题，现在临床上大致认为，左寸候心，右寸候肺；左关候肝胆，右关候脾胃；两尺候肾。笔者认为，脉诊"六部"的形成，并非盲目划定，其理论依据来自于《黄帝内经》运气气化格局。

寸口，即是"气口"。寸口脉象的变化，能够反映人在天人关系中的状态。《黄帝内经》认为，阴阳、五运六气等名目，只是根据其功能、状态等的不同加以冠名。如从气化的角度来理解，五脏形成的原因主要是：天有六气，化生地之五行，静而守位，属阴生味，味成五脏，藏而不泻。从这种思路出发，"东方生风，风生木、木生酸、酸生肝，肝生筋，筋生心"的一系列衍化，便成为自然。一方面，"阴成形"的阶段不断形成五脏实体；另一方面，"阳化气"的阶段，不断将实体五脏转化为五脏之气发挥作用。同理，天有六气，变动不居，生成六腑，泻而不藏。藏象学说的形成与气化是密切相关的。进而，既然五运六气的格局能够影响五脏六腑功能，根据《黄帝内经》整体观，同样的作用便会在人体寸口脉的分布与脉象上得到反映。

从现存文献来看，首先对脉诊"六部"与六气格局关系进行探讨的医家是元代戴启宗。戴启宗的著作只有《脉诀刊误》二卷，《附录》二卷。《脉诀》是高阳生托名王叔和所撰，由于便于记诵，传习颇久，但惜语义不明，论理有偏。故戴氏据《内经》之旨，广集秦越人、张仲景、华佗、王叔和等历代名医之说以证之，在《脉诀》的歌括后，又辨其谬误，以正本说。

《脉诀刊误》卷上"诊候入式歌"云："左心小肠肝胆肾，右肺大肠脾胃［命］肾。"汪机发挥道"此乃地六气之步位"，他根据《素问·六微旨大论篇》②的有关论述，提出左右手寸关尺三部的分布"乃地理之应也"，从而合理地解释了脉诊六部的理论依据。

戴启宗之后，明代医家李中梓对脉诊六部与六气的对应关系也进行了

---

① 脉经：页3
② 脉诀刊误·汪机注：页9-10

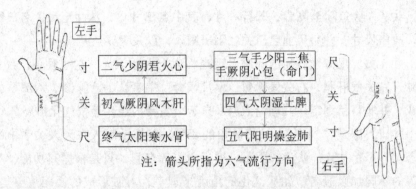

注：箭头所指为六气流行方向

图19　脉诊六部与六气格局对应关系示意图

进一步地探讨。《诊家正眼·六气分合六部时日诊候之图》谓："此六气分合六部时日诊候之图，乃余所自悟而自制，实六气至理，而古今所未发者。"[①]

表9　六气分合六部时日诊候

右手寸			右手关			右手尺		
浮	中	沉	浮	中	沉	浮	中	沉
小雪十五日	立冬五日 立冬十日	霜降十日 霜降五日	寒露十五日	秋分十五日	白露五日 白露十日	处暑十日 处暑五日	立秋十五日	大暑十五日	小暑五日 小暑十日	夏至十日 夏至五日	芒种十五日
五之气阳明燥金			四之气太阴湿土			三之气少阳相火		

左手寸			左手关			左手尺		
浮	中	沉	浮	中	沉	浮	中	沉
小满十日	立夏五日 立夏十日	谷雨十日 谷雨五日	清明十五日	春分十五日	惊蛰五日 惊蛰十日	雨水十日 雨水五日	立春十五日	大寒十五日	小寒五日 小寒十日	冬至十日 冬至五日	大雪十五日
二之气少阴君火			初之气厥阴风木			终之气太阳寒水		

---

①　诊家正眼·六气分合六部时日诊候之图：页13－15

李中梓认为通过推算当年的运气格局，结合患者脉象可以预见疾病所在。他说："以平治之纪为例，若太过之纪，其气未至而至，从节前十三日为度；不及之纪，其气至而未至，从节后十三日为度。太过之岁，从左尺浮分起立春；不及之岁，从左关中分起立春。……诊得六部俱平则已，若有独大、独小、独浮、独沉、独长、独短，与各部不同，依图断之，无不验者。"①

　　此外，如清代医家张璐、张志聪、黄元御等人亦或多或少地联系运气气化，对寸口脉六部分布进行了阐发，在此不一一赘述。古人之所以提出上述观点，应当确有所见所悟。如李中梓《诊家正眼》载有4例脉象与气化相关的病案："假如左关中候脉独弦大，已知雨水后、惊蛰边有风热之病。盖弦主风，而大主热也；且左关又为风木之令故也。如右尺沉候，脉独缓滞而实大，已知芒种后、夏至边有湿热之病。盖缓滞主湿，而实大主热也。若缓滞而虚大，乃湿热相火为患。盖缓滞为湿，而虚大为相火也；且在沉分，沉亦主湿，又在相火之位故也。久病之人，六脉俱见独滞，惟右寸中候脉来从容和缓，清净无滞，已知霜降后、立冬边必愈。盖中候而从容和缓，为胃气之佳脉；且右寸为肺金之位，土来生金故也。其余各部，俱仿此而细推之，百不失一也。然亦须三四候之确然不渝，无不验者，下文重言以申明之。"②

　　可见，通过考察五运六气的流行，结合六部脉象的变化异常，推断疾病的发生、发展以及预后，应当是中医诊断中常用的一种方法。近代名医张锡纯认为病人左部脉弱，当补肝，缘于肝之气化先行于左，左为阳，左部脉弱即为春阳不升。张氏选用黄芪补肝气，以其气温而升，与肝气生发有同气相求之妙。

　　"人以天地之气生，四时之法成"，人体生命现象的产生与自然界的气化运动有着密切的联系。纵观脉学的发展经历，可以看出，脉诊方法基本遵循"天人相应"原则，着意于考察人体气化状态。到了寸口诊法成熟之后，这一诊法已经能够从运气气化流行角度，推理病机和预知病势了。

----

　　① 诊家正眼：页 13－15
　　② 诊家正眼：页 13－15

1.2.2 "气不同，化亦不同"——六气脉象各有特点

《素问·至真要大论》[1]认为，厥阴风木用事，气化为风，木有条达之性，故脉象为弦；少阴君火之气，气化为热，火性升浮，故脉象为钩；太阴湿土，土有地卑之象，故脉象为沉；少阳相火，气化为火，火性炎上，故脉象浮大；阳明燥金，气化为燥，燥性收敛，故脉象短而涩；太阳寒水，气化为寒，王冰注："往来远是谓长。"[1]

六气脉象分别阴阳，而脉位有所不同：三阳现于人迎，三阴现于寸口。如《灵枢·终始》说："持其脉口人迎，以知阴阳有余不足，平与不平，天道毕矣。……人迎一盛，病在足少阳，一盛而躁，病在手少阳。人迎二盛，病在足太阳，二盛而躁，病在手太阳。人迎三盛，病在足阳明，三盛而躁，病在手阳明。人迎四盛，且大且数，名曰溢阳，溢阳为外格。脉口一盛，病在足厥阴，厥阴一盛而躁，在手心主。脉口二盛，病在足少阴，二盛而躁，在手少阴。脉口三盛，病在足太阴，三盛而躁，在手太阴。脉口四盛，且大且数者，名曰溢阴，溢阴为内关，内关不通死不治。人迎与太阴脉口俱盛四倍以上，命曰关格，关格者与之短期。"①

2 基于"气化"的治疗思想

《黄帝内经》对于疾病的认识，是从天人气化一体的宏观角度去把握的。着眼于人与自然、社会环境的密切关系，《黄帝内经》对健康、疾病、诊治的思考轴线是人体气化状态的整体变化；对病因的认识着眼于影响人体气化状态的各种因素及其相互作用；对疾病定位为人体内部气化失去和谐，故治疗的基本思路是通过调节气化恢复人与环境的和谐。所谓"无代化，无违时。必养必和，待其来复"。有学者认为"中医学从人与自然遵从同一规律来认识健康与疾病的观点，以恢复自调作为诊治观、养生观的出发点和归宿的观点与方法，才是中医学的'神机'所在。这恰恰正是多年来被忽略了的中医优势和特色。"②

---

① 灵枢经·终始：页26
② 许家松．中医学理论体系的内涵与框架建构．中国中医药报，2004 – 11 – 1．

《黄帝内经》治疗的基本思路是通过调节气化重建人与环境的和谐，以使整体功能恢复到最佳状态。其主要治疗思想有：治病求本、精究天人、治未病、以平为期、杂治合宜、分辨体质、虚实补泻、标本先后、明辨顺逆、调和致中等。此外，在具体处方用药方面，《黄帝内经》基于气味学说，形成了对气味药性理论的系统表述，深刻影响了后世本草学的创新与发展

2.1 治病求本，审察阴阳

"治病必求于本"的治疗指导思想，语出《素问·阴阳应象大论》[①]，意即阴阳气化失常是疾病发生的本源，故治病之本在于调和阴阳。其他如《素问·阴阳别论》说："谨熟阴阳，无与众谋"，[②]《素问·至真要大论》说："谨察阴阳所在而调之，以平为期"[③] 等都在强调这一观点。

从气化思维出发，可以认为疾病的发生是一种自然过程。生命的过程，即生长壮老已的气化过程，具体表现为无形之气转化为有形之物，并最终复归无形之气。物壮则老。"老"是一种"势"，这一"势"自人体成形就已经开始发生。由气化形的过程在胚胎时期就已经完成，以后的生命过程就是衰变消亡的形化气过程。

因此，疾病并非是健康的对立面，而应当视为暂时性的不健康状态。疾病在生命过程中必然且自然地存在。因此，由不健康的疾病状态转化为健康状态，即"健病之变"是中医学要解决的主要问题，也是治病求本的目的所在。

疾病的发生并非是单一因素作用的线性结果，而应当是邪气与人体正气的综合作用结果。"正气存内，邪不可干"，不是因为邪不存在，而是因为正邪相争的过程中，正气是主要的，正气就表现为阴阳气化的"阴平阳秘，精神乃治"状态，若精神内守则"真气从之，病安从来"。

因此，疾病是"邪之所凑，其气必虚"的结果，对于疾病的治疗就应

---

① 黄帝内经素问·阴阳应象大论：页 15
② 黄帝内经素问·阴阳别论：页 22
③ 黄帝内经素问·至真要大论：页 178

该辅助阴阳气化的状态和秩序，即扶助正气；治疗疾病的过程，并非消灭邪气的过程，而是通过调节人体气化状态，化解"病因"，由邪气不服转化为"邪气乃服"。

2.2　精究天人

从气化思维出发，《黄帝内经》认为天人相应，自然气化对人体气化必然存在影响。因此，治疗疾病时，也必须同时考虑天、人两方面的因素。《素问·八正神明论》说："虚邪者，八正之虚邪气也。正邪者，身形若用力汗出，腠理开，逢虚风，其中人也微，故莫知其情，莫见其形。上工救其萌芽，必先见三部九候之气，尽调不败而救之，故曰上工。下工救其已成，救其已败。救其已成者，言不知三部九候之相失，因病而败之也。"① 能否判断天时的因素开展早期治疗，成为判断医者水平高低的重要因素。如《素问·五常政大论》认为"治病者，必明天道地理，阴阳更胜，气之先后，人之寿夭，生化之期，乃可以知人之形气矣。"②

充分考虑"天"的因素，对于治疗方向具有导向性的作用。《黄帝内经》常常根据不同时段气化产生的作用，来决定治疗的具体方案。如《素问·六元正纪大论》："凡此太阳司天之政，气化运行先天，天气肃，地气静，寒临太虚，阳气不令，水土合德，上应辰星镇星。……故岁宜苦以燥之温之，必折其郁气，先资其化源，抑其运气，扶其不胜，无使暴过而生其疾，食岁谷以全其真，避虚邪以安其正。适气同异，多少制之，同寒湿者燥热化，异寒湿者燥湿化，故同者多之，异者少之。用寒远寒，用凉远凉，用温远温，用热远热，食宜同法。有假者反常，反是者病，所谓时也。"③

人体内在气化的状态与四时也是协同的。因此，治疗时的部位、方式的选取，必须考虑这一因素。如《灵枢·终始》："春气在毛，夏气在皮肤，秋气在分肉，冬气在筋骨，刺此病者各以其时为齐。"④

---

① 黄帝内经素问·八正神明论：页 60
② 黄帝内经素问·五常政大论：页 155
③ 黄帝内经素问·六元正纪大论：页 160 – 161
④ 灵枢经·终始：页 28

2.3 治未病

《黄帝内经》最早提出了"治未病"。《素问·四气调神大论》中有这样一段经文："圣人不治已病治未病，不治已乱治未乱，此之谓也。"① 以此为源，历代医家对"治未病"不断发挥。如汉末张仲景在《金匮要略》中提出"见肝之病，知肝传脾，当先实脾"②，成为指导"治未病"的一大法则；唐代孙思邈强调"上医医未病之病，中医医欲起之病，下医医已病之病"③，将医生的能力区分为上、中、下三个层次；《丹溪心法》中专论《不治已病治未病》，将"治未病"作为重要内容进行深入研究；清代叶天士更是提出"先安未受邪之地"④ 的预防观点，强调采取主动措施防变于先的重要意义。经过两千多年来历代医家的不断充实和完善，为"治未病"逐步赋予了深刻的理论内涵。

目前，学术界对于"治未病"的理解有三个主要层次，即"未病先防"、"既病防变"和"瘥后防复"。"未病先防"着眼于未雨绸缪，保身长全，是"治未病"的第一要义；"既病防变"着力于料在机先，阻截传变，防止疾病进一步发展；"瘥后防复"立足于扶助正气，强身健体，防止疾病复发。其核心，落实到一个"防"字上。

《素问·四气调神大论》开篇列举的是四季形体养生的内容。但深入思考却会发现文章的真正用意，在于教导人们通过形体、生活方式等顺应自然，使得内在之气化与天地四时相应。所谓"从之则苛疾不起，是谓得道"。进而，文章最后提出"治未病"的基本精神，即"从阴阳则生，逆之则死；从之则治，逆之则乱。反顺为逆，是谓内格。是故圣人不治已病，治未病，不治已乱治未乱，此之谓也。"⑤ 笔者认为，只有调节人体内在的气化状态，以顺应阴阳气化流行，才能达到"治未病"的目的。如若不然，便会产生"内格"。"治未病"实为保健康。

---

① 黄帝内经素问·四气调神大论：页10
② 金匮要略方论：页1
③ 千金要方·卷一·诸论·论诊候第四：页9
④ 温热证治，见：吴医汇讲：页3
⑤ 黄帝内经素问·四气调神大论：页10

2.4 以平为期

气化思维认为，人体各脏腑之间，以及人体与外环境之间，若能维持气化和谐，就能处于健康状态；反之，就会引起疾病的发生。所谓"阴平阳秘，精神乃治；阴阳离绝，精气乃竭"。所以治疗疾病就是协调人体内在气化及其与自然气化之间的关系，以寻求和谐。"生病起于过用"，疾病的发生乃阴阳气化"两者不和"，"因而和之，是谓圣度"。因此，强调要"谨察阴阳所在而调之，以平为期"，说明《黄帝内经》治疗疾病重在调理阴阳，其目标在于通过促进"阴阳自和"的自我调节机制，达到"阴平阳秘"的和谐有序状态。《黄帝内经》协调阴阳，要求偏胜偏衰求其平，太过不及求其均，阴阳相争求其和，清浊相干求其顺。除了调整阴阳的偏盛偏衰，"寒者热之"，"热者寒之"，"诸寒之而热者取之阴，热之而寒者取之阳"，以恢复阴阳气化的相对和谐外，还包括对气血不和，脏腑失调，升降失序等的调理，因而要"谨守病机，各司其属。有者求之，无者求之，盛者责之，虚者责之。必先五脏，疏其血气，令其条达，而致和平"。①

2.5 杂治相宜

杂治相宜，是指医生通过各种手段治疗疾病，尽管具体技术不同，但是总的目的是在调理人体气化，使之达到与内、外界环境相协同的"阴平阳秘"状态。

《素问·生气通天论》指出，由于地理、饮食习惯等客观条件的不同，往往引发各种各样的疾病。这些疾病的部位，大都与气化、方位有关。根据气化思维的象数特点，采用不同的方法治疗这些疾病，其本质是调理人体气化状态。该篇还说："圣人杂合以治，各得其所宜。故治所以异而病皆愈者，得病之情，知治之大体也。"② 这里的"宜"，正是气化思维顺势因时的反映。利用各种方式调理人体气化，就是治疗疾病的根本。所以《灵枢·病传》："黄帝曰：余受九针于夫子，而私览于诸方，或有导引行

---

① 黄帝内经素问·至真要大论：页190
② 黄帝内经素问·异法方宜论：页31

气，乔摩、炙、熨、刺、炳、饮药之一者，可独守耶，将尽行之乎？岐伯曰：诸方者，众人之方也，非一人之所尽行也。黄帝曰：此乃所谓守一勿失，万物毕者也。"① 这个"一"就是气化流行的代指，也即下文说的"阴阳之要，虚实之理，顷移之过，可治之属"的总括。

2.6 分辨气质

气质，不同于现代心理学的概念，此处特指人体气化状态的所表现综合信息与功能的指称。人体的气质，禀受于天，天赋其气，地赋其质，是自然气化与先天禀赋综合作用的结果。气质反映的是人体生命活力，是不同生命个体气化状态的类型，需要从意象思维的视角进行辨别和把握。《黄帝内经》提到的五形人，阴阳二十五态人等，均是对不同生命个体气化虚体结构的意象性整体把握。正是因为局部的"体"及其组合，难以综合的、整体的"质"；而"气"，能够将人体内外表里、有形无形、直接间接的人体所有功能与信息，无一遗漏的全部涵盖其中。气质的属性，决定了人的脏腑经脉气血盛衰，情志性格行为方式等，同时，也对人体易患疾病、患病性质以及疾病状态下的疾病转归与愈后有直接影响作用。把握了气质也就把握了人之生命系统的全部信息。因此，笔者将其称之为"气质"。

"三因制宜"中的"因人制宜"，主要是指根据人的气质特征进行治疗。如《素问·三部九侯论》认为针刺之前，应当"度其形之肥瘦，以调（音掉）气之虚实，实则泻之，虚则补之。"② 意为行针之前，应当观察、度量人体的胖瘦，了解气血流行情况，进而采用迎随不懈的办法进行相应的治疗。针刺的治疗主要是调理气血，改善气化状态的，所以根据人的气质特征进行针刺，是临床实践的重要原则。再如《灵枢·逆顺肥瘦》③ 提出，对于不同气质的人，针刺的深度、进针速度、留针的时间以及针刺的次数都有不同，如肥人血气充盈，肤革坚固，可深刺并留针；瘦人气少皮

---

① 灵枢经·病传：页 76
② 黄帝内经素问·八正神明论：页 48
③ 灵枢经·逆顺肥瘦：页 72

薄，血清气滑，应浅刺；婴儿肉脆，血少气弱，应以毫针浅刺而疾发针。清代名医徐灵胎在《医学源流论·病同人异论》对分辨气质论治进行了形象的说明，他说："天下有同此一病，而治此则效，治彼则不效，且不惟无效而反有大害者，何也？则以病同而人异也。夫七情六淫之感不殊，而受感之人各殊。或气体有强弱，质性有阴阳，生长有南北，性情有刚柔，筋骨有坚脆，肢体有劳逸，年力有老少，奉养有膏粱藜藿之殊，心境有忧劳和乐之别，更加天时有寒暖之不同，受病有深浅之各异。一概施治，则病情虽中，而于人之气体，迥乎相反，则利害亦相反矣。故医者必细审其人之种种不同，而后轻重缓急、大小先后之法，因之而定。"[1]

2.7 虚实补泻

虚实补泻，取法于自然气化。天之道，损有余补不足；有余则泻，不足则补。临床治疗的关键在于辨别虚实。《素问·三部九候论》说："必先度其形之肥瘦，以调其气之虚实，实则泻之，虚则补之。"[2] 避免虚虚、实实之误，如《灵枢·九针十二原》："病各有所宜，各不同形，各以任其所宜。无实实、无虚虚，损不足而益有余。"[3]

虚与实的涵义，需要灵活看待，如《素问·脏气法时论》提出的本五脏苦欲之性，以明补泻，就是根据脏腑气化状态的虚实论治的。经文云："心苦缓，急食酸以收之。……脾苦湿，急食苦以燥之。……肺苦气上逆，急食苦以泄之。……肾苦燥，急食辛以润之。开腠理，致津液通气也。……肝欲散，急食辛以散之，用辛补之，酸泻之。……心欲软，急食咸以软之；用咸补之，甘泻之。……脾欲缓，急食甘以缓之，用苦泻之，甘补之。……肺欲收，急食酸以收之，用酸补之，辛泻之。……肾欲坚，急食苦以坚之，用苦补之，咸泻之。"[4] 以"心苦缓"为例，马莳注曰："然心脉洪，最苦在缓，缓则心虚也，惟酸性收，急食酸者以收之。"[5] 以"心欲

---

① 医学源流论：页130
② 黄帝内经素问·三部九候论：页48
③ 灵枢经·九针十二原：页6
④ 黄帝内经素问·脏气法时论：页51−52
⑤ 黄帝内经素问注证发微：页199

软"为例，马莳注曰："凡病在心者，……以火病当起于火候也，且热则心躁……然所以治之者，心欲软，惟咸能软坚，急食咸以软之。"① 可见，"虚"与"实"在脏腑气化层面，还有"苦"和"欲"的指代。

此外，在运气学说中，司天在泉之气化，导致的人体气化虚实状态，也有具体的补泻原则。以"风"为例，《素问·至真要大论》云："诸气在泉，风淫于内，治以辛凉，佐以苦；以甘缓之，以辛散之。……司天之气，风淫所胜，平以辛凉，佐以苦甘，以甘缓之，以酸泻之。……风司于地，清反胜之，治以酸温，佐以苦甘，以辛平之。……风化于天，清反胜之，治以酸温，佐以甘苦。"② 究其大意，无非制其胜气，平其复气。如风木之气偏盛，燥金之气不足，湿土之气被木气所乘，治疗时需要补金气，扶土气；同时还要考虑到在应对木气偏盛的时候，不能造成木气郁滞，因此需要导之以补火气，才能使得木气之化畅而不郁。在此之后，金进木退，土气又无所克制，恐将影响到水气之化，于是平之，以补水之味以开木气资生之道。这是治疗当令的胜气的办法。在上述例子中，补泻两法同时作用与人体气化之系统，体现了良好的综合协同作用。所以，《素问·六元正纪大论》认为，在治疗时应当"必折其郁气，资其化源，无翼其胜，无赞其复，是谓至治"③。这也就是虚实补泻原则的精神所在。

2.8 标本先后

标本先后，在《黄帝内经》中主要有三种涵义：

其一，是指根据发病先后进行治疗，如《素问·刺疟》："刺疟者，必先问其病之所先发者，先刺之。先头痛及重者，先刺头上及两额两眉间出血。先项背痛者，先刺之。先腰脊痛者，先刺郄中出血。先手臂痛者，先刺手少阴阳明十指间。先足胫痠痛者，先刺足阳明十指间出血。"④

其二，从人体气血生化的角度，无论先本后标，以胃气为主；不涉及胃气的，按照先本后标的顺序治疗。如《素问·标本病传论》："先热而后

---

① 黄帝内经素问注证发微：页 201
② 黄帝内经素问·至真要大论：页 180 – 182
③ 黄帝内经素问·六元正纪大论：页 168
④ 黄帝内经素问·刺疟：页 77

生中满者治其标，先病而后泄者治其本，先泄而后生他病者治其本，必且调之，乃治其他病，先病而后先中满者治其标，先中满而后烦心者治其本。"①

其三，气化标本。主要是指五运六气的标气与本气。三阴三阳为标，六气为本。这就涉及到从本而治、从标而治、从中气而治等三种情况。少阳太阴从本，少阴太阳从标，阳明厥阴从中气，以此说明疾病发生的原因与外在表现可能存在不一致，其变化非常复杂，需要综合判断。

2.9　判断顺逆

顺逆，是对人体气化趋势的整体判断，是对疾病转归的认识。如《素问·玉版论要》："搏脉痹躄，寒热之交。脉孤为消气，虚泄为夺血。孤为逆，虚为从。行奇恒之法，以太阴始。行所不胜曰逆，逆则死；行所胜曰从，从则活。八风四时之胜，终而复始，逆行一过，不复可数。"② 又如《灵枢·玉版》："腹胀，身热，脉大，是一逆也；腹鸣而满，四肢清，泄，其脉大。是二逆也；衄而不止，脉大。是三逆也。咳且溲血，脱形，其脉小劲，是四逆也；咳，脱形身热，脉小以疾，是谓五逆也。如是者，不过十五日而死矣。其腹大胀，四末清。形脱，泄甚，是一逆也。腹胀便血，其脉大，时绝，是二逆也。溲血，形肉脱，脉搏，是三逆也。呕血，胸满引背，脉小而疾，是四逆也。呕，腹胀且飧泄，其脉绝，是五逆也。如是者，不及一时而死矣，工不察此者而刺之，是谓逆治。"③

2.10　调和致中

气化思维"权衡守中"的特点，决定了调和致中治则。例如调和阴阳：《素问·阴阳应象大论》提出"治病必求于本"④。《素问·生气通天论》又说："生之本，本于阴阳"。⑤ 因而，一切治疗的总体原则又可归结

---

①　黄帝内经素问·标本病传论：页128
②　黄帝内经素问·玉版论要：页34
③　灵枢经·玉版：页98
④　黄帝内经素问·阴阳应象大论：页15
⑤　黄帝内经素问·生气通天论：页10

为"谨察阴阳所在而调之，以平为期"①。《黄帝内经》提出的治疗思想，已经由药－病相应单纯的经验层面，上升到"养之和之，静以待时，谨守其气，无使倾移，其形乃彰，生气以长，……无代化，无违时，必养必和，待其来复"②的气化思维层面。因而，注重调和人体阴阳气化的状态，使脏腑气血由"失调"变为"自和"，恢复阴阳的相对稳定，达到周身气化中和守度的最佳状态，是中医学理论与实践的根本出发点与最终归宿。《黄帝内经》较老子"天之道，损有余补不足"的思想有了进一步的深化，除了"微者逆之，甚者从之，坚者削之，客者除之，劳者温之，结者散之，留者攻之，燥者濡之，急者缓之，散者收之，损者温之……适事为故"③等的药病相攻，更是针对"有病热者，寒之而热，有病寒者，热之而寒"的新情况，提出"诸寒之而热者取之阴，热之而寒者取之阳"④，指出"调气之方，必别阴阳，定其中外，各守其乡。……微者调之，其次平之，盛者夺之，汗之下之，寒热温凉，衰之以属，随其攸利"[3]等观察气宜，务求其属的调和方法。

又如调和五运：《内经》注重五行－五脏的调节，如《素问·气交变大论》指出："胜复盛衰不能相多也，往来大小不能相过也，用之升降不能相无也，各从其动而复之耳。"⑤《素问·五常政大论》说："微者复微，甚者复甚，气之常也。"[4]意思是所有复气轻重，都随太过、不及所引起的过度克伐的大小而定。"胜气"重，"复气"也重；"胜气"轻，"复气"也轻，这是五运气化运动的一条规则。正因为如此，人体才可能在局部出现较大不平衡的情况下，通过调节，继续维持整体上的相对平衡。中医将五行学说运用于治疗，提出了五行相胜相生的多渠道调节机制。如肝郁生火，除直接疏肝气、养肝血、畅肝用外，可根据病情依五行生克的原则，通过泻子虚母（清心火）、滋水涵木（养肾水）、培土侮木（健脾土）、宣

---

① 黄帝内经素问·至真要大论：页178
② 黄帝内经素问·五常政大论：页158、152
③ 黄帝内经素问·至真要大论：页191
④ 黄帝内经素问·至真要大论：页192
⑤ 黄帝内经素问·气交变大论：页148

肺抑肝（悲胜怒）等方法控制肝火。

3 基于"气味"的气化用药理论

3.1 气味学说的气化原理

《黄帝内经》将气化作为万物生成的根本原理。气作为万物的基质，本身隐微难见，虽然而有象，但是象是"幽明一体"的，即气不尽为可见之形（明），它还有不可见的表征（幽）。《黄帝内经》基于气味学说的用药理论，就是要阐明这一"幽明一体"的过程。

在中国哲学中，"味"常常被理解为万物的基本属性和功用。如：《左传·昭公元年》："天有六气，降生五味。"① 《左传·昭公二十五年》："生其六气，用其五行，气为五味。"② 《国语·周语》："五味实气。"③ 味是由元气而生，是气的功用。味具有特别重要的作用：世间很多物无声、无色，但仍有味。味是人们最熟悉的东西，成为人们认识世界万物的基础和依据，对形、色、声等性质的认识往往基于对味的认识。从前面的引文可以看到，味是气所"降"，用今天的话来讲，就是味源自气。"五味实气"，就是指味是气之实，味是气的具体表现形态。这里的气是指，万物化生之本的元气。

《黄帝内经》中多处将"气"与"味"对举。这个层面的"气"就是具体的气了。如《素问·阴阳应象大论》："清阳为天，浊阴为地……阳为气，阴为味……阴味出下窍，阳气出上窍。"④ 气与味相对并配以阴阳，气成为阳气，味成为阴味，使得气与味成为相反相成、相互作用的因素。故而气味阴阳与人身阴阳就产生了直接的链接，气味阴阳的区分就成为理解、调理人身阴阳的重要原理。

在《黄帝内经》中，气往往对应天气、清气，而味主要之地气，药食之气，"天气通于鼻，地气通于嗌"，就是指人的物质与能量来源，主要由

---

① 春秋左传：页 257
② 春秋左传：页 321
③ 国语：页 13
④ 黄帝内经素问·阴阳应象大论：页 16

两个渠道通过全身之腠理呼吸天之清气，以及药食摄入消化促进新陈代谢。"形不足者，温之以气；精不足者，补之以味。"① 人依赖气味成就阴阳之体，凭借气味而使得生命体得以正常生化。

在《黄帝内经》中，气味被组织进阴阳、四时、五行所构成的"象数"系统。《素问·阴阳应象大论》："味归形，形归气……形食味……气生形"②，意为味为有形之物的属性，有形之物是味的载体。有形的物由阳气所化生。根据"阳生阴长"的说法，对于具体的物来讲，味具有成就物的作用和依据。物尽管是具体可见的，但其成为其自身的依据是味，而不是形所规定的。这是因为，阳气是恍惚之象，其中蕴含着成物的趋势，当阴味与"地"结合之后，阴阳气味相和，聚而成为有形之物。味决定了形的特性，是形的本质。

《尚书·洪范》："五行，一曰水，二曰火，三曰木，四曰金，五曰土。水曰润下，火曰炎上，木曰曲直，金曰从革，土爰稼穑；润下作咸，炎上作苦，曲直作酸，从革作辛，稼穑作甘。"③ 五味是五行的基本属性某一类的味是由特定种类的事物发生出来，是这些事物本身的固有性质。如《素问·阴阳应象大论》："东方生风，风生木，木生酸，酸生肝……南方生热，热生火，火生苦，苦生心……中央生湿，湿生土，土生甘，甘生脾……西方生燥，燥生金，金生辛，辛生肺……北方生寒，寒生水，水生咸，咸生肾……"④

在五行之中，木味酸，但具体的草木之中，又有五味的区别，所谓"草生五味，五味之美，不可胜极。"⑤ 《素问·金匮真言论》："东方青色……其味酸，其类草木……其谷麦……南方赤色……其味苦……其谷黍……中央黄色……其味甘……其谷稷……西方白色……其味辛……其谷稻……北方黑色……其味咸……其谷豆……"⑥

---

① 黄帝内经素问·阴阳应象大论：页20
② 黄帝内经素问·阴阳应象大论：页16
③ 尚书：页90
④ 黄帝内经素问·阴阳应象大论：页17－18
⑤ 黄帝内经素问·六节藏象论：页16
⑥ 黄帝内经素问·金匮真言论：页13

同一种物，在不同时间点表现出来的味也是不同的。物在不同的时间，则具有不同的味。《礼记·仲尼燕居》："味得其时，乐得其节，车得其式。"味得其时，像乐得其节、车得其式一样重要，失时则味不成，味变则质变。《吕氏春秋·审时》载："是故得时之稼兴，失时之稼约。茎相若〔而〕称之，得时者重，粟（之）〔亦〕多。量粟相若而舂之，得时者多米。量米相约而食之，得时者忍饥。是故得时之稼，其臭香，其味甘，其气章，百日食之，耳目聪明，心意睿智，四卫变强，讻气不入，身无苛殃。黄帝曰：'四时之不正也，正五谷而已矣。'"①

采种中药也是十分讲究时令、时辰。《汤液本草》云："凡药之昆虫草木，产之有地；根叶花实，采之有时。失其地则性味少异；失其时则气味不全矣。"②《黄帝内经》以"司岁备物"概之，《素问·至真要大论》载："帝曰：司岁物何也？岐伯曰：天地之专精也。帝曰：司气者何如？岐伯曰：司气者主岁同，然有余不足也。帝曰：非司岁物何谓也？岐伯曰：散也。故质同而异等也。气味有薄厚，性用有躁静，治保有多少，力化有浅深。此之谓也。"③可见，气味等药食内在的性质，由于自然气化的不同，会产生较大差异。

气味阴阳的划分、气味五行的区别，以及气味与时间的关联，为后世用药理论的成熟与发展奠定了丰厚的基础。同时，也使得中医藏象学说同本草功效关联起来，成为《黄帝内经》治疗理论的基本原理。

3.2　意象思维方式是气味学说的思想渊源

以"象"作为思维的基本单元，是我国传统思维方式之一。用当代哲学的说法，人们通过气味来了解万事万物，实则是主客相融的结果。道家主张天地与我并生，万物与我为一；儒家倡导仁者与万物同体。天地、万物、他人都可以进入我，我也可以进入天地、万物、他人。进入天地、万物、他人的通道即是"味"。天地、万物、他人都是气为本原的"一体之

---

① 吕氏春秋·士容论：页246
② 汤液本草：页16
③ 黄帝内经素问·至真要大论：页178

用"，它们是气之聚，聚而有形，形而有性。人既可以进入万物之中，那么，人所感知就不是物的形象、影像，而是"象"。一则味所对的主要是形式之内的东西；再者，形象、影像在中国传统中不是物的本质。"'象'之言遁也，'象'之言似也。似者，嗣也。遁者，退也。此退而彼进，即嗣续不已之意。"① "象"是对物的模拟，是其生命变化整体性的呈现、模拟和继承，故而象更多承载着物的内在质性，如物的生成、变化、消灭等动态的信息。以及它对人的开放和呈现的作用。从这个意义上说，气味就是象的呈现。

"气味"概念，在很大程度是基于意象思维，将寒热温凉四时气候的变化及其衍生的五行学说，与药物的作用及呈现气味相联系分别形成的。《神农本草经》正式赋予了药物"四气五味"，指出"药有酸苦甘辛咸五味，又有寒热温凉四气"②。"天食人以五气，地食人以五味"，其中，"五味入口，藏于肠胃，味有所藏，以养五气，气合而生，津液相成，神乃自生"，③ 人与天地之气相通应，禀受天之阳气的气化功能，地之饮食的五味滋养，五味通过气化转入五脏，生成精神气血津液，维持了人体的正常生化功能，使生命延续。正如杨上善说："五行五性之味，脏腑血气之本也，充虚接气，莫大于兹，奉性养生，不可斯须离也。黄帝并依五行相配、相克、相生，各入脏腑，以为和性之也。"④ 又《素问·至真要大论》指出："五味入胃，各归所喜……久而增气，物化之常也。气增而久，夭之由也。"⑤ 五味太过则各有所伤，故而《素问·生气通天论》指出应："谨和五味，骨正筋柔，气血以流，腠理以密，如是则骨气以精，谨道如法，长有天命。"⑥

正是基于意象思维，通过四时五行作为中介，气味与五脏之间的关系得以建立，同气相求，酸先入肝，苦先入心，甘先入脾，辛先入肺，咸先

① 易章句：页313
② 神农本草经：页16
③ 黄帝内经素问·六节藏象论：页26
④ 黄帝内经太素·调食：页6
⑤ 黄帝内经素问·至真要大论：页192
⑥ 黄帝内经素问·生气通天论：页13

入肾。在治疗疾病时，应根据"四时五脏病，随五味所宜也"① 的原则进行，具体来讲就是根据"辛甘发散为阳，酸苦涌泄为阴，咸味涌泄为阴，淡味渗泄为阳，六者或收或散，或缓或急，或燥或润，或软或坚，以所利而行之，调其气使其平也。"②

3.3　基于气味学说的用药理论基础

关于气味的功用，《黄帝内经》有较为明确的阐发。如《素问·藏气法时论》指出："辛散、酸收、甘缓、苦坚、咸软。"③ 同时，也认为五味作用也具有阴阳属性，如"辛甘淡属阳，酸苦咸属阴。"老子说："天之道，损有余而补不足。"务使事态的发展趋于中和。《素问·至真要大论》据此总结了对药物四气的应用原则："寒者热之，热者寒之，温者清之，清者温之。"④ 这就是基本的用药规律。由于五行学说是《黄帝内经》的主要说理工具，故气味的理论也广泛涉及五欲、五过、五伤、五宜等内容，并与阴阳五行、脏腑经络、病因病机、治法用药等结合，成为较为系统的理论认识。

《黄帝内经》四气五味的认识基础上，探索了药物气味配合的应用实践，以气味配伍为原则，调整人体生命状态，进而恢复健康，成为后世用药组方的基本依据。如《素问·脏气法时论》在治疗内伤病时，针对五脏特点提出："肝欲散，急食辛以散之，用辛补之，酸泻之……肾欲坚，急食苦以坚之，用苦补之，咸泻之。"⑤ 由于气候季节变化，产生的时令病，《素问·至真要大论》指出："（诸气在泉）风淫于内，治以辛凉，佐以苦甘，以苦缓之，以辛散之。热淫于内，治以咸寒，佐以苦甘，以酸收之，以苦发之。湿淫于内，治以苦热，佐以酸淡，以苦燥之，以淡泄之。火淫于内，治以咸冷，佐以苦辛，以酸收之，以苦发之。燥淫于内，治以苦温，佐以甘辛，以苦下之，以辛润之。寒淫于内，治以甘热，佐以苦辛，

---

① 黄帝内经素问·脏气法时论：页54
② 黄帝内经素问·至真要大论：页190
③ 黄帝内经素问·脏气法时论：页54
④ 黄帝内经素问·至真要大论：页184
⑤ 黄帝内经素问·脏气法时论：页52

以咸泻之，以苦坚之。"①

《素问·至真要大论》还总结了治疗三阴三阳病变的气味配伍原则："厥阴之胜，治以甘清，佐以苦辛，以酸泻之。少阴之胜，治以辛寒，佐以苦咸，以甘泻之……太阳之胜，治以甘热，佐以辛酸，以咸泻之。"② 受此影响，《伤寒论》中桂枝与甘草相配的"辛甘化阳法"和芍药与甘草相配的"酸甘化阴法"，泻心汤"辛开苦降、寒热并用"成为后世方药气味配伍的范例。

3.4 气味是药物升降浮沉特性的决定因素

通过意象思维，古人还对药物气味厚薄与阴阳升降的关系进行关联，《素问·阴阳应象大论》云："阴味出下窍，阳气出上窍。味厚者为阴，薄为阴之阳；气厚者为阳，薄为阳之阴。味厚则泄，薄则通；气薄则发泄，厚则发热"③。由于药物四气五味具有阴阳属性，药物气味的作用又各具阴阳属性，而气味的阴阳具有不同的升降特点，因此，药物的气味就和药物的升降出入密不可分。

人体内无处不有气的运行，气的运行方式不外乎升降出入。升降出入失常预示着生命气化状态出现障碍。由于药物的气味本身具有升降出入，气味组合也会改变升降出入。《本草纲目·升降浮沉》："李时珍曰：酸咸无升，甘辛无降，寒无浮，热无沉，其性然也。而升者引之以咸寒，则沉而直达下焦；沉者引之以酒，则浮而上之巅顶。"④ 药物通过气味恰当的配伍，达到恢复体内升降出入的气化正常状态。

3.5 气味合和是药物产生疗效的必须条件

气主要表现的是天之阳气的气化作用，味主要表现的是地之阴气的滋养作用，二者相和的综合效应，会根据不同药物的气与味的组合而有所不同。例如两种药物都是寒性，但是味不相同，一是苦寒，一是辛寒，两者

① 黄帝内经素问·至真要大论：页180
② 黄帝内经素问·至真要大论：页182
③ 黄帝内经素问·阴阳应象大论：页16
④ 本草纲目：页75

的综合作用就有差异。反过来说，假如两种药物都是甘味，但性不相同，一是甘寒、一是甘温，其作用也不一样。所以，不能把气与味割裂，来分析药物的效能。气与味显示了药物的部分性能，也显示出一类药物的共性。只有认识和掌握气味相同药物之间同中有异的特性，才能全面而准确地了解和使用药物。药物是天地合气的产物，气与味既有区别又有联系，二者共同存。《神农本草经疏·药性差别论》："药有五味，中涵四气。因气味而成其性。"① 换言之，必须把四气和五味结合起来，才能准确地理解药物的作用。

一般来讲，气味相同，作用相近，同一类药物大都如此。但这只是药物使用的一般规律，在实际应用中，也有所差别。《本草蒙筌》所谓："药之辛、甘、酸、苦、咸，味也；寒、热、温、凉，气也。味则五，气则四，五味之中，每一味各有四气，有使气者，有使味者，有气味俱使者……所用不一也。"② 如同一苦寒，黄芩则燥，天冬则润，芦荟能消，黄柏能坚，黄连止泻，大黄下通，柴胡苦寒而升，龙胆苦寒而降。同一咸味，泽泻能泻，苁蓉能补，海藻、昆布则消而软坚。同一酸味，硫磺味酸而热，空青味酸而寒。甘合辛而发散为阳，甘合酸而收敛为阴。人参黄芪气味属阳，甘温而除大热；生地、五味子，气味属阴，甘酸以敛阴津。药物的气味所表示的药物作用以及气味配合的规律是比较复杂的，因此，既要熟悉四气五味的一般规律，又要掌握每一药物气味的特殊治疗作用以及气味配合的规律，这样才能很好地掌握药性，指导临床用药。

一般临床用药是既用其气、又用其味，但有时在配伍其他药物复方用药时，就可能出现或用其气、或用其味的不同情况。如升麻辛甘微寒，与黄芪同用治中气下陷时，则取其味甘升举阳气的作用；若与葛根同用治麻疹不透时，则取其味辛以解表透疹；若与石膏同用治胃火牙痛，则取其寒性以清热降火。

3.6　以偏纠偏是药物气味治病的根本道理

气味学说作为指导临床用药的本草理论，在《黄帝内经》中得到了广

---

① 神农本草经疏：页25
② 本草蒙筌：页68

泛地应用，并对后世产生深远的影响。《黄帝内经》气化宇宙论认为，世间万物本原于气，气聚则有形。药物亦为气聚合而成，而这种蕴含的内在之气，是药食发挥作用的根本所在。古人借用药物的气味来研究药物，进而探讨它的功能作用。

中药治病的机制，是"以偏纠偏"。所谓"以偏纠偏"，是指以药物的偏性纠正患者所表现出来的偏盛偏衰。药未有不偏者，以偏纠偏，故名为药。药物的偏性，究其本质来讲，是自然气化的结果。《神农本草经疏》指出："夫物之生也必禀乎天，其成也必资乎地。天布令，主发生，寒热温凉，四时之气行焉，阳也；地凝质，主成物，酸苦辛咸甘淡，五行之味滋焉，阴也。故知微寒微温者，春之气也；大温热者，夏之气也；大热者，长夏之气也；凉者，秋之气也；大寒者，冬之气也。凡言微寒者，禀春之气以生，春气升而生；言温热者，盛夏之气以生，夏气散而长；言大热者，感长夏之气以生，长夏之气化；言平者，感秋之气以生，平即凉也，秋气降而收；言大寒者，感冬之气以生，冬气沉而藏。"① 气味作为药物的偏性之一，其治疗疾病的过程，即以药物之气味改善人体气化状态的过程，实现纠正偏盛偏衰的目的。清季名医石寿棠说："药未有不偏者，以偏救偏，故名曰药。"② 人体要靠天地之气提供的条件而获得生存，同时还要适应四时阴阳的变化规律，才能发育成长、健康无病。人体疾病的发生发展就是这些关系失调的结果，是机体内部各部分之间阴阳五行运动关系、运动状态的失常，因此，对疾病的治疗，《素问·至真要大论》要求："必先五胜，疏其血气，令其调达，而致和平"③。

药有个性之特长，方有合群之妙用，则可实现调整人体气化状态的功效。药各有气味之偏，阴阳五行之属，有不同的升降浮沉、散收攻补等作用。如《素问·至真要大论》云："辛甘发散为阳，酸苦涌泄为阴，咸味涌泄为阴，淡味渗泄为阳。六者或收或散，或缓或急，或润或燥，或软或坚，以所利而行之。调其气使之平也。"以药性之偏，能够纠正人体阴阳

---

① 神农本草经疏：页 17
② 医原·用药大要论：页 168
③ 黄帝内经素问·至真要大论：页 190

气化之偏，是用药的根本依据。唐容川认为："天地只此阴阳二气，流行而成五运，金木水火土为五运，对待而为六气，风寒湿燥火热是也。人生本天亲地，即秉天地之五运六气以生五脏六腑。凡物虽与人异，然莫不本天地之一气以生，特物得一气之偏，人得天地之全耳。设人身之气偏胜偏衰则生疾病，又借药物一气之偏以调吾身之盛衰，而使归于和平则无病矣。盖假物之阴阳以变化人身之阴阳也，故神农以药治病。"①

陆晋笙也认为："天地间金石草木鸟兽鱼虫，亦得四时阴阳之气以生，惟皆偏而不纯，故取以为药，乃偏以治偏之法。以寒气之药化病气之热，以热气之药化病气之寒……是药之所以能治病者，其原理本乎四时阴阳而来，乃贯彻天人一致之学。"②

第五节　《黄帝内经》的气化养生观

人的生命过程是一个气化的过程，从形式上来看，主要包含生、长、壮、老、已等五种阶段，生、长、壮、老、已是生命的自然规律。《黄帝内经》从气化思维的角度，对人体的生长、发育、衰老过程及其内在规律有着十分深刻的认识。同样，关于生命的调摄，《黄帝内经》也是以维护和保持人体正常的气化状态作为养生的主要内容。

1　养生的基本原则

《黄帝内经》论述养生的基本原则，是气化思维的顺势因时、权衡守中、恒动变易等特点的具体体现。

1.1　顺应自然

人是自然界的产物，只有依靠大自然提供适宜的环境和必要的物质才能生存。人类个体形成了适应自然的生命机制，从而保证了人类生存、延续和发展。摄生就是要使自己的活动主动顺应自然。顺应自然的摄生原

---

① 本草问答：页533
② 景景室医稿杂存：页1730

则，主要是掌握大自然的时空变化规律，并适应性地调节人的摄生活动，诸凡生活起居、形体劳逸、饮食、情志、导引等方面，均应作到时顺、地宜。《灵枢·岁露论》说："人与天地相参也，与日月相应也。"① 人类生活在自然环境中，与自然气化息息相通，大自然是人类生命的源泉，而自然界的各种变化，无论是四时气候、昼夜晨昏的交替，还是日月运行、地理环境的演变等，都会直接或间接地影响人体，产生相应的生理或病理反应，而人类在漫长的进化过程中，也形成了适应自然的生命机制，以保证人类生存、延续和发展。因此，人必须掌握和了解自然环境的特点，使自己的活动顺应自然界的气化运动，即"与天地如一"，与天地阴阳保持协调和谐的状态，以保持"生气不竭"，身心健康。

顺应自然的养生原则，强调顺应自然界阴阳的消长规律以养生，即要掌握自然界的变化规律，适应性地调节人的生活起居、形体劳逸、饮食、情志等，做到地宜时顺，否则"治不法天之纪，不用地之理，则灾害至矣"②，故中医学以"法于阴阳"为养生原则。《素问·四气调神大论》对如何顺应自然以调养精神意志，调节起居和情志、劳逸等做了深入地探讨，并提出了"春夏养阳，秋冬养阴"的养生思想，因为"夫四时阴阳者，万物之根本也，所以圣人春夏养阳，秋冬养阴，以从其根……逆之则灾害生，从之则苛疾不起，是谓得道。"③ 《素问·生气通天论》指出要"暮而收拒，无扰筋骨，无见雾露"④。

顺应自然以养生，还要因地制宜，不同地域气候特点、物产种类不同，人们的饮食结构、居住条件、生活方式有别，就有不同的养生方法，如《素问·五常政大论》说："西北之气散而寒之，东南之气收而温之。"⑤

---

① 灵枢经·岁露论：页 131 - 132
② 黄帝内经素问·阴阳应象大论：页 19
③ 黄帝内经素问·四气调神大论：页 10
④ 黄帝内经素问·生气通天论：页 12
⑤ 黄帝内经素问·五常政大论：页 155

1.2　形神兼养

形与神的基本关系是气化过程中的重要关系。形乃神之宅，神乃形之主。无神则形无以生，无形则神无以附，形神统一，相辅相成，维持着人的生命活动，故中医学重视形体与精神的整体调摄，倡神形兼养、守神全形，"能形与神俱，而尽终其天年"。形神兼备为健康的标准，也是摄生追求的目标。

形虽为神之舍，但形静而神动，神又是形之主宰，生命活力在于神，因此强调形神兼养，以神为先。如《灵枢·本藏》认为精神活动能够影响脏腑生理，其谓："志意者，所以御精神，收魂魄，适寒温，和喜怒者也。……志意和则精神专直，魂魄不散，悔怒不起，五脏不受邪矣"。[①] 《素问·灵兰秘典论》以心为君主之官，认为心主宰精神活动，通过神气来协调脏腑，"主明则下安，以此养生则寿"，"主不明则十二官危，使道闭塞不通，形乃大伤，以此养生则殃。"[②]

1.3　和谐守度

和谐守度，就是在一定程度、一定范围内适中和合地养生，是气化思维权衡守中的具体体现。《黄帝内经》认为，世界的本然秩序是和谐，无太过不及。亦称中和。在自然界，天地之气化和谐，则风调雨顺，四时递迁，万物化生；在人，脏腑经络气血生化和谐，则健康长寿，尽终天年。凡有太过不及，即是不和谐之反常，在自然界为灾害，在人则表现为疾病。其机理可用阴阳相反相成来说明和演绎，后世又补充"偏阴偏阳之谓疾"[③]，用以分析人的健康，如《素问·生气通天论》说："阴平阳秘，精神乃治。"[④] 这里的"平""秘"就是阴阳气化的和谐状态。反之，"两者不和，若春无秋，若冬无夏"[⑤] 即成疾病。阴阳二气是不可分割的整体，

---

① 灵枢经·本藏：页81
② 黄帝内经素问·灵兰秘典论：页23－24
③ 圣济经·宋徽宗御制圣济经序：页8
④ 黄帝内经素问·生气通天论：页12
⑤ 黄帝内经素问·生气通天论：页11－12

只有阴阳二气的运动处于有序和谐的统一状态，真元之气不致于失守，机体才能处于形神合一的完满状态。故王冰注云："圣人不绝和合之道。"① 如《素问·经脉别论》说："春秋冬夏，四时阴阳，生病起于过用。"② 六气失其和则成六淫为邪；饮食、劳作、情志太过，亦能为害而成病因。"因而和之，是为圣度"，则是运用和谐守度养生防病的依据。这种思想贯穿在《黄帝内经》整个养生理念中，《灵枢·本神》倡导"（养生应）节阴阳而调刚柔"，《素问·生气通天论》则说："是以圣人陈阴阳，筋脉和同，骨髓坚固，气血皆从。如是则内外调和，邪不能害，耳目聪明，气立如故。"陈阴阳，即调节阴阳气化状态，使之平和，亦和谐之义，如饮食调养要"谨和五味"等。

2 养生的方法

养生的方法也与气化思维息息相关，主要有：效法阴阳、顺应四时、节制饮食、调养精神、劳逸结合等。

2.1 效法阴阳

人与自然息息相通，阴阳二气的消长变化，形成了一年四季、一日四时的变化。随着这些自然气化，人体气化也发生相应的、适应性的变化。如果气候变化异常人体不能适应时，就会导致疾病的发生。如《素问·生气通天论》说："故阳气者，一日而主外，平旦人气生，日中而阳气隆，日西而阳气已虚，气门乃闭。是故暮而收拒，无扰筋骨，无见雾露，反此三时，形乃困薄。"③ 所以应当"法于阴阳，和于术数"，"虚邪贼风、避之有时"，从具体方法上主动去规避不良因素的影响，即"八正之虚邪，而避之勿犯也"，④"避虚邪之道，如避矢石然，邪弗能害"。⑤

① 黄帝内经素问·王冰注：页 12
② 黄帝内经素问·经脉别论：页 50
③ 黄帝内经素问·生气通天论：页 12
④ 黄帝内经素问·八正神明论：页 59
⑤ 灵枢经·九宫八风：页 127

2.2 顺应四时

摄生调养，应当顺从四时，从之则苛疾不起。如《素问·四气调神大论》具体描述了四季养生的方式方法。在养生过程中，应该根据不同的季节采用不同的方式。如《素问·金匮真言论》说："冬不按蹻，春不鼽衄，春不病颈项，仲夏不病胸胁，长夏不病洞泄寒中，秋不病风疟，冬不病痹厥，飧泄而汗出也。"①

2.3 节制饮食

《素问·上古天真论》云："食饮有节"，体现了中医学节制饮食的养生方法。《灵枢·师传》："食饮衣服，亦欲适寒温，寒无凄沧，暑无出汗。食饮者，热无灼灼，寒无沧沧，寒温中适，故气将持，乃不致邪僻也"②，可见，中医养生方法中十分注意饮食。《素问·生气通天论》指出："高粱之变，足生大丁"，③ 主张饮食以清淡为主。《素问·痹论》说："饮食自倍，肠胃乃伤"④，强调饮食的量要有节制，防止过度而伤肠胃。

《黄帝内经》还强调饮食必须丰富多样，以摄取各种营养物质。《素问·脏气法时论》说："五谷为养，五果为助，五畜为益，五菜为充，气味合而服之，以补精益气"⑤，并论述了口味偏嗜的害处，《素问·生气通天论》指出："味过于酸，肝气以津，脾气乃绝；味过于咸，大骨气劳，短肌，心气抑；味过于甘，心气喘满，色黑，肾气不衡；味过于苦，脾气不濡，胃气乃厚；味过于辛，筋脉沮弛，精神乃央"。⑥ 对于患有各种疾病的人，《黄帝内经》要求注意饮食禁忌，称为"五禁"或"五裁"。《素问·宣明五气》说："辛走气，气病无多食辛；咸走血，血病无多食咸；苦走骨，骨病无多食苦；甘走肉，肉病无多食甘；酸走筋，筋病无多食

---

① 黄帝内经素问·金匮真言论：页13
② 灵枢经·师传：页64
③ 黄帝内经素问·生气通天论：页11
④ 黄帝内经素问·痹论：页88
⑤ 黄帝内经素问·藏气法时论：页54
⑥ 黄帝内经素问·生气通天论：页12

酸"①，可见，饮食五味必须和调，故《素问·生气通天论》说："谨和五味，……谨道如法，长有天命"②。

2.4 调养精神

提高个人品德修养，也是保证人体气化状态正常的一种方式。如《素问·上古天真论》说："夫上古圣人之教下也，皆谓之虚邪贼风，避之有时，恬淡虚无，真气从之，精神内守，病安从来。是以志闲而少欲，心安而不惧，形劳而不倦，气从以顺，各从其欲，皆得所愿。故美其食，任其服，乐其俗，高下不相慕，其民故曰朴。是以嗜欲不能劳其目，淫邪不能惑其心，愚智贤不肖不惧于物，故合于道。所以能年皆度百岁，而动作不衰者，以其德全不危也。"③ 道德修为的层次，往往能够影响个人养生的结果。所以，《灵枢·本神》说："智者之养生也，必顺四时而适寒暑，和喜怒而安居处，节阴阳而调刚柔，如是则僻邪不至，长生久视。"④

2.5 劳逸结合

《黄帝内经》认为，形体过度耗伤，必然影响内在气化运动的过程，强调劳动必须适度，养生要做到"起居有常，不妄作劳"。不妄作劳即不宜过劳，《素问·举痛论》指出："劳则喘息汗出，外内皆越，故气耗矣。"⑤《素问·宣明五气论》还对"劳"的病机进行了阐述，认为"久视伤血，久卧伤气，久坐伤肉，久立伤骨，久行伤筋"。⑥

2.6 起居有常

《黄帝内经》认为，人应当顺应四时和昼夜规律起居作息，这样才能同于自然气化。如《素问·四气调神大论》提出了春三月"夜卧早起"、夏三月"夜卧早起"、秋三月"早卧早起，与鸡俱兴"、冬三月"早卧晚

---

① 黄帝内经素问·宣明五气论：页54
② 黄帝内经素问·生气通天论：页13
③ 黄帝内经素问·上古天真论：页6-7
④ 灵枢经·本神：页24
⑤ 黄帝内经素问·六微旨大论：页81
⑥ 黄帝内经素问·宣明五气论：页55

起，必待日光"四季作息时间表。《素问·生气通天论》、《灵枢·营卫生会》提出了一日之中天人阴阳消长规律及其起居方法，"气至阳而起，至阴而止"，"与天地同纪"，① 即日出而作，日入而息。

2.7　居住环境适宜

居住的自然环境与人文环境，如气候、水土、风俗等，也是摄生不可忽视的问题。理想的环境应是气候寒温、干湿相宜，水土软硬适中，风俗朴实和善。如《素问·阴阳应象大论》："地之湿气，感则害皮肉筋脉。"②《素问·痿论》则有"有渐于湿，以水为事"③，"居处相湿"而成痹病的记载。

①　灵枢经·营卫生会：页49
②　黄帝内经素问·阴阳应象大论：页19
③　黄帝内经素问·痿论：页90

结　　语

　　《黄帝内经》气化理论，是从"气"为本原的宇宙观出发，以宇宙、人及其二者关系为主要对象，通过探求宇宙天体、气候变化、地理环境及其对人体影响的规律，借助《黄帝内经》成书时代特有的术数模型和认知方式，对人体生命现象与过程进行系统研究的一门学问。它是当时及此前医家在长期生活、医疗实践以及对人体基本构造与功能初步认识的基础上，结合自然科学认识，通过综合分析、比拟、推演，经过高度概括而逐步形成的理论。气化理论，旨在通过模拟宇宙自然生化的思维方式，来研究自然界气候的规律性变化，这些变化对人体的影响，人体生命活动过程中健康与疾病状态变化的规律，以及调整的原则与方法，是中医基本理论形成的重要基础。

　　《黄帝内经》气化理论，体现了古人重视人体结构与功能的统一，物质、能量、信息的相互转化，自然与人复杂、开放、非线性的相互关系，以及宇宙大整体与人体小整体的统一。

　　从文献来看，《黄帝内经》成书之前的气化理论，是以研究阴阳二气的变化为主要内容。从学科属性上来看，尚属于哲学思辨和自然科学的范畴，只有散见的医学内容。《黄帝内经》成书，标志着这种散见的、形而上的理论形式，落实到对人体、形器的认识与方法等具体层面，是对既往气化理论的深化及其在实践方面的发挥与创造。从中医学术思想发展的源流来看，气化理论来自于实践而能够指导实践，并随着实践的发展而不断有所创新和突破。

　　《黄帝内经》气化理论具有以下4个方面的特点：

　　（1）时代性

　　气化理论，是我国早期先民对于自然万物与生命的理性认识，代表了"气一元论"的宇宙观。气化理论产生的时代，是古人长期生命实践经验积累，并升华为理论的时代。从气化与气化思维的特点来看，反映的是《黄帝内经》理论发源之初，古人对人体生命健康与疾病现象的高度概括。第一，《黄帝内经》气化理论，反映了气化宇宙观影响下的时代背景特点；第二，这一理论反映的是《内经》成书时代特有的思维方式与认知模型；第三，《黄帝内经》其他理论范畴体现出这一时代的文化、科学的发展，而这些发展的结果之中始终贯穿着气化理论，尤其是气化思维；第四，《黄帝内经》气化理论的形成，标志着至迟在《内经》成书时代，中医学理论体系的核心思想及思维模式就已经形成。

（2）民族性

中医学与中国传统文化一样，是在历史传承过程中没有中断的学问。其中的原因，笔者认为，主要是中医学的中国文化根蒂没有改变。中国文化是一种讲究和谐的文化，和谐之道在于人类"与万物沉浮于生长之门"。从这一意义上来说，和谐之道就是生生之道。生生之道，以气为本。正是以"气"作为世界本源的观念，导致了中国文化重视自然大化的时间流程，从气化的角度去认识自然万物的整体合一及其相互关系。《黄帝内经》气化理论，运用中华民族这种特有的思维方式，对生命现象进行不断的探索，从其理论根源上体现了鲜明的民族性。

（3）理论性

《黄帝内经》气化理论，是建立在传统文化深厚历史积淀之上的，具有新的理论高度。这一理论有着丰富的概念体系、灵活的思维方法、典型的理论模型和精炼的内容表述，是古人对于自然与生命的系统化认识，是关于生命本质及其运动规律的实践性与理论性相统一的正确认识，是经过数千年实践检验并由一系列概念、判断和推理表达出来的知识体系。第一，《黄帝内经》气化理论，是中医学对于传统文化及其宇宙观深刻理解的重要体现；第二，《黄帝内经》气化理论，是对传统文化"生生之道"的完美诠释；第三，《黄帝内经》气化理论，是生命时间流程融入自然大化思想的根本体现；第四，《黄帝内经》气化理论，是中医学基本理论的重要基础；第五，《黄帝内经》气化理论，是中医学理论体系的核心内容，运用气化思维是中医学临床实践的总原则。

（4）整体性

《黄帝内经》气化理论，主要包含了古人对于自然和生命的认识，更重要的是古人发现了自然变化对生命产生的影响，同时也发现了生命协同自然变化的规律。老子说："人法地，地法天，天法道，道法自然"；①《系辞上》说："法象莫大乎天地，变通莫大乎四时"；②《素问·阴阳应象大论》说："阴阳者，天地之道也，万物之纲纪，变化之父母，生杀之本始。"③ 这些都在启发人类在生命过程中应该法象天地之气化。气化理论也是一种整体生成哲学，其从时间统摄空间的思维方式出发，将自然万物融为一体，同归气化流行。这也就从根本上决定了《黄帝内经》气化理论的所有概念、原理、规律、法则都体现和遵循共同的准则，即"法于阴阳，合于术数"。这种严密的整体性主要体现在：第一，《黄帝内经》气化理论，是以"天人之变"作为要解决和阐述的中心问题或基本理论问题；第二，《黄帝内经》气化理论所阐述的一系列基本理论观点之间，以"气"为中心，强调整体生成与协同，彼此相互联系，形成不可分割的有机统一整体；第三，《黄帝内经》气化理论所阐述的每个方面，如五运六气、九宫八风等基本理论观点，除与其他方面的理论观点构成有机整体外，又自成系统。

《黄帝内经》气化理论充分、集中体现了中医学的原创思维。未来开展相关领域的研究，能够深入发掘中医理论建构与创新发展的思维方式及其共性规律，系统整理和总结中医原创理论体系的科学内涵，认识和把握中医学对人体生命规律认知的意义和价值，能够提升中医从业者的理论思维水平及其解决重大理论问题和现实问题的综合能力。

我们必须看到，气化理论是一种不同于现代科学认识路线的另一种看待生命的原创性理论，它关注和调整的对象是人体生命状态和活力。《素问·病能论》载上古医学源流，其中有一本《上经》，是言"气之通天"，实际就是讲明气化道理的。当代著名中医学家方药中先生讲："气化论是

---

① 老子·二十五章：页169

② 易·系辞上：页200

③ 黄帝内经素问·阴阳应象大论：页15

中医学的理论基础，它涉及到中医学的各个方面。"[1]

《黄帝内经》气化理论，构成了中医气化理论的主体部分，丰富与完善了中医学理论体系，具有重要的理论意义和临床价值，也是历代中医学术发展与创新的基础。《黄帝内经》中，体现气化思维的藏象、病因、病机、诊断、治疗、养生等理论，为中医临床医学奠定了理论基础，并在实践中不断检验、反证、创新、发展，成为后世中医理论的"源头活水"。

中医各家学说在气化理论与实践方面的拓展和创新，都是以《黄帝内经》气化理论为基础的。尤其是以运气学说为其核心。如汉末张仲景以"六经"纲领《汤液经法》，宋金元医家发挥运气气化学说进行理论变革，明代温补学派借助"太极阴阳气化"发挥命门学说，明清医家根据五运六气创新瘟疫理论等。这四次具有里程碑意义的研究和探索，不仅为中医学的跨越式发展奠定了坚实的基础，而且，对于中医临床工作起到了十分重要的指导作用，显示出《黄帝内经》气化理论的重要价值。

---

① 黄帝内经素问运气七篇讲解：页9

参考文献

1. "绪论"参考文献

[1] 方药中，许家松. 论中医理论体系的基本内涵及其产生的物质基础，天津中医学院学报. 1986，5（1）：17.

[2] 许家松. 中医学理论体系的内涵与框架构建. 中国中医药报，2004 - 11 - 1.

[3] 孟庆云. 论气化学说. 中医杂志，2007，48（5）：389.

[4] 刘长林，张闰洙. 中国哲学"气"范畴的现代认识. 太原师范学院学报（社会科学版），2005，4（1）：11 - 16.

[5] 林齐鸣，虞学军.《黄帝内经》中的气化思想. 四川中医，2003，21（7）：24 - 26.

[6] 陈利国. 气化理论概论. 山东中医学院学报，1991，15（3）：52.

[7] 孙奎男，任玺洁. 人体气机升降理论研究. 长春中医药大学学报，2008，24（2）：40 - 41

[8] 方玲. "气化"概念辨析. 天津中医学院学报，2003，21（1）：3.

[9] 徐精诚. "气化"初析. 江汉大学学报（自然科学版），1984，12（1）：35 - 37.

[10] 孔庆洪. "气化结构"假说之探讨. 中国医药学报，1996，11（5）：57.

[11] 王海亭，王全年. 论中医气化观. 中华中医药学刊，2007，25（9）：141 - 144.

[12] 张诗军，陈泽雄，李俊彪. 肝主气化论析. 中国中医基础医学杂志，2000，6（8）：492 - 493.

[13] 杨威，张宇鹏，刘寨华，等. "气化"概念辨析. 中国中医基础医学杂志，2007，13（9）：9 - 10.

[14] 孙广仁. 古代哲学的气化学说与中医学的气化理论. 浙江中医学院

学报，2001，25（5）：1.

　　[15] 牟重临，金美亚，张桂明.“气化”论浅识.陕西中医，1986，7（10）：7-9.

　　[16] 孙岱宗.关于中医肝肺两脏气化作用之探讨.云南医药，1980，23（3）：53.

　　[17] 徐宗源.“气化”与“气机”.中医药学刊，1990，9（1）：18.

　　[18] 宋立群，代丽娟.从气化学说论治慢性肾功能衰竭.江苏中医药，2007，39（7）：7-8.

　　[19] 潘秋平.《淮南子》与运气学说.中华中医药学刊，2008，2（2）：125-126.

　　[20] 任秀玲.《黄帝内经》建构中医药理论的基本范畴——气（精气）.中华中医药杂志（原中国医药学报），2008，23（1）：55-57.

　　[21] 张登本，等.精气学说在《黄帝内经》理论建构中的作用及其意义.中医药学刊，2006，24（5）：784.

　　[22] 王晓毅.“天地”“阴阳”易位与汉代气化宇宙论的发展.孔子研究，2003，18（4）：83-90.

　　[23] 官锡杭，陈受强.《内经》正邪离合论与中医病邪理论的气化观.甘肃中医学院学报，1996，3（1）：4.

　　[24] 胡臻.中医气化理论探新.中国中医药现代远程教育，2005，3（10）：26-27.

　　[25] 朱光.气化与气机辨析.浙江中医杂志，2001，46（10）：447-448.

　　[26] 周学胜.气机气化相关论.中医研究，1994，9（4）：6-8.

　　[27] 周学胜.气机气化相关论及其实践意义.南京中医药大学学报，1995，11（2）：16-18.

　　[28] 刘树新.论肺主一身之气化.中医函授通讯，1991，10（6）：22.

　　[29] 常富业，王永炎，高颖，等.玄府概念诠释（四）——玄府为气升降出入之门户.北京中医药大学学报，2005，28（3）：15-17.

　　[30] 林齐鸣，虞学军.论气化形式.成都中医药大学学报，1997，20（1）：8.

[31] 林齐鸣. 气化形式刍议. 山西中医, 1997, 13 (3): 6-9.

[32] 陈利国. 论人体气化活动. 山东中医学院学报, 1992, 16 (5): 2.

[33] 杨威, 张宇鹏, 刘寨华. "藏象" 概念之探析. 北京中医药大学学报, 2008, 3 (2): 18-19, 22.

[34] 郑华启. "气化则能出矣" 新释. 国医论坛, 1992, 7 (5): 45.

[35] 杨毅玲, 梁嵘. 肝胆与脏腑气化关系探讨. 安徽中医学院学报, 2001, 20 (1): 8-10.

[36] 纪立金. 论脾胃的气化关系. 福建中医学院学报, 1999, 9 (1): 38.

[37] 刘晓庄. 中医气化学说新探. 江西中医药, 1994, 25 (4): 51.

[38] 陆木兴. "气化则湿化" 浅析. 上海中医药大学学报, 2001, 15 (2): 6-7.

[39] 孙广仁. 《内经》中脏气的概念及相关的几个问题. 山东中医药大学学报, 2001, 25 (4): 244.

[40] 杨威, 张宇鹏. 藏象学的气化、形质之辨. 首届中医药发展国际论坛论文集, 2005: 544-546.

[41] 袁鸿江. 论水谷的 "气化" 中医生理功能之 "源泉". 成都中医学院学报, 1959, (1): 10-23.

[42] 王鸿度. 略论 "营卫气化". 成都中医学院学报, 1990, 13 (1): 13.

[43] 林寿宁. 膀胱气化功能的理论初探. 广西中医药, 1983, 6 (2): 12.

[44] 刘兴. 膀胱气化小议. 上海中医药杂志, 1982, 28 (6): 14.

[45] 姜小华. 对膀胱所藏经气化而出之津液的再认识. 辽宁中医学院学报, 2006, 8 (3): 19-20

[46] 阎振立, 陈明. 瞰识膀胱 "藏津液, 主气化". 中华中医药杂志 (原中国医药学报), 2005, 20 (11): 691.

[47] 刘建新. 略论 "气化则能出矣"——学习《内经》的点滴体会. 湖南中医学院学报, 1980, 2 (3): 3-6.

[48] 李博鉴. 膀胱气化之我见. 北京中医, 1985, 4 (5): 17.

[49] 吴雄志. 从三焦气化看水液代谢. 中国中医基础医学杂志, 2000, 6 (9)：3.

[50] 李文江. 读"膀胱气化之我见"一文的看法. 北京中医, 1986, 5 (4)：60.

[51] 方药中, 许家松. 黄帝内经素问运气七篇讲解. 北京：人民卫生出版社, 1984.

[52] 刘成源, 罗红艳. 气化理论及中医学的自稳平衡思想. 中国中医基础医学杂志, 2000, 6 (3)：4.

[53] 赵博. 气一元论与《内经》气化理论形成的探讨. 陕西中医, 2007, 28 (1)：70.

[54] 李庭玉. "气化"探讨. 新中医, 1977, 9 (2)：47.

[55] 王洪图. 临床如何应用中医理论——小便通利有赖气化. 中医临床医生, 1989, (4)：33.

[56] 祝世讷. 气化学说——开辟解剖结构的发生学研究. 山东中医药大学学报, 2007, 31 (3)：179.

[57] 熊新年. 膀胱气化失常宜从肾气求之. 新中医, 1987, 19 (4)：47.

[58] 林乔, 王米渠, 吴斌. 基因的多效性与中医理论的气化作用考辨. 中医药学刊, 2004, 22 (8)：52 - 54.

2. 正文参考文献

[1] 黄帝内经素问·(影印本). 北京：人民卫生出版社, 1982.

[2] 灵枢经（影印本). 北京：人民卫生出版社, 1957.

[3] 西晋·王叔和. 脉经. 北京：人民卫生出版社, 2007.

[4] 旧题汉·华佗. 华氏中藏经. 北京：商务印书馆, 1956.

[5] 东汉·张仲景. 金匮要略方论. 北京：人民卫生出版社, 1973.

[6] 唐·杨上善. 黄帝内经太素（影印本). 北京：人民卫生出版社, 1955.

[7] 唐·孙思邈. 备急千金要方校注. 北京：人民卫生出版社, 1997.

[8] 旧题唐·启玄子. 素问六气玄珠密语. 见：王冰医学全书. 北京：中国中医药出版社, 2006.

[9] 北宋·刘温舒. 素问入式运气论奥. 见：景印文渊阁四库全书·子部

44·医家类.北京：中医古籍出版社，1986.

[10] 北宋·赵佶.圣济经.北京：人民卫生出版社，1990.

[11] 北宋·赵佶.圣济总录.北京：人民卫生出版社，2004.

[12] 宋·李东垣.脾胃论（影印本）.北京：人民卫生出版社，1957.

[13] 金·刘完素.素问玄机原病式.北京：人民卫生出版社，2005.

[14] 元·王好古.盛增秀点校.汤液本草.见：王好古医学全书.北京：中国中医药出版社，2009.

[15] 元·戴启宗.脉诀刊误.见：汪石山医学全书.北京：中国中医药出版社，1999.

[16] 元·马宗素.伤寒钤法.见：薛氏医案.北京：中国中医药出版社，1997.

[17] 明·汪机.运气易览.见：汪石山医学全书.北京：中国中医药出版社，1999.

[18] 明·李中梓.诊家正眼（影印本）.北京：中国书店，1987.

[19] 明·李中梓.删补颐生微论.北京：中国中医药出版社，1998.

[20] 明·李中梓.内经知要.北京：中国中医药出版社，2005.

[21] 明·马莳.黄帝内经素问注证发微.北京：学苑出版社，2005.

[22] 明·李时珍.本草纲目.见：柳长华点校.李时珍医学全书.北京：中国中医药出版社，2007.

[23] 明·缪希雍.神农本草经疏.见：缪希雍医学全书.北京：中国中医药出版社，2009.

[24] 明·韩懋.韩氏医通.南京：江苏科技出版社，1985.

[25] 明·龚廷贤.医宗必读.北京：中国中医药出版社，2005.

[26] 明·张介宾.类经（影印本）.北京：人民卫生出版社，1957.

[27] 明·张介宾.景岳全书（影印本）.上海：上海科学技术出版社，1996.

[28] 明·张介宾.类经图翼.北京：人民卫生出版社，1985.

[29] 明·吴崑.黄帝内经素问吴注.北京：学苑出版社，2003.

[30] 清·张志聪.黄帝内经素问集注.北京：学苑出版社，2004.

[31] 清·张璐.张氏医通.见：张璐医学全书.北京：中国中医药出版

社，2004.

[32] 清·徐灵胎. 医学源流论. 见：徐灵胎医学全书. 北京：中国中医药出版社，1999.

[33] 清·吴谦. 医宗金鉴（影印本）. 北京：人民卫生出版社，1958.

[34] 清·周学海. 读医随笔. 北京：中国中医药出版社，1999.

[35] 清·高士宗. 黄帝内经素问直解. 北京：学苑出版社，2003.

[36] 清·余国佩. 医理. 北京：中医古籍出版社，1987.

[37] 清·唐大烈. 吴医汇讲. 上海：上海科学技术出版社，1983.

[38] 清·陈嘉谟. 本草蒙筌. 见：张瑞贤主编. 本草名著集成. 北京：华夏出版社，1998.

[39] 清·石寿棠. 医原. 南京：江苏科学技术出版社，1983.

[40] 清·唐容川. 本草问答. 见：唐容川医学全书. 北京：中国中医药出版社，2010.

[41] 清·徐延祚. 医医琐言. 见：近代中医珍本集（医话分册）. 杭州：浙江科学技术出版社，2003.

[42] 陆晋笙. 景景室医稿杂存. 见：中国历代名医医话大观. 太原：陕西科学技术出版社，1996.

[43] 张锡纯. 医学衷中参西录. 北京：人民卫生出版社，2007.

[44] 丁甘仁. 孟河丁甘仁医案. 福州：福建科学技术出版社，2004.

[45] 任应秋. 运气学说. 上海：上海科学技术出版社，1982.

[46] 程士德. 素问注释荟萃. 北京：人民卫生出版社，1982.

[47] 方药中，许家松. 黄帝内经素问运气七篇讲. 北京：人民卫生出版社，1984.

[48] 王玉川. 运气探秘. 北京：华夏出版社，1993.

[49] 李建民著. 发现古脉——中国古典医学与数术身体观. 北京：社会科学文献出版社，2007.

[50] 南京中医学院编著. 中医学概论. 北京：人民卫生出版社，1958.

[51] 王洪图主编. 内经讲义. 北京：人民卫生出版社，2002.

[52] 郑洪新，卢玉起. 内经气学概论. 沈阳：辽宁科学技术出版社，1984.

［53］郭霭春．黄帝内经素问校注．北京：人民卫生出版社，1996.

［54］任应秋，等．十部医经类编．北京：学苑出版社，2001.

［55］李克光，郑孝昌主编．黄帝内经太素校注．北京：人民卫生出版社，2005.

［56］日·丹波元简．素问识．见：聿修堂医书选：素问识、素问绍识、灵枢识、难经疏证．北京：人民卫生出版社，1984.

［57］日·森立之．神农本草经．上海：群众出版社，1955.

［58］日·森立之．素问考注（下册）．北京：学苑出版社，2005.

［59］西汉·司马迁．史记．北京：中华书局，2006.

［60］东汉·许慎．说文解字（校定本）．南京：凤凰出版社，2006.

［61］东汉·班固．汉书．北京：中华书局，2005.

［62］东汉·班固．白虎通德论．见：张元济等辑．《四部丛刊（初编）》丛书．北京：商务印书馆，1929.

［63］北魏·贾思勰．齐民要术．北京：中华书局，1956.

［64］五代·谭峭．化书．北京：中华书局，2006.

［65］北宋·李昉等．太平御览．河北：河北教育出版社，2000.

［66］北宋·张载．张载集．北京：中华书局，2006.

［67］元·邓牧．伯牙琴．北京：中华书局，1959.

［68］清·惠栋．易汉学．上海：上海古籍出版社，1990.

［69］清·焦循．易章句．见：易学三书．北京：九州出版社，2003.

［70］清·焦循．易通释．见：易学三书．北京：九州出版社，2003.

［71］宋兆麟，等．中国原始社会史．北京：文物出版社，1983.

［72］李存山．中国气论探源与发微．北京：中国社会科学出版社，1990.

［73］江晓原，钮卫星．天文西学东渐集．上海：上海书店出版社，2001.

［74］卢央．易学与天文学．北京：中国书店，2003.

［75］江晓原．中国天学史．上海：上海人民出版社，2005.

［76］汉语大词典编辑委员会．汉语大词典（缩印本）上卷．上海：世纪出版集团、汉语大词典出版社，2005.

［77］陈国戌点校．四书五经·周易．长沙：岳麓书社，2006.

［78］陈鼓应著．管子四篇诠释——稷下道家代表作解析．北京：商务印

书馆，2006

　　［79］杨伯峻译注．论语译注．北京：中华书局，2006

　　［80］日·小野泽一等．气的思想——中国自然观与人的观念的发展．上海：上海世纪出版集团，2007.

　　［81］陈遵妫．中国天文学史．上海：上海人民出版社，2007.

　　［82］张长法注译．列子．郑州：中州古籍出版社，2010.

　　［83］陈鼓应，赵建伟注译．周易今注今译．北京：商务印书馆，2010.

　　［84］杨坚点校．吕氏春秋·淮南子．长沙：岳麓书社，1998.

　　［85］梁运华校点．新世纪万有文库：管子．沈阳：辽宁教育出版社，1997.

　　［86］汉·班固．白虎通．见：中国科学院哲学研究所中国哲学史组编．中国哲学史资料选辑：两汉之部．北京：中华书局，1960.

　　［87］左丘明著．焦杰校点．新世纪万有文库：国语．沈阳：辽宁教育出版社，1997.

　　［88］顾馨，徐明校点．新世纪万有文库：春秋左传．沈阳：辽宁教育出版社，1997.

　　［89］顾宝田注译．尚书译注．长春：吉林文史出版社，1995.

　　［90］王文锦译解．礼记译解．北京：中华书局，2007.

　　［91］薛安勤，王连生注译．国语译注．长春：吉林文史出版社，1991.

　　［92］刘长林．中国象科学观．北京：中国社会科学出版社，2008.

　　［93］尚秉和著．周易尚氏学．北京：中华书局，1980.2.

　　［94］涂光社．中国美学范畴丛书——原创在气．南昌：百花洲文艺出版社，2001.

　　［95］中国社会科学院语言研究所词典编辑室编．现代汉语词典．北京：商务印书馆，2012.

后　记

这部拙著是由我的博士学位论文修改、充实而成的。

我选择中医气化理论作为研究方向，缘起是对中医五运六气学说感兴趣，进而感到运气学说的基本原理与中国文化特别是道家思想具有十分的相似性，最终我认识到运气学说所反映的气化理论及其思维方式是不同于西方医学的另一种认识生命的原创性认知路径。我感兴趣的正是这种意蕴深厚、意境深远、深沉含蓄、能让人回味无穷的学问，而气化理论正是这样的一门学问。

我在硕士期间即师从顾植山教授，从事中医气化理论文献研究。顾老师出身江阴医学世家，在中医理论研究与临床实践方面十分推崇和运用运气气化。他为人谦逊、知识渊博、治学严谨。从先生那里我学习了运气气化理论的基本原理和实践应用，开拓了视界，丰富了学识，积淀了内涵。研究生毕业后，我报考了中国中医科学院中医基础理论专业，成为潘桂娟研究员的学生。报考的动机很简单——当年招生的研究方向是中医气化理论。博士研究生三年是我最为难忘的经历。潘桂娟研究员以严谨求实的态度、体贴入微的关怀、循循善诱的启发，引导我一步步迈开走入中国文化、中医思维殿堂的步伐。能在老师的耳提面命下生活、学习一段时间对我来讲是一种幸运，我十分珍惜这来之不易的读书机会。攻博三年，我不仅吸纳了新知，而且提升了心境。当我越过而立之年的界线之后，反思过去展望未来，发现自己还有许多人生与学术的困惑乃至迷惑，但内心世界的一些变化、不断成熟的心境还是值得我感到欣慰的。

在此期间，我先后得以谒见樊正伦先生、胡孚琛先生、刘长林先生、陆广莘先生，诸位师长澄明的精神、宁静的心灵，执著的探求、深邃的学问，常常令我由衷地赞佩和感动。我常常想，茫茫社会，琳琅职业，从事中医，实乃万幸。中医学不仅教会了我如何去看待生命，更指引了我如何做人，如何去实现生命的价值。人的学术生命是有限的，我将尽我所能，改善中医理论的生存环境，坚守中医理论的发展方向，遵循中医学术的发展规律，提升中医理论的学术境界，守护中医理论的原创性。

正是在这样的思想状态下，我选择了中医气化理论作为研究方向，以中医理论奠基之作《黄帝内经》作为研究对象，以"气化"这一最具有中医原创特色的理论作为研究命题。博士论文的写作过程，既是一个客观地研究、学习的过程，同时也是一个体悟生命、神会先哲的过程。由于这个原因，博士论文的完成，不仅意味着经历了一次学习的过程和研究的阶段，而且意味着经历了一次中医学术信念拷问和重铸的心路历程。

这篇博士论文的写作，浸透了我的导师潘桂娟研究员的大量心血。在论文开题、撰写和答辩过程中，得到了中国中医科学院中医基础理论研究所、研究生院、针灸研究所，以及辽宁中医药大学多位专家的鼓励和帮助，对拙文提出十分中肯的修改意见。我深知这是师长们对我的深切关心和殷切期望，遂在吸纳各位老师意见的基础上交付出版。

这部拙著得以出版，还要感谢国家科技部973计划课题（NO. 2005CB523505）和中国中医科学院自主选题的经费资助！

感谢古籍出版社领导对于拙著付梓提供的关怀与支持！

感谢为我开展本项研究提供有力支持的中国中医科学院中医基础理论研究所中医经典与学术流派研究室全体成员！

感谢我的家人，为我无私的付出！

丝丝关爱，铭刻在心；拳拳谢意，溢于言表。

陈　曦

2012 年 11 月 于中国中医科学院中医基础理论研究所

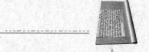

附录1 论"治未病"的核心观念

摘 要：中医"治未病"理论，是当前中医学理论与应用研究的重要内容。通过笔者对于道学文化和中医学的学习，认为古人在形神问题上持有的观点是"重神轻形"。人体疾病的发生多由伤"神"引起，所以"治未病"的关键问题，并非仅仅是落实在形体上的预防，而应当更加注重对"神"的养护；强调人体自然状态下，"心"能够与自然精气相通；与自然精气相通，就能够同天地之气化；与天地同气化，"真气从之，精神内守，病安从来"。在当前"治未病"理论的研究中，对于"神"的理解和探索不可忽视。

关键词：神 气化 治未病 养生 中医基础理论

中医学理论奠基之作《黄帝内经》最早提出了"治未病"。《素问·四气调神大论》中有这样一段经文："圣人不治已病治未病，不治已乱治未乱，此之谓也。"以此为源，历代医家对"治未病"屡有发挥。汉末张仲景在《金匮要略》中提出"见肝之病，知肝传脾，当先实脾"，成为指导"治未病"的一大法则；唐代孙思邈强调"上医医未病之病，中医医欲起之病，下医医已病之病"，将医生的能力区分为上、中、下三个层次；金元四家之一的朱丹溪在其著作《丹溪心法》中专论《不治已病治未病》，将"治未病"作为重要内容进行深入研究；清代叶天士更是提出"先安未受邪之地"的预防观点，强调采取主动措施防变于先的重要意义。经过两千多年来历代医家的不断充实和完善，"治未病"逐步形成了具有深刻内涵的理论体系。

目前，学术界对于"治未病"的理解有三个主要层次，即"未病先防"、"既病防变"和"瘥后防复"。"未病先防"着眼于未雨绸缪，保身长全，是"治未病"的第一要义；"既病防变"着力于料在机先，阻截传变，防止疾病进一步发展；"瘥后防复"立足于扶助正气，强身健体，防止疾病复发。其核心，落实到一个"防"字上。

可以说，上述观点基本将"治未病"操作层面的内容已表述清晰。但当笔者从另一个角度反观"治未病"时，许许多多的疑问就会涌现出来：采用"鲧湮洪水"的预防办法真的能够完全防病于未然吗？是否身体越强壮就不会得病呢？为何老子强调柔弱胜刚强呢？是不是当前研究中我们忽视了"治未病"理论的核心观念？面对这些问题，笔者尝试进行了一些深层次的思考。

1 神主形从

形和神关系的问题，是中国文化中最具有生命特征的命题之一。在古人探索生命相关问题的领域中，神多代表精神意识，形多有形体的意思。一般情况下，形为神产生的基础，如《荀子·天论》："形具而神生，好恶喜怒哀乐藏焉。"反过来，神是形的主宰，如《淮南子·原道训》："神者，生之制也。"但通过笔者的学习，发现古人将注意力似乎更多地放在了"神主形从"的研究上了。

较早系统阐述"神主形从"观点的是庄子。庄子崇尚"自然之道"，认为"道"是宇宙万物的本源，由"道"产生并主宰宇宙万物的一切，"道"是抽象无形的，存在于一切物中；物是具体有形的，物可消失而"道"不会消失；"道"与物的关系就是神与形的关系。从这种崇尚形而上的"道"与贬低形而下的物这一哲学思想出发，庄子明确提出了"重神轻形"的主张。庄子说："养形必先之以物，物有余而形不养者有之矣。有生必先无离形，形不离而生亡者有之矣。世之人以为养形足以存生，而养形果不足以存生，则世奚足为哉！"（《达生》）这些"世人"大都认为养形就等于养生，实则不然，养生更重要的是养神。具体养神的方法，庄子在《刻意》中说："故曰：纯粹而不杂，静一而不变，淡而无为，动而以天行，此养神之道也。"庄子认为只有养神，才能"形不劳"、"精不亏"，才能"形全精复与天为一"。所以说："抱神以静，形将自正"，"神将守形，形乃长生"（《在宥》）。

"神主形从"的观点，在西汉《淮南子》一书中也有所体现。《淮南子》将人体与宇宙构成相对应，总结先秦以来有关人体研究的成果，提出："夫形者，生之舍也；气者，生之充也；神者，生之制也。"（《原道训》）即认为形体为生命寄存和借以显示机能的场所，气为产生生命的本体，神为生命精神意志的体现。生命存在的这三大要素各司其职，缺一不可，"一失位则三者伤矣"。但是比较起来，神为"生之制"，最为重要。"神贵于形也。故神制则形从，形胜则神穷。"（《诠言训》）"以神为主者，形从而利；以形为制者，神从而害。"（《原道训》）养生的关键在养神，养神是养生的最高层次。"治身，太上养神，其次养形。"（《泰族训》）由于"制使四支，流行血气"，"经天下之气"，全靠心神的统摄（《原道训》），所以淮南特别强调"心平志易，精神内守"。（《齐俗训》）在淮南看来，养神最重要的是懂得清心寡欲的好处，认真做到恬淡虚静，也就是力求神与道合。

西汉黄老道家学派的司马谈，对"神主形从"的观点亦十分推崇。他说："道家使人精神专一⋯⋯凡人所生者神也，所托者形也。神大用则竭，形大劳则散，形神离则死。死者不可复生，离者不可复反，故圣人重之。由是观之，神者生之本也，形者生之具也。不先定其神，而曰'我有以治天下'，何由哉？"（《史记·太史公自序·六家要旨论》）

笔者认为，"神主形从"的观念来源于古人对宇宙自然的认识。由于古人对生命的理解，往往是将以道、气为主体，以时间流程为贯穿的宇宙观"微缩"于人体，用"以大（宇宙观）观小（生命观）"的方法去理解生命。因此，古人对于生命问题的思考和实践，便自然而然地强调"神主形从"。

此外，书法、绘画、音乐、文学、武术等等中国传统文化中的典型代表，其最高境界无不是"重神轻形，以神为上"。与诸子文化同根同源的中医学，亦将重"神"思想继承与发挥的淋漓尽致。

2 "治未病"的核心观念是养"神"

《黄帝内经》认为，养生的关键在于养神或者通过外在形体的修炼最终达到养神的目的。如《素问·上古天真论篇》："上古之人，其知道者，法于阴阳，和于术数，食饮有节，起居有常，不妄作劳，故能形与神俱，而尽终其天年，度百岁乃去。"可以看出，古人外在形体的修炼，是为了能"与神俱"。这里的"神"就是内心的修持和志意的淡泊。养神的关键正是需要进入一种"静"的状态。

中医学认为，人体自然状态下，"心"能够与自然精气相通；与自然精气相通，就能够同天地之气化；与天地气化相同，就能"恬淡虚无，真气从之，精神内守，病安从来。"按照这种气化思维，如果能够做到"神主形从"，"志闲而少欲，心安而不惧，形劳而不倦，气从以顺，各从其欲，皆得所愿"，即使人到老年，也能够"却老而全形"。

"治未病"一词，首见于《素问·四气调神大论》。该论开篇列举的是四季形体养生的内容。但深入思考却会发现文章的真正用意，在于教导人们通过形体的顺应自然，最终使得内在之"神"与天地四时相应。所谓"从之则苛疾不起，是谓得道"。进而，文章最后提出"治未病"的基本精神，即"从阴阳则生，逆之则死；从之则治，逆之则乱。反顺为逆，是谓内格。是故圣人不治已病，治未病，不治已乱治未乱，此之谓也。夫病已成而后药之，乱已成而后治之，譬犹渴而穿井，斗而铸锥，不亦晚乎！"可见，只有调节人体内在的精神志意，以顺应与模拟阴阳气化流行，才能达到"治未病"的目的。如若不然，便会产生"内格"。

有学者曾经就"治未病"的名称产生疑惑，认为既然未病，为何称为"治"呢？其实，这里的"治"当作"修治"，即"修心调神"来讲。笔者认为，未病，更应当是指内在之"神"处于自然状态；"治未病"的关键是修治内在之"神"。

根据《黄帝内经》的观点，人的起居动作之间，当以"神"顺应四时为务。所以，每当人体患病时，又应考察其精神志意的存亡得失，以为治法。清代名医王清任在《医林改错·气血合脉说》中写道："治病之要诀，在于明白气血，无论外感内伤……所伤者无非气血。"诸血皆属于心，心者生之本，神之变也；气的升降出入失常又与喜怒忧思悲恐的情志变化密切相关。所以，在疾病治疗过程中，从"神"而治，注重"神使"是中医治病的首要。这一点，恰好可以为"治未病"的核心观念提供佐证。

3　结论

自古以来，中医学就十分注重对"神"的诊察与治疗。如《圣济总录·治法》："故扁鹊华佗治病，忌神明之失守；叔和论脉，辨性气之缓急；孙思邈之用药，则以精神未散为必活；褚澄之问证，则以苦乐荣悴为异品，治目多矣。而张湛以减思虑专内视，为治目之神方。至若陈藏器草木之论，又以和养志意，以攘去祟，以言笑杨情怀，以无为驱滞著，岂专于药石针艾之间哉？……凡以形体之乖和，神先受之，则凡治病之术，不先致其所欲，正其所念，去其所恶，损其所恐，未有能愈者也。"由于人体疾病的发生多由伤"神"引起，所以预防调摄中的关键问题便是养"神"。所谓"粗守形，上守神"。

通过学习古人的论述和实践，笔者更加认识到"治未病"的关键问题，并非仅仅是落实在形体上的预防，而应当注重的是对"神"的养护，也即精神意志，即中医学"心"的修持。因此，在系统整理、研究和运用中医"治未病"理论的时候，其中养"神"的核心观念便需要我们时刻留意了。

（本文发表于《中华中医药杂志》2006 年第 9 期）

附录2　从先秦道家"心学"看《内经》"心主神明"

　　摘　要：先秦道家心学的论述者主要为老子、庄子、管子。通过简约介绍三者的心学理论基本内容，指出《黄帝内经》"心主神明"的思想与其同宗同源。认为中医学与中国文化的养生之道十分关注"心神"的调摄；心学、心主神明的宗旨在于实现个人的形神超越；注重气、心等重要概念的阐发，形成了中国文化的一条主线。

　　关键词：心主神明　心学　黄帝内经　中医学　道家思想

　　"心学"是中国传统文化的核心内容之一。心学的兴盛，从现存文献来看，当在战国中期。此时，道、儒各家均大倡其说，丰富中国古代的"内圣"之学。南宋大儒陆象山曾说："圣人之学，心学也。"（《象山全集·叙》）这一断语，恰好说明了心学是中国古代道家、儒家乃至整个中国文化的核心与本质。

　　《黄帝内经》是中国传统文化的重要典籍，其中"心主神明"的观念就是先秦"心学"在医学方面的发挥与创新。笔者认为，只有从源头上厘清了"心主神明"的原型，才能准确地把握其理论内涵。

1　先秦道家的"心学"

　　先秦心学的奠基者主要为道家。道家先贤认为，社会的动荡，人们缺少幸福、欢乐的根本原因，不在人的外部，而在人自身。道家对宇宙和人生思考的结果，是在人类与道德之间求得平衡，在人与社会之间求得统一，在人与宇宙之间求得和谐，而实现平衡、统一、和谐的关键则在人心。认识本心，理性逻辑是无用的，只有借助于直觉主义的认识论。这不是先有心、以心为本源的所谓唯心论，而是心物合一，天人合一。不仅道家的老子、庄子、管子等如此，孟子、荀子的认识论或多或少地也受到了道家的影响。

1.1　老子的心学

老子认为，道是最重要的，认识道就是认识心。这是为那一动乱时代飘浮的人心所设计的还原点。道产生万物，其云："道生一，一生二，二生三，三生万物。"（老子42章）"有物混成，先天地生。……可以为天下母，吾不知其名，字之日道。强为之名曰大。"（25章）老子还说："万物并作，吾以观复。"（第十六章）又说："夫物芸芸，各复归其根。"（25章）并且"复命日常"，万物归真返朴才是最"常"的本质境界。万物与道的两个层次是极为清楚的，即对万物，可以通过经验总结来认识；对道，则不一样了。

道是无法言表的。"道可道，非常道，名可名，非常名。"（1章）道还是超感觉的，是"无状之状，无物之象"（14章），"视之不见"，"听之不闻"，"搏之不得"。"道"仅是这样一个代表支配宇宙运行的符号，是不得已而强名之。虽不可道，却可认识它。为此，从主观方面，必须"无欲"（不去有意识认识它），无欲才能观其妙；心灵必须做到空虚安静的状态，致虚守静才能观道的循环往复运动。在客观方面，任何可造成感觉的事物都将是对认识道的干扰，因为"五色"、"五音"、"五味"皆使人目、耳、口受其害。主观认识事物的欲望和客观的感觉、经验，正是阻碍人们认识道的尘障。老子把人的心灵比喻作一面玄妙的镜子，只有涤除了境面上的尘障，才能认识道。这涤除的对象，恰恰是认识表象所必须的经验和理性。"不出户，知天下，不窥牖，见天道"，完全是一种主观的冥思。这还不够，"知者不言，言者不知"，还要忘言，将自己认识到的"道"忘记了，才算真知。这一整套忘却时、空、物的认识路径，将一切都忘了，唯剩下识道者的心。

1.2　庄子的心学

如果说老子的心学初具形态的话，那么庄子的心学就比老子要深刻得多。

庄子与老子的观点一样，认为有意识的感觉和思虑是不能认知大道的。《天地》篇有一则"象罔逐珠"的寓言，以"玄珠"喻道，说黄帝丢失了玄珠让大臣去寻找。一人是才智出众，一人是心明眼亮，一人巧舌如簧，一人名"象罔"，无象无心。最后只有象罔找到了。原因就在于象罔"无心"，在"无心"状态下才能体会"道"。庄子认为"得道"是个体对"道"的体悟和把握，其实质是个体与大道在精神上的合二而一。由于个体与大道的合二而一，个体就会产生一体感与和谐感，自我就好像融入于道。这时，得道者"凄然似秋，煖（暖）然似春，喜怒通四时，与物有宜而莫知其极"（《大宗师》），"其生也天行，其死也物化；静而与阴同德，动而与阳同波"（《刻意》）。

庄子认为只有通过一定的修持，才能获得与道合同的精神境界。这样庄子就提出了其心学的核心概念——"心斋"。"心斋"就是为净化心灵而进行的斋戒，它是精神修养的一种功夫。其具体的过程是："若一志，无听以耳而听之以心；无听以心而听之以气。……气也者，虚而待物者也。唯道集虚。虚者，心斋也"（《人间世》）。"一志"即心静神凝，抟气守一；"无听以耳"，是代指摈弃感官活动；"无听以心"，是进一步摈弃心智的主观思虑作用那样，一切自觉的意识活动都停止了，剩下来的只有"气"，即精气在体内的活动。精气本身虚而无形，由此人就可以虚心以待物。

虚心待物，人才能从内心中感悟到道并从容把握之。《人间世》称此为"虚室生白"，《大宗师》又称"朝彻"、"见独"。《庄子》修炼"心斋"的方式是"坐忘"，认为只有通过"坐忘"才能完成"心斋"。从忘物到忘形、忘我、忘物、忘天下。其中，忘我是最重要的一环，这就是《齐物论》中的"吾丧我"，也就是《逍遥游》讲的"至人无己"。只有在摈弃自我意识的状态下，才能实现主体精神才能与天地精神自由往来和交融，才能最终达到庄子所说的"游心于淡，合气于漠"、"游心于逍遥"的最高境界。"得道"就是这样实现的。

1.3 管子的心学

如果说庄子开启了系统研究心学源头的话，那么庄子之外，稷下道家又另辟蹊径，对心学进行了一番发挥。这其中的代表就是黄老道家著作《管子》四篇中的前三篇，即《内业》、《心术上》、《心术下》。从篇名可见，"心术"旨在说明心的功能；"内业"意为内心的修业。从内容上，更可见三篇皆以"心"为主要命题加以论述："心术上"经由论述心与感觉器官地位间的相互关系比喻君主治人之术；"内业"与"心术下"以养形、修心、聚气为通篇主旨所在。由此可见，尽管三篇宗旨略有不同，却皆以"心"为申论重点。此外尚有《白心》一篇，其主要内容是讲授圣人如何以道治国，主要属于"外王"的范畴，此处不做展开。

管子认为："凡物之精，此则为生。下生五谷，上为列星。流于天地之间，谓之鬼神，藏于胸中，谓之圣人"（《内业》）。宇宙是由精气所构成，这一精气不仅充塞宇宙之中，同时又内在于人体和心灵，所谓"气者身之充也"（《心术下》）。精气以自然状态留存在心灵，即"精舍"（《内业》）之中，心也就与大道同化。所谓"精舍"，指的是静定之心与健康身形的结合。《心术上》生动地将道驻于心中譬喻为"神将入舍"，认为"神"（即精气）好比尊贵的客人，如果馆舍（即心）"扫除不洁，神不留处"（《心术上》）。洒扫庭堂，把"精舍"收拾干净，才能迎接"贵人"，常驻其中。

"精气"虽为宇宙之原始，可以生成且主导万物，但如果不经过心对气的收聚，那么它将永远处在飘散的状态中；而"心"虽然为认识万物的主体，但它如果不能收聚精气，便不能"德成而智出"，也就因此失去认识宇宙的本然可能性。两者是相互依存的关系。修治心才能收聚气，而气的收聚又能反作用于心，使心能生出智慧并认识和把握宇宙万物。

管子认为，修心之要，在于虚静、正定，尤其需要强调培养心意专一的重要性。如《内业》："一物能化谓之神，一事能变谓之智"；《心术下》："一气能变曰精，一事能变曰智。"只有心神专一，才能不为外界物欲所干扰；"治之者心也，安之者心也"，才能"我心治，官乃治；我心安，官乃安"（《内业》），人们才能"正静，皮肤裕宽，耳目聪明，筋信骨强，乃能戴大圜履大方"（《内业》）。

2 《内经》"心主神明"与先秦道家"心学"的关系

中医藏象学说认为，在以五脏为中心的人体生命活动中，神志活动由

"心"主宰。《素问·灵兰秘典论》谓："心者，君主之官，神明出焉。"《灵枢·本神》谓："所以任物者谓之心。"心在五脏整体系统中居统治地位，是人精神志意的调控中枢。故《灵枢·邪客》云："心者，五脏六府之大主，精神之所舍也。"《素问·灵兰秘典论》谓："故主明则下安……主不明则十二官危。"《素问·六节脏象论》谓："心者，生之本，神之变也。"可见，心是一个人精神意志的主宰。如果内心经常受到外界的干扰，人就不能合同于道，也就难以保全长生，所以"不知持满，不时御神，务快其心，逆于生乐，起居无节，故半百而衰也"（《素问·上古天真论》）；只有保持内心的宁静，人即安和，即"是以志闲而少欲，心安而不惧，形劳而不倦，气从以顺，各从其欲，皆得所愿"（《素问·上古天真论》）。能够"抟精神，服天气，而通神明"的人也就能够成为圣人。

笔者认为，中医学和道学来自于中华上古文明同一源头。这种关系，导致了中医学大部分理论与道家文化极为相似。通过上文对"心学"的概述，可以看出，中医学"心主神明"的观念与其甚有渊源。二者的主要共同点有：

第一，均属"气一元论"宇宙观的理论范畴。精气不仅形成了宇宙万物，同时也充塞与人身，成为人的形体与心灵的重要构成部分。

第二，精气以自然状态贮藏于心中，这样心主神明才能够得以实现；否则，心的自然状态，非常容易受到外来的声色犬马、物欲横流的引诱，一但心神受到干扰，人身也就难以保全。

第三，所谓心为君主之官，绝非指权力管制，乃是指心主神明的功能只有无欲无为，人身其他部分才能各司其责，保证机体正常运作。所谓"修心正形"（《管子·内业》）。

第四，心主神明是保证人体健康，产生情商智慧的重要前提。《大学》："知止而后有定，定而后能静，静而后能安，安而后能虑，虑而后能得"。只有德智相扬，才会"德成智出"（《管子·内业》），万物才能"皆备于我"（《孟子·尽心上》）。

3 讨论

当前学界较为普遍的观点有待商榷，即认为《内经》"心主神明"的观点与儒家的孟子、荀子有关。其实，儒家"心学"、"气学"观念受到了道家思想的极大影响，这已为陈鼓应等学者详细考证。必须需要指出的是，道家思想"气学"与"心学"的关系十分密切。人体对气的理解往往是从内心对自然的体悟而来；而内心的宁静安详，又可以促进对气的感性认识进一步深入。道家将主要学术范畴放在人与宇宙的关系上，从对宇宙的理解，落实到对人体、人生、社会的层面；而儒家的思想显而易见地落实在建立社会伦理和等级制度之上了。这也就潜在地决定"心学"完全不可能来源于儒家。

中医学和道家文化中的养生之道早就为世人公认。中医学整体调理的基础，集中体现于"心主神明"对全身的调控。养生之道则更是倡导在心神调养为主的基础上，形神结合，以"心能"的开发为主要宗旨。修治内心、忘却物欲、与道合同、流于大化，成为中国古人保命全形的最高追求。"心学"、"心主神明"观念正是古人希冀心身相通，将伦理道德与自然生命互联，把人体自我与宇宙万物同化，体现了古人身心摄养与精神修治过程相互渗透、相互融合，并最终实现人在生命、道德与精神等境界的不断超越与升华。

先秦道家"心学"与《黄帝内经》"心主神明"观念的出现，并非短暂的、偶然的现象。这与中国文化一脉相承的整体性、内向性、综合性、功能性特色有关，这样的思维方式使得古人更为关注气，更为注重心，从而形成了中医学，乃至中国文化中的一条主脉络。

（本文发表于《中华中医药杂志》2009 年第 1 期）

附录3 "火郁发之"探微

摘　要："火郁发之"属于治则范畴，历代医家对此见仁见智。通过对"郁的含义"、"郁的产生机制"、"郁与发的关系"等方面的阐述，说明了"郁"的原因在于运气停滞不前，"郁"而不"发"造成气化失常。进而指出，"木郁达之，火郁发之，土郁夺之，金郁泄之，水郁折之"五种治则，其根本目的在于恢复气化的通畅条达。

关键词：火郁发之　五运六气　气化　中医基础理论

"火郁发之"一词，首见于《素问·六元正纪大论》。经文谓："帝曰：善。郁之甚者，治之奈何？岐伯曰：木郁达之，火郁发之，土郁夺之，金郁泄之，水郁折之，然调其气，过者折之，以其畏也，所谓泻之。""火郁发之"的意思，王冰注："发谓汗之，令其疏散"[1]，后世多衍为发汗法、升阳散火法等等。

笔者认为，历代对"火郁发之"的理解尚需深入。特不揣浅陋，试为臆解，求教于方家。

1　"郁"的含义

"郁"在《黄帝内经素问》中凡45处，除《素问·生气通天论》："劳汗当风，寒薄为皶，郁乃痤"之外，其余44处均在"运气七篇大论"中。

笔者认为《素问》中的"郁"，主要有以下几种含义：

（1）指风气郁滞于腠理。如《素问·生气通天论》："劳汗当风，寒薄为皶，郁乃痤"；

（2）指自然气候的郁闭。如《素问·五运行大论》："南方生热，……其令郁蒸"；《素问·气交变大论》："岁水太过，……埃雾朦郁"；

（3）指人体之气不得宣畅。《素问·气交变大论》："岁火不及……民

病……郁冒朦昧";《素问·六元正纪大论》:"凡此太阳司天之政,……二之气,民病气郁中满";

(4) 指气化运动失常的情况。《素问·六元正纪大论》中的"土郁"、"火郁"、"水郁"、"木郁"、"金郁"等。

总体来看,"郁"字主要反映的是闭阻、壅滞、不通、停止等等状态。笔者认为,尽管"郁"的含义有四,但前三种意思可以涵盖于第4种之内。因此,"郁"的含义可以归纳为:气化运动的阻滞郁闭。

2 "郁"的形成机制

运气学说认为,"天有五行御五位,以生寒暑燥湿风,……五运相袭而皆治之,终期之日,周而复始……天以六为节,地以五为制。周天气者,六期为一备;终地纪者,五岁为一周。"(《素问·天元纪大论》) 正常的气化流行,表现为天之六气运动不止,地之五运环周不休。五运与六气的运动,反映了"天地之道",造就了"万物纲纪",成为了"变化父母"。

运气,顾名思义,包含"运"和"气"两方面内容。"运"包含大运和小运,"气"主要指六气。大运又称为"年运",其运动规律是"有余而往,不足随之;不足而往,有余从之"。小运(五运)和六气又可细分"主"与"客",二者运动形式基本相似,"上者右行,下者左行,左右周天,余而复会也。"

造成气化之"郁"的关键,是运气运行受到阻碍,进而发生郁滞。主要有以下几种机制:

(1) 针对年运。《素问·五常政大论》云:"五常之气,太过不及,其发异也。"年运太过、不及,会形成不同的"郁"的状态。运气学说认为,"时有常位,而气无必也。"如该年木运太过,而实际气候却是燥令横敛,木气不得生发,则木运被郁;又如该年火运不及,而实际气候却寒水弥蔓,火气不得繁盛,则火运亦被郁。

(2) 针对年中五运(小运),无论主运、客运都存在环周形式的运动。这种运动是严格按照一年365日分为5等分(步),即每一步72日有奇。

如果实际气候中的一步停滞不前，当其时而无其气。如《素问·六节脏象论》云："至而不至，此谓不及，则所胜妄行，而所生受病，所不胜薄之也，命曰气迫"，就可能造成该"运"的郁滞。

（3）六气（主要是客气）在运动过程中，可能会受到年运的影响，造成升之不前或降之不下，意味着该气的阻滞。这也是形成"郁"的原因之一。如《图解素问要旨论·卷第四·抑怫郁发篇第四》[2]："天气不足，地气随之；地气不足，天气从之，运居其中。木气欲升，金气郁之；火气欲升，水气郁之；土气欲升，木气郁之；金气欲升，火气郁之。"

3 "郁"和"发"的关系

正常情况下，有"郁"就应该有"发"。这里"发"的意思是"复"。如水乘火，火气被郁，待时而发（复）。"复"的产生，是由于运气气化过程中出现了一气的"偏胜"。《素问·六微旨大论》："气有胜复，胜复之作，有德有化，有用有变，变则邪气居之。"由于六气本身存在"德"、"化"、"用"、"变"，而在变的过程中，常由于六气之间存在着互相影响和互相调节以求恢复稳定的因素，因此就出现了"胜复"现象。所谓"胜"，即"偏胜"；"复"，即"恢复"或"报复"。《素问·六元正纪大论》介绍了60年的运气格局，并指出，"定期之纪，胜复正化，皆有常数"。也就是说，"胜复"属于正常运气之化。

方药中先生认为，"郁发"现象产生的"复"，与"胜复"之"复"存在形式上的不同。前者是指"'郁发'现象所产生的复气，使被郁的一方本身起来报复"，如"水乘火"，火本身来复。后者是指"胜己者之所不胜来复"，如"木乘土"，木气偏盛，金气来复。二者共同点是均属于"自调节现象"，"'复'字又可理解为恢复之义，亦即经过自调又重新恢复到正常的情况。"

笔者认为，无论是"胜"，还是"郁"，均是由于某气的偏盛对它气造成了影响，这种影响的结果都是"郁"。如"水乘火"是由于水太过，使得火气抑郁；"木乘土"是由于木气太过，土气壅滞。尽管"复"的形式有所差异，但"郁极乃发，待时而作"，维持正常气化流行的目的没有改变。可以认为，"胜复"之"复"与"郁发"之"发"，在恢复气化自稳态的目标上是同一的。

正常情况下，"郁"的程度和"发"的程度大致相当。《素问·六元正纪大论》云："有怫之应而后报也，皆观其极而乃发也。……水发而雹雪，土发而飘骤，木发而毁折，金发而清明，火发而曛昧……气有多少，发有微甚，微者当其气，甚者兼其下"说明"郁"微则"发"微，气化运动较为平稳；"郁"甚则"发"亦甚，容易造成气化的太过。

值得注意的是这里的"下"字。《素问·六微旨大论》中也有一段与"下"有关的文字，"相火之下，水气承之，水位之下，土气承之，土位之下，风气承之，风位之下，金气承之，金位之下，火气承之，君水之下，阴精承之。"正好是对"下"的解释。"发"是自然界的自我调整，常常表现出"亢害承制"的气化规律。如土郁太过，发为骤注烈风，就会有风气下承；又如风大反凉，而草木散落，是风气过发，而兼金气下承。

《素问·六微旨大论》云："成败倚伏生乎动，动而不已，则变作矣。"没有"发"，被"郁"之气就不能发挥其作用。缺少了一步气的作用，一年的气化就会无法衔接。气化运动的停滞不前，会影响到一年之中的生长化收藏，进而造成自然界不能"变作"，导致灾害发生，影响到人体也就会发病。因此，有"郁"有"发"，是气化运动流畅的关键环节。

4 "火郁发之"及其他

《素问·六元正纪大论》云："木郁达之，火郁发之，土郁夺之，金郁泄之，水郁折之，然调其气，过者折之，以其畏也，所谓泻之。"可以认为，"火郁发之"是根据运气变化所制定的一种治则。

唐·王冰注："发谓汗之，令其疏散也。"金·刘完素继承了这种说法，认为"发"就是"解表发汗，令其疏散。"之后，李东垣创"升阳散火汤"治疗阴火郁于内，张子和将放血法治疗喉痹归结为"火郁发之"，拓展了这一治则的适用范围。

明·王肯堂《证治准绳·杂病·诸气门·郁》对"火郁发之"作了归纳："发者，汗之也，升举之也。如腠理外闭，邪热怫郁，则解表取汗以散之。又如龙火郁甚于内，非苦寒降沉之剂可治，则用升浮之药，佐以甘温，顺其性而从治之，使势穷则止。如东垣升阳散火汤是也。凡此之类，皆发之之法也。"

张介宾在此基础上进一步加以发挥。《类经·二十六卷·运气类·二十三、五郁之发之治》说："发，发越也。凡火郁之病，为阳为热之属也。其脏应心主、小肠、三焦，其主在脉络，其伤在阴分。凡火所居，其有结聚敛伏者，不宜蔽遏，故当因其势而解之、散之、升之、扬之，如开其窗，如揭其被，皆谓之发，非独止于汗也。"尽管早已突破了汗法的局限，但对"火郁发之"实质精神的理解仍尚有欠缺。

笔者认为，"火郁发之"的治则从运气学说中来，就应当放在运气模式中加以考察。如前所述，"郁"是气化过程中的停滞不前，郁闭凝固。戴思恭谓："郁者，结聚而不得发越也，当升者不得升，当降者不得降，当变化者不得变化也……"[8]针对"郁"的状态，就需要加以疏导，使之流畅。

"木郁达之，火郁发之，土郁夺之，金郁泄之，水郁折之"，达、发、夺、泄、折等五种治法，只是名称上的不同，其实质无非强调的是宣通畅达。明·孙一奎认为，解"郁"的原则就是要"返其自然之常"，其根本之法在于因势利导，非独止于汗法。"知其要者，一言而终"，上述五法只是一法，即调"郁"为"畅"、因势利导的治疗思想。从这个思路出发，如温病中暑湿气合，热盛三焦，采用"急下存阴"，"下后里气一通，表气亦顺"，又何尝不是"火郁发之"的运用呢？

（本文发表于《中国中医基础医学杂志》2008 年第 2 期）

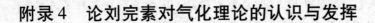

附录4 论刘完素对气化理论的认识与发挥

摘　要：刘完素是寒凉派代表医家，其治学重视《素问》，精研运气气化之道。在吸收前人认识的同时，对于中医气化理论进行了积极地革新与发挥。主要体现在其重视人体心肾水火气化、基于运气学说创新病机理论、发挥玄府概念、重视解郁治法等方面。刘氏在中医学术发展方面，影响深远。

关键词：中医气化理论　五运六气　中医各家学说　刘完素

刘完素为金代著名医家，为中医寒凉学派代表人物。他毕生重视对《素问》的研究，强调医学的"法"与"术"，"悉出《内经》之玄机。"（《素问病机气宜保命集·自序》）刘氏尤为重视运气气化理论，认为"医教要乎五运六气……识病之法，以其病气归于五运六气之化"，则"明可见矣"。（《素问玄机原病式·自序》）本文从刘完素学术思想形成的背景、对于人体气化机制的理解、创新病机理论、发挥玄府概念以及解郁治法的发挥等方面，谈一谈刘氏对气化理论的认识与发挥，就正于同道。

1　学术思想形成的背景

刘完素重视气化学术思想的形成，受到了当时社会和学术风尚的影响。刘氏约生于北宋末期，金代早期。宋时的文化思想发展，必定对当时的社会意识产生深远影响。

宋代是中国传统思想发展史的重要阶段，新儒学的出现，打破了原本沉闷的中国思想环境。当时的思想界，从思想特征上来讲，由三大学派的意识形态所占据，即理本、心本和气本。这三种不同的主流学术思想争论，在于精神气象上的差别。而其关注的焦点，则在于宇宙、万物生成的气化机制与过程。

从医学领域来讲，北宋诸帝对于医药学都具有浓厚的兴趣，并对医药学在当时的发展起到了举足轻重的作用。宋哲宗时期，太医刘温舒献《素问入式运气论奥》，呈《素问遗篇》。徽宗时期，国子监规定医科学生须学习运气，考试有"运气大义"试题。皇帝赵佶亲撰《圣济经》，组织编写《圣济总录》，都将运气学说作为重要内容进行阐发，使得运气学说风靡于世。

在这样的社会背景和学术风气影响下，刘完素信奉《素问·天元纪大论》"五运阴阳者，天地之道也，万物之纲纪，变化之父母，生杀之本始，神明之府"的客观论断，自己也切身感受到"别医之得失者，但以类推运气造化之理，则明可知矣"。(《素问玄机原病式·自序》) 同时，针对运气学说风行的情况，刘氏指出当时大多数研究者"终未备其体用，及互有得失，而惑人志"。(《素问玄机原病式·自序》) 他认为，学习和运用运气学说应当有其原则，他说："老子云：不出户知天下事，不窥牖见天道……盖由规矩而取方圆也。夫运气之道，犹诸此也。"(《素问玄机原病式·自序》) 意即运气学说讲述的是天地自然气化之理，可以掌握其规律，但不可在形迹上拘泥。刘氏体会到运气气化之理，是"言本求其象，象本求其意，意必合其道。"(《素问玄机原病式·自序》) 他根据滥用局方、温燥盛行的社会医疗现状和疾病流行的情况，提出了火热为病的严重性和普遍性，认为这是"五运六气有所更，世态居民有所变，天以常火，人以常动，动则属阳，静则属阴，内外皆扰所致"。(《素问病机气宜保命集·卷上·病机论》)

因此，刘完素的学术成就主要表现在阐发五运六气学说、革新伤寒证治理论、发挥玄府气液学说等方面。从理论上来总结，就是《保命集》中"原道论"和"阴阳论"，即一身的形气精神，都在于天地水火心肾的气化升降过程中。

2　人禀天地之气，重视水火既济

《素问·宝命全形论》提出："天地合气，命之曰人"。刘完素正是遵循这样的医学理念，在人身气化问题的研究上，进行了深刻的思考。

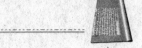

2.1 水火用，法象也；坎离交，言变也

刘氏首先从宏观的天地气化模式作为认知的逻辑起点，指出了水火、坎离相交对于万物化生的重要意义。他说："盖天一而地二，北辨而南交，入精神之运以行矣。拟之于象，则水火也；画之于卦，则坎离也。两者相须，弥满六合。物物得之，况于人乎！盖精神生于道者也。"（《素问病机气宜保命集·卷上·原道论》）意思是自然界尽管有天地之分，上下南北之别，但有分必有合，有升必有降。这一过程是天地气化的本质运动。人与天地四时相通应，人体气化亦主要在乎水升火降之间。进而"万亿之书，故以水为命，以火为性，以土为人。人为主性命者也。……故人受天地之气，以化生性命也"。（《素问病机气宜保命集·卷上·原道论》）这样就把天地间水火的关系模式，等同于人体水火关系，并提升到天地性命的位置上去了。

2.2 人身水火交济为健康之本

结合人体，刘氏的水火之论，实质上就是强调了心肾两脏的在人体气化过程中的重要作用，其理论阐释如下。

首先，人体气化生命活动的正常，依赖于形、气、神三者间的和谐稳定。三者之中以气化为之交通。他说："形者生之舍也，气者生之元也，神者生之制也。形以气充，气耗形病；神依气位，气纳神存。"（《素问病机气宜保命集·卷上·原道论》）因此，在养生方面，刘氏主张"修真之要者，水火欲其相济，土金欲其相养。是以全生之术，形气贵乎安，安则有伦而不乱；精神贵乎保，保则有要而不耗。故保而养之。初不离于形气精神，及其至也，可以通神明之出"。（《素问病机气宜保命集·卷上·原道论》）

其次，从更深一层次来讲，神明之主在心，控制着人体生化的规则运动。他说："神明之出，皆在于心。……心为君主之官，得所养，则血脉之气旺而不衰，生之本无得而摇也，神之变无得而测也。"（《素问病机气宜保命集·卷上·原道论》）与心火相对应的是肾水，二者以藏神、一蕴精，既济相得。肾的气化功能状态将会直接影响心火乃至人体的健康。因此，刘氏指出："肾为作强之官，得所养，则骨髓之气荣而不枯，蛰封藏之本无得而倾也，精之处无得而夺也。夫一身之间，心居而守正，肾下而立始。精、神之居，此官不可太劳。"（《素问病机气宜保命集·卷上·原道论》）从而，刘氏建立了对人体气化的基本认识。即水升火降，坎离相交，即为既济，是身体健康的根本；反之，水在火下，不能制火，坎离不交，便成未济，就是百病始生的肇端。

3 基于运气学说，创新病机理论

刘完素基于运气学说，阐释了三个基本问题：第一，变五运六气推理规则，为五脏六气发病模式；第二，"亢则害，承乃制"为虚象多端的基本机制；第三，气机郁极，为诸气皆可化火的主要病机。

3.1 变五运六气推理规则，为五脏六气病机理论

刘氏对于五运六气的研究，集中于以六气为主的五脏病机模式方面。将五脏与六气相联系，基于运气学说，能够对人体的气化、病机进行深入阐释。这就与旁人空谈运气推演，拘泥格局演化，有天壤之别了。

在五运主病方面，刘氏将肝木风、心火热、脾土湿、肺金燥和肾水寒作为五个类属。分别讨论其病机演化。其在讨论肝木风病机时，指出诸风掉眩、摇动昏旋，是风主动的本性所致。紧接着刘氏又深刻指出了"风火相搏"的一种情况，即"风木旺，必是金衰不能制木，而木复生火，风火皆属阳，多为兼化"。这就是将运气学说"兼化"的概念，转化为脏腑病机五脏之间的生克关系，是具有普遍意义的。

在六气主病方面，刘氏主张"夫六气变乱而为病者，乃相兼而同为病"。（《素问玄机原病式》）如其在讨论风类病证时，指出此类病证出现燥化现象，一方面是缘于亢害承制的兼化，是标象；另一方面风为阳邪，其性轻扬开泄，易于伤阴，风能胜湿而为燥。"故诸风甚者，皆兼于燥。"

3.2 "亢则害，承乃制"为虚象多端的根本原因

"亢则害，承乃制"，为《素问·六微旨大论》提出的运气演化的基本规律。刘完素理解为"亢过极反似兼己之化，制其胜也，则如火炼金，热

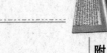
极反化为水。及六月热极，则物反出液而湿润，林木流津"。（《黄帝素问宣明论方·妇人门》）进而推论为"阴阳变化之道，所谓木极似金，金极似火，火极似水，水极似土，土极似木也"。（《素问玄机原病式·自序》）所谓"似"某，即是"兼化"。在六气因素中，兼化根据阴阳属性不同而有所差异，即"风、热、燥同，多兼化也；寒、湿性同，多兼化也"。（《素问玄机原病式》）尽管六气有本气之化，还有兼化之象，但刘完素认为，兼化之象并非兼证，而是假象。他说："制甚而兼化者，乃虚象也。如火热甚而水化制之，反为战栗者，大抵热甚，而非有寒气之类也。"（《素问玄机原病式》）亦即火热之邪甚极，常常会出现水化的现象，但是这并非真有水寒之邪，而是一种虚假现象。如果医生不能辨别真假虚实，"但随兼化之虚象，妄为其治，反助其病，而害生命多矣。"（《素问病机气宜保命集·卷上·病机论》）

3.3 阳气郁极，为诸气皆可化火的主要机制

关于阳气怫郁的概念，早在《素问·玉机真脏论》就有记载："风寒客于人，使人毫毛毕直，皮肤闭而为热。"后《伤寒论》也有二阳并病，"阳气怫郁在表"之说。刘完素在此基础上，发挥了寒气闭阻，阳气怫郁的观点，结合当时的医学风气和时行疾病，将其泛化于六气演化方面，提出"上下中外，一切怫热郁结"（《素问玄机原病式·热类》）的程度。前文提到，风、热、火邪统属于阳，而燥虽属秋金，由于其风能胜湿而化燥，故反同化于风、热。以下仅就寒、湿化火略作说明。

寒：刘氏分为表里区别而论。表寒化热是由于寒伤皮毛，导致腠理闭密，阳气怫郁，不能通畅而为热。里寒化热，如内伤饮冷，一般是阴寒证；但有寒热相激者，肠胃阳气怫郁，进而也会化热。再如癥痕多为寒证，但阳气郁结，壅滞不消，就是热证。

湿：湿为阴邪，能够壅结气机，气郁可以化热。刘氏认为："湿病本不自生，因火热怫郁，水液不能宣行，即停滞而生水湿也。"（《黄帝素问宣明论方·水湿门》）如水肿病，即是因为湿热相搏，气机郁滞痞塞，气化不利，变为水肿。

4 发挥玄府概念，治病重视解郁

刘完素认为，人是天地气化的产物。人体状态与自然变化同步协调的依据，在于天人气化升降出入。刘氏引元阳子《清经解》："气化则物生，气变则物易，气甚则物壮，气弱则物衰，气正则物和，气乱则物危，气绝则物死。"（《素问玄机原病式·火类》）他认为"一身之气，皆随四时五运六气兴衰，而无相反矣。"（《素问玄机原病式·热类》）即自然界五运六气的运动变化，是推动人体气化的动因。而人体之气与天地之气交互的界面，即是玄府。

《素问·水热穴论》即提出了玄府为汗孔的概念。刘完素在此基础上，加以发挥，将玄府的诠释为"皮肤之汗孔……气液之孔窍"，"气门……泄气之门"，"腠理……气液出行之腠道纹理"，"鬼神门……幽冥之门"和"玄微之府"，并认为"玄府者，无物不有，人之脏腑皮毛肌肉筋膜骨髓爪牙，至于世之万物，尽皆有之，乃气出入升降之道路门户也。"（《素问玄机原病式·火类》）这样，玄府就成为生化之宇同自然界交流的全部界面。玄府中气的出入升降，就能够保持人体内外环境的平衡和统一，也就是天人合一的客观依据了。如果"热气怫郁，玄府闭密而致，气液、血脉、荣卫、精神，不能升降出入"（《素问玄机原病式·火类》），邪气不能散解，必然会引发疾病。

因此，治疗时当"随郁结微甚，而查病之轻重也"。（《素问玄机原病式·火》）刘氏主张："大凡治病，……泻实补虚，除邪养正，平则守常，医之道也。"（《素问玄机原病式·火类》）从这一观点出发，对于阳气怫郁的病证，首当开通玄府、畅达气液，退热散结，使人体气化机制归于平复。如"表热服石膏、知母、甘草、滑石、葱、豉之类寒药，汗出而解者；及热病半在表半在里，服小柴胡汤寒药，能令汗而愈者；热甚服大柴胡汤下之，更甚者，小承气汤、调胃承气汤、大承气汤下之；发黄者，茵陈蒿汤下之；结胸者，陷胸汤丸下之，此结大寒之利药也，反能中病以令汗出而愈。"（《素问玄机原病式·火类》）进而，刘完素总结道："凡治上下中外一切怫热郁结者，法当仿此，随其浅深，察其微甚，适其所宜，慎不可悉如发表，但以辛甘热药而已。"（《素问玄机原病式·火类》）可见，刘氏的对于阳气怫郁的治疗思想源于《素问·六元正纪大论》，其实质无非强调的是宣通畅达。[1]

5 结论

通过考察刘完素在气化理论研究方面的深刻认识，可以得出如下结论：第一，刘氏用"气化"统领其理论创新与阐释，不拘泥于五运六气的推演格局，积极将其落实到人体脏腑功能演化及病机演变规律上，具有进取务实的科学态度；第二，刘氏深通经典理论，并敢于将气化理论在实践中进行创新，对于"亢害承制"理论、"玄府"概念以及"胜复郁发"概念进行创造性的革新与发挥；第三，刘氏火热论及寒凉治法，与其长期钻研运气气化学说密不可分。可以认为，刘氏积极促进了中医气化理论的发展，其突破伤寒风冷之说，宣扬六气化火之论，倡导寒热并用，补泻兼施，对中医学术创新具有重要意义。

（本文发表于《中国中医基础医学杂志》2012年第4期）

附录5　论李东垣对气化理论的理解、发挥与运用

摘　要：李东垣为金元时期著名医家，其学术上尊崇《内经》、《难经》和《伤寒论》，亦受其师易水张元素的脏腑病机学说影响。李东垣总结的脾胃学说，其学术创新可以归纳为四点：第一，以气化升降浮沉原理为脾胃学说立论依据；第二，创立脾胃学说，发挥气化理论；第三，揭示脾胃气化失常为内伤病机之关键；第四，治疗主张补中升阳，并随季节特点辨时用药。李氏理解、发挥和运用气化理论，阐释脾胃学说，并证之临床实践，对于后世医家的影响十分深远。

关键词：李东垣　脾胃学说　中医各家学说　中医气化理论

李东垣，为金元时期著名医家，授学于易水张元素，宗法《内经》、《难经》及《伤寒论》，并于前贤经验兼收而并蓄之。他提出"脾胃内伤，百病由生"的学术观点，形成了独树一帜的脾胃学说。通过对李氏脾胃学说的立论依据、学术内涵以及临床诊疗特点等方面的考察，笔者认为李东垣的理论发挥与创新，彰显出其对中医气化理论的深刻理解与灵活运用。故本文拟从四个方面，谈一谈个人的粗浅认识。

1　以气化升降浮沉原理为脾胃学说立论依据

1.1　升降浮沉为天地阴阳生杀之理

在《内经》思想的影响下，李东垣从《周易》的理念出发，认为阴阳两仪化生天地四象，自然的气化流行，开合出入，是以四时的沿革与演变为标志的。李氏运用卦象六爻的阴阳转化原理，揭示这种天地间的春生、夏长、秋收、冬藏规律，其实质就是清阳上升、浊阴下降的气交过程。他说："春气温和，夏气暑热，秋气清凉，冬气冷冽，此则正气之序"，并引用《左传》"履端于始，序则不衍"的观点，指出自然气化具有时间秩序特征，周流六虚，生化万物。如《素问·天元纪大论》说："天以阳生阴

长，地以阳杀阴藏"。李氏更是指明了，天地阴阳生杀之理，在于升降浮沉之间。

1.2 升降浮沉为人体气化基本形式

人身气化，也类似于自然气化的升降浮沉过程。李东垣认为："呼吸升降，效象天地，准绳阴阳。"以脾胃为水谷之海，饮食入于胃中，化生水谷精气，先输送至脾，后归至于肺，好比春夏阳气上升，充养周身，此谓"清阳为天"。其清中之清者，助肺气、通上窍；清中之浊者，荣华腠理。升已而降，通调水道，输于膀胱，类似秋冬阴气肃杀景象，转化为味，此谓"浊阴为地"。其浊中之清者，荣养神明；浊中之浊者，坚强骨髓。故而，人身气化之形式，亦是升降循环，无形地推动生长壮老已的生命过程。

1.3 强调人体气化"升浮"运动

李东垣论述气化"升降"运动，是为其脾胃学说作立论依据。他在升降浮沉的气化运动中，始终关注的是"升"与"浮"。这一主张是其基于实践的理论思维创造。在临床上，李氏归纳了病生脾胃的四个类型：一者，志意不清，阳气烦劳；二者，脾胃不和，谷气下流；三者，春气不升，飧泄、肠澼；四者，上焦滞闭，谷味不宣。尽管四者临床表现各异，但四类病患均能够通过升阳补中的思路处方而获愈。因此，李氏依据《素问·六节藏象论》："凡十一脏取决于胆"之说，结合自然界春季的气化景象，提出"胆者，少阳春生之气，春气升则万化安"的养生大法与治疗原则，充分体现出其重视人体气化"升浮"运动的思想。

2 创立脾胃学说，发挥气化理论

2.1 脾胃气化正常为人体健康之本

李东垣认为，脾胃气化是人体健康状态形成与维持的关键机制。这是其是理论创新的核心，他认为："夫元气、谷气、荣气、清气、卫气、生发诸阳上升之气，此六者皆饮食入胃，谷气上行，胃气之异名，其实一也。"（《内外伤辨惑论·辨阴证阳证》）这样，李氏提出的诸多种人体之气，均源于胃气，分而说之可以具有不同的功能，而归根结底，则都是出于脾胃气化。

李东垣尤为重视脾胃气化在人身的作用。其实，早在《素问·经脉别论》即指出了饮食入胃后的气血津液化生过程。李氏在此基础上进一步引申，指出胃气是水谷之气，饮食入胃，化生精微，行于经脉，濡养五脏六腑，转化为元气、荣气、卫气、清气、阳气，三焦之气，春生之气等等。进而，李东垣推论："人之真气衰旺，皆在饮食入胃，胃和则谷气上升。"（《内外伤辨惑论·辨饮食用药所宜所禁》）（《兰室秘藏·劳倦所伤论》）又说："推其百病之源，皆因饮食劳倦而胃气、元气散解，不能滋荣百脉，灌溉脏腑，卫护周身之所致也。"可见，脾胃气化正常与否，是李东垣判断人体健康状态的重要依据。

2.2　少阳春气引导脾胃气化

李东垣指出，脾胃虚弱的起因，大都是"阳气不能生长，是春夏之令不行，五脏之气不生"。（《脾胃论·脾胃盛衰论》）而人体中的"胆"就是春季发陈之气，升生之气，能够引导脾胃之气的升发，五脏六腑之气便能随之而上升，即形成"诸阳上升之气"。所谓"春气升则万化安"。脾胃气化正常，谷气上升，人身一派春生夏长之象，生机勃发。这是其脾胃学说的另一个核心论点。

3　揭示脾胃气化失常为内伤病机之关键

3.1　脾胃气化失常的两类基本病机

脾胃气化升降失常，会出现两类基本病机。其一，清气下陷，升发无力。即水谷之精气不能输布于脾，充养于肺，振奋心阳，荣卫之气失于周行，皮腠失养，卫护离职。如李氏说："脾胃之气下流，使谷气不得升浮，是生长之令不行。"（《内外伤辨惑论·饮食劳倦论》）其二，阴火上冲，内热于中。谷气不能上升，水谷之精微，变生为五脏内热之阴火，致下焦之气化失常。如李氏说："此因喜怒忧恐耗损元气，资助心火"（《脾胃论·脾胃虚实传变论》），"心火者，阴火也，起于下焦……心不主令，相火代之。相火，下焦包络之火，元气之贼也。火与元气不两立，一胜则一负。"阴火下流于肝肾，加之脾胃气化失司，即能通过经络、脏腑而冲涌于上，即李氏所说"脾胃之气不足，而反下行，极则冲脉之火逆而上，是无形质之元气受病也。"（《内外伤辨惑论·辨阴证阳证》）从而，李东垣描述了以脾胃为发病部位，以气化升降失常为关键的两类基本病机。

3.2 脾胃气化失常的四类演化病机

脾胃气化失常，大都会影响到相关脏腑功能的发挥。李东垣注意到《素问·六节藏象论》"至而不至，此谓不及，所胜妄行，而所生受病，所不胜薄之"的论述。原文意指，五运相袭的生克制化关系。李氏推演为以脾胃气化为中心的病机演化原理。他说，"至而不至"是指脾土当至而未至，此谓不及，则心火不退位而愈发亢盛，乘于脾胃；"所胜妄行"是指心火旺，能令母实，即肝木挟心火而妄行；"所生受病"是指肺金由于得不到脾胃的资助，而受到心、肝之邪伤及其清肃之功；"所不胜薄之"即指脾胃气虚，则肾水乘而侮之。在此基础上，李氏提出了五脏之脾胃虚的概念，如肺之脾胃虚、肾之脾胃虚等，并论述了系统的诊治方法。这样，李东垣就建立起一个脾胃气化失常为中心，以五行乘侮关系为纽带的脾胃病因、机、证、治系统论述。

4 治疗主张补中升阳，并随季节特点辨时用药

4.1 补中升阳为核心治疗思想

关于脾胃病的治疗，李东垣在《脾胃论》中立"脏气法时升降浮沉补泻之图"加以说明。特别是补中升阳的治疗思想，是其在临床中反复强调的。这是因为，脾胃气化失常，其表现以下陷为主，应采用补气升提的办法，用辛甘发散之药，助春夏生长之性。在此基础上，如有阴火炽盛，则泻阴中之火，除胸中之热，清血中火燥，用味薄风药升发，以伸脾胃之气。总的来讲，可以"甘温除热，甘寒泻火"概之。

4.2 随季节特点辨时用药为其变通方法

李东垣在针对脾胃气化失常病机而处治的同时，常常兼顾四时气候的

变化，进行药味的损益，这体现了《素问·脏气法时论》"合人形以法四时五行而治"的思想。

在用药方面，如暑邪伤胃，用补中升阳，兼泻火存阴，方用清暑益气汤。如风湿相抟，一身尽痛，用补中益气，加羌活、防风、升麻等。如秋凉外感，脾肺两虚，湿热内扰，用甘温补中，重用风药，升脾阳而助肺气，方以升阳益胃汤。

在用药宜忌方面，李东垣指出："夫时禁者，必本四时升降之理，汗下吐利之宜。"（《脾胃论·用药宜忌论》）春季宜用吐法，法象万物之发生，使阳气得以舒畅；夏季宜用汗法，法象万物之浮而有余；秋季宜用下法，法象万物收成，收敛阳气；冬季宜用封藏，法象万物密闭，阳潜于黄泉，以利于来年发生。

5　小结

李东垣的学术思想，源于《内经》、《难》、《伤寒》，并受到其师张元素"医中王道"理念的影响。李氏精研五运六气学说与脏腑病机理论，学术创新主要体现在其对脾胃气化理论的理解、运用和发挥方面。李氏创立的脾胃学说对于后世的影响十分深远，如朱丹溪调治杂病，注重胃气，提出"胃气者，清纯冲和之气"（《格致余论·病邪虽实胃气伤者勿使攻击论》）之说；又继承了李氏"阴火说"，形成了"相火论"。这些都是在脾胃学说基础上的创新与发展。

（本文发表于《中国中医基础医学杂志》2012年第7期）